Gesundheit für Alle – Gesundheit für Jeden

W0282623

Anti-Aging aber ohne Hormone

Mit vielen nützlichen Tipps den Wohlstandskrankheiten begegnen

von Dr. med. Karl Lehnert

BIRCHER-BENNER VERLAG GMBH
FRIEDRICHSDORF/TS.

1. Auflage 2003

Alle Rechte, auch die des auszugsweisen Nachdrucks, der photomechanischen Wiedergabe und der Übersetzung vorbehalten.

© Copyright by Bircher-Benner-Verlag GmbH, Friedrichsdorf/Ts.
Printed in Germany

Die Ratschläge in diesem Buch sind von dem Autor und vom Verlag sorgfältig erwogen und geprüft, dennoch kann eine Garantie nicht übernommen werden. Eine Haftung des Autors bzw. des Verlages für Personen-, Sach- und Vermögensschäden ist ausgeschlossen.

Gesamtherstellung: Druckerei Neubert, Bayreuth

Inhalt

Vorwort

Anti-Aging – Was ist das?

Unter dem Schlagwort Anti-Aging versteht man gemeinhin eine Lebensweise, die unter zusätzlichem Einsatz von Wachstumshormonen ein Altern in geistiger und körperlicher Frische garantieren soll.

Um dieses Altern in Gesundheit zu erreichen, sollte man bestrebt sein, die Entstehung jedweder Wohlstandskrankheit zu verhindern. Prävention (Vorbeugung) wäre angesagt!

Hier erhebt sich die Frage, was sind eigentlich Wohlstands- bzw. Zivilisationskrankheiten? Es handelt sich im weitesten Sinne des Wortes um eine ganze Palette von Krankheiten, deren alleinige Ursache unsere gesundheitswidrige Lebensweise ist.

Die am häufigsten verbreitete und augenfälligste Wohlstandskrankheit, weil an jedem Ort und im wahrsten Sinne des Wortes sichtbar, ist die Fettsucht.

Menschen mit chronischem Übergewicht sind prädisdoniert für eine Unmenge von Folgekrankheiten wie hoher Blutdruck, Herzinfarkt, Schlaganfall, Diabetes, Gicht, Arthrose, Arthritis, Knochenschwund (sie wurde von der Weltgesundheitsorganisation (WHO) in die Liste der zehn wichtigsten Erkrankungen der Welt aufgenommen!), bis hin zu einer ganzen Reihe von Krebserkrankungen. Diese lange Liste ist nicht vollständig, sie könnte sich noch erweitern lassen.

Das Erstaunliche ist, dass *alle* diese Krankheiten verhinderbar sind, nur weiß es kaum einer, und der es weiß, läuft meistens sehenden Auges in sein Unglück hinein.

Sie als Leser/Leserin dieser Zeilen werden sich sofort fragen, wie kann man diese Krankheiten verhindern? Nur ein Beispiel: Es konnte wissenschaftlich belegt werden, dass man von der „Seuche“ *Alterszuckerkrankheit* durch eine gesundheitsbewußte Lebensführung zeitlebens verschont bleiben kann. Und bei allen anderen Wohlstandskrankheiten ist es ähnlich, da sie alle eine gemeinsame Ursache haben. Beispielsweise bei der Arthrose obwohl sie zu den sog. Verschleißkrankheiten gezählt wird. Bei entsprechender Lebensführung könnte man sich jahrelange Schmerzen, Bewegungseinschränkungen und ein künstliches Hüft- oder Kniegelenk ersparen.

Es kommt demnach auf jeden Einzelnen von uns an, ob er in Gesundheit altern oder Jahre später, an den verschiedensten Wohlstandskrankheiten leidend, in einem Altersheim, mehr schlecht als recht, seine ihm noch verbleibenden restlichen Tage oder Jahre verbringen will.

Anti-Aging bedeutet im übertragenen Sinne, seine gesamte Lebensweise so umzustellen, um allen Wohlstandskrankheiten zu entgehen. Dazu müssen Sie nur einige Regeln strikt befolgen:

1. Umstellung auf eine gesundheitsbewußte, möglichst naturbelassene Ernährung
2. Bewegung, Bewegung und nochmals Bewegung
3. Kein Nikotin, keine Drogen

4. Alkohol nur in geringen Mengen. Hier ist es wie in der Medizin: Die Dosis macht's.

Haben Sie als Leser/Leserin den Entschluß gefaßt, Ihre Lebensweise umzustellen, wofür es *nie* zu spät ist, werden Sie bereits nach kurzer Zeit eine Besserung Ihres Allgemeinbefindens bemerken.

Vorbeugung ist allemal besser, bequemer und billiger als spätere Reparaturversuche! Bei entsprechender Lebensweise könnte man sich unangenehme Reparaturen ersparen, zumal sie nicht die Ursache sonder immer nur das Symptom bekämpfen!

Wenn man älter wird, bekommt man unausweichlich sog. „Alterskrankheiten". Der Autor dieses Beitrages behauptet: Alterskrankheiten gibt es nicht! Sie sind alle ausnahmslos Wohstandskrankheiten, die man, weil sie meist erst nach Jahrzehnten diagnostiziert werden und erst im fortgeschrittenen Alter auftreten, der Einfachheit halber als unabwendbare Alterskrankheiten abtut. So gesehen ist eine Arterienverkalkung auch keine zwangsläufige Alterskrankheit, sondern das Produkt einer jahre- bis jahrzehntelang währenden undisziplinierten Lebensführung, weil sie schlicht und einfach verhinderbar ist.

Jetzt kehren wir an den Anfang der Ausführungen zurück. Nach all dem Gesagten tut ein Anti-Aging not, aber ohne Einsatz von Hormonen, die nicht nur überflüssig sind, den Geldbeutel belasten, sondern zudem wissenschaftlich überhaupt nicht geklärt ist, welche gravierenden Spätfolgen man sich unter Umständen einhandelt.

Wenn Sie das Buch gelesen haben, werden Sie zwangsläufig zu der Überzeugung gelangen, dass Wohlstandskrankheiten selbst verschuldet und verhinderbar sind.

Einleitung

Im Folgenden will ich darlegen, welche Zielgruppen ich erreichen möchte: Ich will dem / der Leser / in vor Augen führen, dass Prävention allemal besser, bequemer und billiger als medikamentöse bzw. operative Reparatur ist.

Es gibt bei uns leider viele Millionen Bundesbürger, die sorglos in den Tag hinein leben, stets nach dem Motto „Mir wird schon nichts passieren". Es gibt nur eine Gesundheit, die sich nicht kaufen lässt und mit der man pfleglich umgehen sollte. Alle Wohlstandskrankheiten haben eines gemeinsam: sie brauchen Jahre bis Jahrzehnte, bis sie manifest werden. Ich weise absichtlich des Öfteren auf den Nutzen der Vorbeugung hin, ohne den Leser damit langweilen zu wollen, aber in der Überzeugung, ihn dadurch zum Nachdenken zu bringen.

Bei einer gesundheitswidrigen Lebensführung kommt es unweigerlich zu einem Punkt, wo die Widerstandskraft erlahmt und man krank wird. Ich bin in dem Abschnitt über die pathologische Voralterung näher darauf eingegangen.

Der Inhalt des Buches soll sich an die unzähligen Menschen richten, die auf der Suche nach einem neuen Verhältnis zu ihrer Gesundheit sind. Er soll Wege aufzeigen, dieses Ziel, Altern in Gesundheit, ohne Angst vor chronischen Krankheiten, zu erreichen. Ansprechen will ich demnach Leser, die aufgrund der angeführten Fakten gewillt sind, ihren Lebensstil rechtzeitig zu ändern. Diese Personen werden, wie selbstverständlich, zu der Erkenntnis kommen, dass eine gesunde Lebensführung nichts mit Langeweile, Eintönigkeit und dem Gefühl, permanent etwas zu versäumen, zu tun hat. Ganz im Gegenteil. Sie werden bald merken, dass sie neben einer Steigerung ihres Selbstwertgefühls insgesamt fröhlicher, lebensbejahender und leistungsfähiger werden.

Das Buch soll nicht zuletzt auch all den zahllosen Menschen Mut machen, die sich in einem Zustand zwischen gesund und krank befinden, die durch unbestimmte Symptome spüren, dass sich eine Krankheit anbahnt. Sie sollten nicht weiter untätig zusehen und sie sollten durch den Inhalt des Buches ermuntert werden, noch rechtzeitig eine Wende zum Guten herbeizuführen, um eine Fehlentwicklung, hin zu Krankheit und Leid, zu stoppen; denn es ist niemals zu spät, seinen ungesunden Lebenswandel aufzugeben. Sie sollten zu der Erkenntnis gelangen, ihre Gesundheit ernst zu nehmen, zumal sie allein für den Zustand von Leib und Seele verantwortlich sind.

Nicht unwesentlich ist, ganz abgesehen von späterer Pflegebedürftigkeit und Siechtum, der Kostenaspekt. Extraausgaben, um die eigene Gesundheit zu erhalten, gibt es nicht. Ganz im Gegenteil. Eine gesundheitsbewusste Lebensführung, insbesondere Ernährung, ist mit Sicherheit billiger als eine fettreiche, zu süße und ballaststoffarme Kost, und der Verzicht auf Genussmittel ist umsonst zu haben. Dagegen ist die dafür eingehandelte Lebensqualität unbezahlbar!

I Vorbeugen (Prävention) ist der Schlüssel zu einem Leben – in Gesundheit

Durch Vorbeugen (Prävention) kann jeder persönlich Wesentliches zur Vermeidung von Krankheiten und dadurch zur Minderung eigenen Leids beitragen. Einsicht in gesunde Ernährung allein führt noch keineswegs zu einer Verhaltensänderung. Zum Vorbeugen gehören noch Disziplin und Willenskraft. Erfolgreiches Vorbeugen bedeutet erfolgreiche Veränderung sozialen Verhaltens im Umgang mit drohenden Gesundheitsproblemen, beziehungsweise möglichen Wohlstandskrankheiten.

Im höheren Lebensalter bedingen sämtliche Wohlstandskrankheiten, die alle chronisch verlaufen, Pflege- und Hilfsbedürftigkeit, statt Fortsetzung eines ehedem geistig und körperlich aktiven Lebens.

In unserem, in erster Linie materialistisch ausgerichtetem Zeitalter glaubt man alles kaufen zu können, sogar unser höchstes Gut, die Gesundheit. Da sie sich nun einmal nicht kaufen lässt, sollte man pfleglich und sorgsam mit ihr umgehen und versuchen, Krankheiten nach Möglichkeit zu verhüten.

Vorbeugung ist die beste Medizin, es gibt keine bessere! Zu dieser vorbeugenden Medizin gehört an erster Stelle das Überdenken eingefahrener Lebensgewohnheiten.

Da ist unsere gesundheitswidrige Lebensweise, die uns allerorten vorexerziert wird und die wir meist gedankenlos übernehmen, weil sie einfach „chic“ und „in“ ist. Da sind nicht zuletzt unsere industriell „verfeinerten“ Nahrungsmittel – keine Lebensmittel, denn Lebensmittel sind Mittel zum Leben – die uns die Arbeit in der Küche erleichtern oder ganz abnehmen sollen, da sind die Genussmittel, angefangen beim Tee oder Kaffee, über Nikotin und Alkohol bis hin zu den Drogen, die manchen das Leben angeblich verschönern, da sind bestimmte nebenwirkungsbehaftete Medikamente, da ist die Hektik des Alltags mit ihrem negativen Stress, da sind die Umweltgifte, die in zunehmendem Maße Luft, Wasser und Erde verpesten und da ist schließlich die Werbung in Presse, Funk und Fernsehen mit ihren teilweise negativen Einflüssen.

Alle daraus resultierenden Befindlichkeitsstörungen können für Sie der Grundstock für die spätere Ausbildung vielfältigster, chronisch verlaufender Wohlstandskrankheiten sein. Ich will Ihnen, so gut ich kann, dabei helfen, dies zu verhindern, indem ich bemüht bin, Sie mit dem nötigen Wissen zu versorgen, damit Sie im Alter von Wohlstandskrankheiten verschont bleiben. Sie sind nicht unabänderliches Schicksal!

Sie allein haben es in der Hand! Wollen Sie jung sterben? Oder etwa im Alter hilflos und pflegebedürftig sein? Oder in Gesundheit altern, was keine Utopie ist!

Charles **Bonnet**, der schweizerische Naturforscher und Philosoph, lehrte, dass das erste geschaffene Individuum jeder Art Keime für alle nachfolgenden Generationen in sich enthalten müsste. Wenn man diesen Gedanken weiter verfolgt, muss man zwangsläufig zu dem Schluss kommen, dass die verschiedenen Arten bereits Keime für die nachfolgenden Arten in sich hatten. Das würde bedeuten, dass wir Menschen bereits zur Zeit der Bildung der Urmeere „geplant" waren und eines Tages aus unseren Vorgängern hervorgehen müssten. Das war vor circa 3 000 Millionen Jahren. Und wenn wir es genau nehmen, dann ist der Mensch schon vor etwa 4 500 Millionen Jahren, also im Sternzeitalter „vorprogrammiert" gewesen. Im Pliozän, der jüngsten Stufe des Tertiärs, entstanden vor ungefähr 15 – 20 Millionen Jahren die großen Säugetiere in einem dem heute ähnlichen gemäßigten Klima. Entwicklungsgeschichtlich war dies nach **Heberer** die Zeit des so genannten Tier-Mensch-Übergangsfeldes. Demzufolge müssten bis zur Entwicklung des Menschen von heute viele Millionen Jahre vergangen sein.

Der ostafrikanische Grabenbruch gilt heute unter Paläontologen als die „Wiege der Menschheit". Dort fanden kenianische und französische Wissenschaftler am 25. Oktober 2000 den so genannten „Millennium-Menschen". Etwa vier Millionen Jahre alte Knochenfunde aus Afrika galten bislang als die ältesten Hinweise auf Vorgänger von uns heutigen Menschen (Homo sapiens = verständiger Mensch). Der „Millennium-Mensch" lebte nachweislich vor sechs Millionen Jahren, so dass die Trennung der Arten zwischen Menschen und Menschenaffen, den Hominiden (menschenartige Wesen), bereits zum damaligen Zeitpunkt, und nicht wie bisher angenommen, vor rund 4 Millionen Jahren, stattfand. Mit den 1856 im Neandertal gefundenen „Homo neanderthaliensis" – er ist 40 000 Jahre alt – begann die Entwicklungsgeschichte der Menschheit. Der Homo neanderthaliensis war eine ausgestorbene Seitenlinie von uns Menschen.

Unsere Erbmasse hat sich kaum verändert. Aber was sich in den letzten 150 Jahren grundlegend geändert hat, sind die Lebensgewohnheiten und Umweltbedingungen. Damit will gesagt sein, dass solche entwicklungsgeschichtlichen (genetischen) Faktoren schon vor dieser Zeit hätten vorhanden sein müssen, damals aber alle überwiegend ernährungsbedingten Krankheiten eine Seltenheit waren. Angehörige von Volksgruppen, egal ob in Amerika, Afrika oder Asien beheimatet, die mit unserer Kulturnahrung noch nicht in Berührung gekommen sind, haben alle eines gemeinsam, dass sie sich trotz unterschiedlichster Ernährungsweisen durchweg mit natürlichen Lebensmitteln ernähren und raffinierte Kohlenhydrate, verfeinerte Nahrungsmittel, Konserven und Kunstfette nicht kennen. Sowohl die Eskimos früherer Zeiten, die Indianer Amerikas, als auch die in Äquatornähe lebenden Farbigen und Indios kannten, ehe sie mit den höchst zweifelhaften Vorzügen unserer Zivilisationskost in Berührung kamen, keine Wohlstandskrankheiten.

So haben die Hirtenvölker in Kenia, wie die Massai, trotz hohen Verzehrs von tierischen Fetten niedrige Blutfettspiegel, und Zivilisationskrankheiten sind dort unbekannt.

Die verschiedenartige Ernährung spiegelt sich indirekt in beachtenswerter Weise im Vergleich der Operationskataloge eines afrikanischen Krankenhauses (im Sudan) mit dem eines deutschen Krankenhauses (Buxtehude) wider. In dem afrikanischen Krankenhaus wurden 1983 beispielsweise überhaupt keine Eingriffe an den Gallenwegen vorgenommen, in Buxtehude dagegen waren es 56, dort nur eine Magenresektion, hier 18. Dort 4 chirurgische Eingriffe am Dickdarm im Vergleich zu 24, dort 21 Entfernungen des Wurmfortsatzes, hier 133 und schließlich eine Operation am Venensystem gegen 20.

Diese Aufzählung chirurgischer Eingriffe soll keineswegs bedeuten, dass die Afrikaner gesünder sind als wir. Dort kommen

Krankheiten durch Haken-, Faden- und Saugwürmer ausgelöst, ebenso wie besondere Geschwulst- und Tropenkrankheiten vor, die hier völlig unbekannt sind, meist mit mangelnder Hygiene, aber nichts mit Wohlstandskost zu tun haben. Bei den Eskimos waren, ehe sie mit den „Segnungen" der nordamerikanischen Zivilisation beglückt wurden, Bluthochdruck, Arterienverkalkung, Herzinfarkt und Gehirnschlag unbekannt, obwohl sie viele cholesterinhaltige Speisen zu sich nahmen.

Sind etwa entwicklungsgeschichtliche Faktoren im Spiel, wenn bei den noch im Stammesverband lebenden Afrikanern, deren Grundnahrung der naturbelassene Mais ist, diese Krankheiten unbekannt und bei den Farbigen, welche westliche Eßgewohnheiten angenommen haben, bereits in der zweiten Generation gleich häufig wie bei den weißen Mitbürgern sind? Zahlreiche weitere Untersuchungen haben diese These rassetypisch bedingter Praedisposition widerlegen können. Dies gilt übrigens sowohl für die nach Südafrika ausgewanderten Inder, als auch für die Kinder der Japaner, welche in die USA eingewandert sind. So ist zum Beispiel, bedingt durch die verschiedenen Eßgewohnheiten, die Wahrscheinlichkeit, an einem Dickdarmkrebs zu erkranken, in Japan ganz erheblich geringer, als in den USA. Aber bereits bei den Kindern nach Amerika ausgewanderter Japaner, welche die Eßgewohnheiten ihrer neuen Heimat angenommen haben, ist die Wahrscheinlichkeit, an einem Dickdarmkrebs zu erkranken, gleich hoch, wie bei US-Amerikanern.

Die Zuckerkrankheit (Diabetes mellitus) ist durch den geringen Zuckerverbrauch in Indien selten. Nach Südafrika ausgewanderte Inder erkranken in der neuen Heimat durch 10-mal höheren Zuckerverbrauch genauso oft an der Zuckerkrankheit, wie die im Lande geborene Bevölkerung, nämlich 10-mal häufiger. Rassische Unterschiede, wie man früher irrtümlich annahm, gibt es hier nicht. Die arme Bevölkerung auf den Zuckerinseln der Karibik, welche als Mittagessen einen halben Meter Zuckerrohr kaut, erkrankt höchst selten an einem Diabetes, und der Dickdarmkrebs ist dort ebenfalls extrem rar.

An dieser Stelle sei noch folgende Bemerkung erlaubt. Was eine Falschernährung anrichten kann, hat sich durch Mehl- und Zuckerlieferungen als Hilfe für die Hungergebiete der dritten Welt gezeigt. Durch diese Maßnahmen ist jetzt in manchen Gegenden eine Diabeteshäufigkeit bis zu 20 % anzutreffen.

Es steht zweifelsfrei fest, dass sich die Naturvölker heute noch weitgehend so ernähren, wie es unsere Vorfahren früher auch taten, nämlich ohne Verwendung raffinierter Kohlenhydrate, weil beide nicht die Mittel hatten, sie überhaupt herzustellen, wogegen wir Angehörigen der Wohlstandsgesellschaft und unsere Kinder einen geradezu ungeheuren Verbrauch an solchen Nahrungsmitteln haben, die diese Produkte enthalten.

Es ist unbestritten, dass ernährungsbedingte Krankheiten wie Stuhlverstopfung, Fettsucht, Hämorrhoidalleiden und Krampfadern, Zuckerkrankheit und Gicht, sowie diverse Darmkrankheiten, wie Wurmfortsatzentzündungen und Reizzustände des Dickdarmes (Colon irritabile), sackförmige Ausstülpungen im Endteil des Dickdarmes ohne und mit Entzündung (Divertikulose, Divertikulitis), narbenbildende Darmentzündungen (Morbus Crohn) und die mit Geschwüren einhergehenden Dickdarmentzündungen (Colitis ulcerosa) sowie Dickdarmkrebse, Gallen- und Nierensteine, Arterienverkalkung und Bluthochdruck, Herzinfarkt und Hirnschlag und sogar Pilzerkrankungen bei den noch in ländlichen Gebieten der dritten Welt lebenden Völkern extrem selten, ja zum Teil sogar unbekannt sind.

Bei allen diesen beeinflussbaren Krankheiten der Wohlstandsgesellschaft spielt neben anderen negativen Einflüssen unsere falsche Ernährung die Hauptrolle, wobei der Grundstein oft sogar schon im Mutterleib gelegt wird.

Warum all dies so ausführlich geschildert wurde? Schon während des Lesens dieser Zeilen haben Sie sich bestimmt über die Zusammenhänge zwischen der Art der Ernährung und den Zivilisationskrankheiten Ihre Gedanken gemacht und sind spätestens am Ende dieses Abschnittes zu der Überzeugung gelangt, sich und der ganzen Familie überflüssiges Leid durch eine Ernährungsumstellung ersparen zu können.

Nur das Wissen um die Zusammenhänge gibt uns die Macht, das, was für viele „unabdingbares Schicksal" ist, von sich aus zu ändern!

Wir machen uns über die Vielzahl der in unserem Körper ablaufenden Vorgänge zu wenig Gedanken, da sie normalerweise reibungslos, wie selbstverständlich, mehr oder weniger automatisch ablaufen. Erst wenn einer dieser Funktionsabläufe gestört ist, fühlt man im Körper an entsprechender Stelle ein Missbehagen, das sich oft als Schmerz bemerkbar macht. Ein Signal, dass im Organismus eine Funktion gestört ist.

Die vegetativen Störungen hängen hauptsächlich mit unserem Lebensstil, mit Hetze, Unruhe, geistiger und körperlicher Überforderung, Lärm, Umweltverschmutzung, Sorgen im Privat- und Berufsleben, Jagd nach materiellen Gütern, Minderwertigkeitsgefühlen, mit einem Wort, mit negativem Stress zusammen. Man glaubt, mit dem Leben kaum oder überhaupt nicht mehr fertig werden zu können. Die Einheit zwischen Körper, Geist und Seele ist nachhaltig gestört. In der Regel ist dann der Griff nach Beruhigungs- und Schlaftabletten, Aufputschmitteln, Alkohol, Zigaretten und schließlich Drogen nicht mehr weit, da man so hofft, die Missempfindungen verdrängen und mit Hilfe der Genussmittel betäuben zu können.

Der Organismus bekommt die meisten lebensnotwendigen Stoffe über den Darm. Wenn der Verdauungsmechanismus abnormal verläuft, und dies ist bei chronischer Falschernährung der Fall, muss es zwangsläufig an Magen und Darm selbst zu Störungen und in der Folge in anderen Organen des Körpers zu Schäden kommen, die sich im Endeffekt als Zivilisationskrankheiten manifestieren. Sie führen zu einer krankhaften Voralterung des Organismus, häufig sogar zu Krebs.

II Alterungsprozess

Falls der biologische Körperabbau völlig störungsfrei ablaufen würde, könnte jeder Mensch theoretisch das von der Natur vermutlich vorgegebene Höchstalter von 100 – 120 Jahren erreichen.

Es gibt Volksgruppen, so zum Beispiel in Aserbeidschan, in denen durchschnittlich hohe Lebensalter erreicht werden. Der älteste Mensch dieser Erde, ein Aserbeidschaner, zeugte mit 138 Jahren noch eine Tochter. Seine Frau war damals 57 Jahre alt. 1973 starb er 168jährig. Auf der VII. Tagung für Gerontologie in Ostberlin wurde über diesen Fall ein Film gezeigt.

Da früher in dieser Region die Geburtsregister nicht exakt geführt wurden, werden diese Angaben von manchen Stellen angezweifelt. Sei es, wie es sei, die folgenden Angaben scheinen jedoch belegt zu sein. In neuerer Zeit stellte ein sowjetischer Arzt einem 105jährigen Baumwollpflücker aus Usbekistan ein Attest aus, das ihn befähigt, einen Führerschein zu beantragen. Anfang 1985 hat ein 104jähriger in Jugoslawien zum 6. Mal geheiratet. Der Bräutigam, mit 63 Jahren in Rente gegangen, heiratete eine 60 Jahre alte Frau und fühlte sich nach eigenen Angaben um 30 Jahre jünger.

Wo und wie leben die Superalten?

Die Region an den Südwesthängen des Kaukasus ist wohl das Gebiet mit den meisten Langlebigen auf der ganzen Welt. Nach dem Motto „wer rastet, der rostet“ gibt es dort keine Faulenzer und Drückeberger. So liegt beispielsweise das Durchschnittsalter der Mitglieder der Folkloregruppe **Nartaa** zwischen 80 und 100 Jahren. Die Mehrzahl dieser Superalten lebt in einer Region zwischen 500 und 1 500 Metern über Meereshöhe. Für die Rüstigkeit und Gesundheit dieser Langlebigen ist neben reichlich körperlicher Betätigung in frischer Luft, ohne Hektik, die Ernährungsweise eine der Hauptursachen für das Erreichen eines hohen Alters in Gesundheit. Mäßigkeit in allem; Gemüse, besonders Wildgemüse wie Sauerampfer und Milchprodukte (Joghurt, Kefir), zu jeder Mahlzeit frisches Obst, kein fettes Fleisch, dagegen Fisch, kein Kochsalz und als Alkohol einen trockenen Wein in mäßigen Mengen genossen, das scheint das Rezept für die Langlebigkeit zu sein. Der Salzbedarf wird fast ausschließlich durch „Adschika“, einen scharfen Gewürzbrei gedeckt, und raffinierte Kohlenhydrate und verfeinerte, vorgefertigte und konservierte Nahrungsmittel sind dort so gut wie unbekannt.

In Deutschland leben zurzeit etwa 5 000 Hundertjährige, die zum Teil noch ihr Leben unter eigener Kontrolle haben und selbständig sind, während andere hilfs- und pflegebedürftig sind. Wer zuhause in gewohnter Umgebung lebt, dem geht es in der Regel in psychischer und physischer Hinsicht besser als Heimbewohnern. Günstig für das Wohlbefinden als Superalter wirken sich offenbar ein leichtes Übergewicht und ein leicht erhöhter Cholesterinspiegel aus. Das haben die Altersforscher herausgefunden. Unter den über 100jährigen finden sich drei Viertel Frauen. In der Regel hatten sie keine schweren chronischen Krankheiten durchgemacht, hatten „ein Leben lang gearbeitet“, kaum geraucht, und wenn überhaupt, nur mäßig getrunken. Beim starken Geschlecht sind es aktive Menschen, die ihrer Umwelt gegenüber entspannt, selbstbewusst und in einer gewissen Führungsrolle auftreten. Depressionen kommen bei diesen Menschen nicht vor.

Natürlicher Alterungsprozess

Der Alterungsprozess des menschlichen Organismus wird durch spezifische Programme gesteuert. Dabei spielt die Erbmasse eine zentrale Rolle. Die einzelnen Zellen müssen durch ein erblich vorgegebenes Programm einen für jede Zellart, wie Blut-, Nerven-, Muskel- oder Knochenzellen, ganz charakteristischen Verlauf durchmachen. Überdies hat jede Zelle eine vorbestimmte Lebensdauer. Schleimhautzellen leben wenige Tage, Blut- und Hautzellen einige Wochen, Knochenzellen sogar Jahre, Nervenzellen das ganze Leben lang. Der Prozess des Alterns ist ein nicht rückgängig zu machender, genetisch-hormonell gesteuerter Vorgang, über dessen eigentliche Ursache noch immer wenig bekannt ist, er beginnt bereits mit der Befruchtung. Diesem biologischen Alterungsprozess des Organismus, dem wir alle ausnahmslos unterworfen sind, können wir uns nicht entziehen, ihn durch eine gesundheitsbewusste Lebensführung bestenfalls verlangsamen.

Krankhafte Voralterung

Das, was man gemeinhin Lebensstil zu nennen pflegt, wirkt sich im positiven wie negativen Sinne auf unsere Gesundheit aus. Im Unterschied zu den biologischen und physiologischen Vorgängen der normalen Alterung sämtlicher Zellen aller Organe, können zahlreiche Faktoren dieses an sich harmonische Geschehen nachhaltig beeinflussen und das Älterwerden beschleunigen.

Obwohl wir im Überfluss schwelgen, ist unsere moderne Ernährung eine ausgesprochene Mangelernährung, da trotz energetischer Überernährung der Bedarf an lebenswichtigen, die Gesundheit erhaltenden Stoffen wie Vitaminen, Spurenelementen, Mineralstoffen und sekundären Pflanzeninhaltsstoffen oft nicht gedeckt und dadurch sowohl Ihre eigene Versorgung, als auch die Ihrer Familie mit Vitalstoffen mangelhaft ist.

Die eben erwähnte Falschernährung, negativer Stress, Genuss- und Suchtmittel sowie Umweltgifte bewirken erwiesenermaßen eine vorzeitige Alterung aller Zellen. Der im Idealfall ausgeglichene und harmonische Ablauf des Alterns wird dadurch empfindlich gestört. Der Alterungsprozess der einzelnen Organe läuft rascher ab, gleichsam im Zeitraffertempo, und die davon betroffenen Menschen eilen gegenüber ihren gesunden Mitmenschen in dem nun nicht mehr physiologischen Gewebs- und Zellabbau oft um Jahre voraus. Der Alterungsprozess der Zellen kann durch fehlerhaft produzierte Eiweißkörper und veränderte Enzyme, eine Folge der Falschernährung und Giftstoffeinwirkung, beschleunigt werden, was objektiv betrachtet, nichts anderes als Krankheit bedeutet. Es kommt zu einer pathologischen Voralterung.

Zwischen der natürlichen, biologischen und der krankhaften, pathologischen Alterung gibt es fließende Übergänge, wobei die biologische Alterung ein normaler Bestandteil eines jeden Menschenlebens ist, während die pathologische Voralterung stets Krankheit bedeutet, die immer das einzelne Individuum betrifft. Daher kommt es, dass sich das kalendarische Lebensalter ganz erheblich vom biologischen unterscheiden kann.

Alle Wohlstandskrankheiten haben eines gemeinsam: Neben Genussmittelkonsum und der Einwirkung von Umweltgiften bedarf es vor allem einer sich über Jahre hinaus erstreckenden Falschernährung, damit Wohlstandskrankheiten überhaupt entstehen können, wobei der Grundstein dafür nicht selten schon im Mutterleib gelegt wird. Sicher ist, dass dieser Prozess der Krankheitsentstehung umso rascher abläuft, je höher der Verzehr an nicht mehr naturbelassenen Nahrungsmitteln ist. Sicher ist auch, dass die Widerstandskraft eines Organismus proportional zur Falschernährung abnimmt, und die Anfälligkeit gegenüber Krankheiten aller Art entsprechend ansteigt. Die Wohlstandskrankheiten manifestieren sich teilweise erst nach Jahrzehnten, demnach meist in einem höheren Lebensalter. Deswegen bezeichnet man sie fälschlicherweise als Verschleiß- beziehungsweise Alterskrankheiten. Man irrt sich jedoch grundlegend, wenn man annimmt, dass diese Krankheiten altersbedingt sind. Ohne Falschernährung und ohne die anderen störenden Einflüsse würde nämlich jeder Organismus auch im Alter von den Wohlstandskrankheiten verschont bleiben.

Ernährungsbedingte Voralterung

In früheren Jahrhunderten war die Lebenserwartung gering, da die Menschen, bedingt durch hohe Säuglings- und Kindersterblichkeit, Infektionskrankheiten, Epidemien und Hungersnöte – trotz gesunder Ernährung – vorzeitig dahingerafft wurden. Heute ist es so, dass wir Angehörigen der Wohlstandsgesellschaft zwar eine höhere Lebenserwartung als früher haben, aber um welchen Preis? Heute sterben Erwachsene wohl in einem höheren Alter, sind aber in der Regel schon Jahre vorher mit gleich mehreren Zivilisationskrankheiten „behaftet“. Wir erreichen, obwohl jahrelang krank und nicht selten hilfe- und pflegebedürftig, nur dank unserer medizinischen Symptombehandlung ein höheres Alter. Ob dies ein Segen und für uns erstrebenswert ist, sei dahingestellt! Prof. Dr. **Kollath**, Arzt und Forscher (1882 – 1970), hat mit seinem schon historisch gewordenen Ausspruch den Nagel auf den Kopf getroffen, als er sagte: „man lebt nicht länger, weil man gesünder geworden ist, sondern weil man länger krank sein kann“. Rechtzeitige Vorsorge ist weitaus angenehmer und billiger als spätere chemische und operative Reparatur! Die Hungerjahre während des zweiten Weltkrieges und der Zeit danach sind ein überzeugendes Bespiel dafür, dass wir uns damals weitaus gesünder ernährten. Damals, als wir „zwangsweise“ ballaststoffreich essen mussten, weil die raffinierten Kohlenhydrate Mangelartikel waren, litt kaum jemand an einer Wohlstandskrankheit. Der vorübergehende Rückgang der Zahnkaries bei Jugendlichen während dieser Zeit war besonders auffällig. Stuhlverstopfung und Fettsucht kamen so gut wie nie vor, und Gicht und Altersdiabetes z.B. waren ausgesprochene Raritäten.

Unsere Nahrung liefert die für das Wachstum erforderlichen Stoffe, ist für den Ersatz der im Organismus verbrauchten und abgestorbenen Zellen erforderlich und dient als Energiequelle für alle lebenswichtigen Vorgänge, wie Muskelarbeit, Gehirntätigkeit, Erhaltung der Körpertemperatur und dem Transport und der Bereitstellung sämtlicher Nährstoffe.

Entscheidend für einen normalen Stoffwechsel aller inneren Organe, des gesamten Körpergewebes, einschließlich jeder einzelnen Zelle ist die Art unserer Ernährung.

Körperliche Betätigung als Krankheitsprophylaxe (-Verhütung)

Jede Art von Bewegung, ob Marschieren, Laufen, Radfahren, Schwimmen oder Tanzen wirkt sich positiv auf Psyche und Körper aus. Wissenschaftlich belegt ist, dass dadurch das Infarktrisiko gesenkt wird, dass hoher Blutdruck günstig beeinflusst werden kann, dass das Osteoporoserisiko gemindert wird und dass körperliche Betätigung sogar vor Brust-, Darm- und Prostatakrebs schützt.

Es kommt dabei immer auf die altersentsprechend richtige Dosis an, zumal z.B. „Gewaltakte", insbesondere bei älteren Menschen, zu einem Herzinfarkt führen können, wenn nicht erkannte Gefäßschädigungen vorliegen.

Um Herz, Kreislauf und Stoffwechsel in Schwung zu halten, genügt es, sich regelmäßig mehrmals wöchentlich körperlich zu betätigen. Allerdings muss diese Bewegungstherapie sorgfältig unter ärztlicher Aufsicht geplant sein, wobei zur Sicherheit eine Herz-Kreislaufdiagnostik einschließlich Belastungs-EKG, Lungenfuktionsprüfung und Ultraschall durchgeführt werden sollte.

Mit körperlicher Betätigung zu beginnen, ist nie zu spät, da sie in jedem Fall den Alterungsprozess verzögert. Auch ist erwiesen, dass bei körperlicher Betätigung leichtester Art, z.B. beim Wandern oder Schwimmen, der Mensch kreativer ist. Der Grund: Dabei wird auch das Gehirn besser durchblutet und vermehrt mit Nährstoffen versorgt.

Primäre und sekundäre Prävention – Vorbeugung

Der Aufgabenbereich der Vorsorgemedizin hat sich im Laufe der Jahrhunderte grundlegend geändert. Von der Trichinose-Vorbeugung zu Zeiten Moses, den Beschneidungsvorschriften bei Juden und Moslems, den geradezu grausam anmutenden präventivmedizinischen Maßnahmen im Mittelalter gegenüber Leprakranken spannt sich ein weiter Bogen über die erfolgreiche Behandlung der Pest, Cholera und Tuberkulose bis hin zum Sieg über andere Infektionskrankheiten. Und bei der neuesten Seuche AIDS hofft die Wissenschaft über kurz oder lang ein Heilmittel zu finden.

Wenn es gelänge, durch gezielte Vorbeugung das Auftreten der Wohlstandskrankheiten zu verhindern, könnte der biologische Alterungsprozess solange störungsfrei ablaufen, bis schließlich der Tag kommt, an dem infolge des kontinuierlich fortschreitenden Altersabbaus die Widerstandskraft des Körpers unter zunehmender Altersschwäche so weit herabgesetzt ist, dass eine simple Erkrankung, zumeist ein Infekt, den Tod herbeiführen kann.

Primäre Prävention: Sie bedeutet den Versuch einer Ausschaltung aller Störfaktoren – und das schon bei der Schwangeren im Hinblick auf das keimende Leben – um eine pathologische Voralterung und schließlich den vorzeitigen Tod zu vermeiden oder anders ausgedrückt, die Verhinderung von Krankheit schlechthin, um ein Altern in Gesundheit zu ermöglichen.

Sekundäre Prävention: Darunter versteht man die Wiederherstellung der Gesundheit beziehungsweise die Verhütung von Krankheitsfolgen, insbesondere der Zivilisationskrankheiten.

III Ohne intaktes Immunsystem gibt es keine Gesundheit

Das Immunsystem spielt für uns alle eine ganz wichtige Rolle, der aus völlig unverständlichen Gründen jedoch viel zu wenig Beachtung geschenkt wird. Die Abwehrlage ist individuell verschieden, so dass sich allein durch die „Güte" des Abwehrsystems schwerwiegende Unterschiede in der Voralterung eines jeden einzelnen Menschen ergeben.

Die Zahl der Personen mit geschädigtem Abwehrsystem steigt ständig. Das Immunsystem unterliegt sowohl äußeren als auch inneren Einflüssen. Hauptsächlich Ernährung und Genussmittelmissbrauch, aber auch negativer Stress mit emotionalen Schwankungen, Hektik, nicht genügend Schlaf, Bewegungsarmut, Lärm, Kälte, Hitze und Umweltgifte können es nachteilig beeinflussen. Die Lebensweise sollte so sein, dass die körpereigenen Abwehrkräfte intakt bleiben und sich nötigenfalls regenerieren können. Nur dann ist es möglich, dass Fremdkörper wie Viren, Bakterien und Tumorzellen unschädlich gemacht werden.

Ob Mangel-, Unter- oder Überernährung, alle drei Fehlernährungen schwächen immer das Immunsystem. Schon lange ist bekannt, dass der durch Unterernährung verursachte chronische Eiweißmangel die Anfälligkeit gegenüber Infekten erhöht, eine direkte Folge der eingeschränkten bakteriziden Aktivität der weißen Blutkörperchen und besonders der dann in Zahl und Funktion reduzierten T-Lymphozyten, was nichts anderes als eine Herabsetzung der körpereigenen Widerstandskraft bedeutet. Bei Kindern konnte man außerdem eine Schrumpfung der Tonsillen und eine Verkümmerung von Thymus und Lymphknoten beobachten. Besonders betroffen von einer Schwächung der Abwehrlage sind untergewichtige Neugeborene, deren Mütter sich während der Schwangerschaft falsch ernährten und / oder rauchten und / oder Alkohol und / oder Drogen zu sich nahmen.

An Tierversuchen konnte gezeigt werden, dass Eiweißmangel, Mangel an den Vitaminen A, B_6, E, Folsäure, Pantothensäure und den sekundären Pflanzeninhaltsstoffen die körpereigene Abwehr lahm legen. Auch ein Mangel an Mineralstoffen und Spurenelementen wie Eisen, Zink, Magnesium, Kalzium, Chrom, Kupfer, Mangan und Selen wirken sich negativ auf die Immunabwehr aus.

Die Schwermetalle Blei, Cadmium, Thallium und Quecksilber schwächen auf der anderen Seite durch ihre Gifteinwirkung das Immunsystem nachhaltig.

Von Biologen und Medizinern wurde die Frage diskutiert, ob auch durch eine zu häufige Verabreichung von Antibiotika bei der Behandlung banaler Infekte das Abwehrsystem beschädigt werden könnte. Untersuchungen bestätigen diese Annahme.

Bei Schwächung des Immunsystems nehmen schlechte Wundheilung, lokale eitrige Prozesse (Furunkel) und septische Allgemeininfektionen zu. Bei Kindern mit Mangelernährung sind tödlich verlaufende Akutkrankheiten gehäuft anzutreffen. Auch die Prognose jugendlicher Krebspatienten ist in hohem Maße vom Zustand des Immunsystems abhängig.

Eine vorübergehende Schwächung der Immunabwehr ist die Voraussetzung für die Entstehung einer Herpes-simplex-Infektion, im Volksmund „Hitzebläschen“ genannt. Von Zeit zu Zeit kommt es durch äußere Einflüsse wie Sonneneinstrahlung, Stress Menstruation und den Genuss bestimmter Speisen zum Aufblühen immer neuer Herpesbläschen.

In diesem Zusammenhang sollte man die „Freien Radikalen“ nennen. Sie werden im Körper bei vielen Stoffwechselprozessen gebildet. Es handelt sich bei ihnen um äußerst reaktionsfreudige Moleküle, die an der Entstehung verschiedener Krankheiten, auch Krebserkrankungen, maßgeblich beteiligt sind. Der Körper kann sich mit Hilfe der so genannten Antioxidantien, das sind die Vitamine A, C und E, sowie die Spurenelemente Selen und Zink und nicht zuletzt den sekundären (bioaktiven) Pflanzeninhaltsstoffen gegen die freien Radikale wehren. Sie fangen bereits gebildete Radikale ab und machen sie unschädlich oder verhindern, dass sie überhaupt gebildet werden (s. S. 103 u. ff.).

Intakte Zellen steigern die Immunabwehr

Der Mensch besteht aus vielen Milliarden von Zellen, die jeweils artspezifische Funktionen verrichten müssen.

Funktioniert dieses Zusammenspiel einwandfrei, ist der Mensch gesund, sein Abwehrsystem intakt.

Dies ist nur bei einer gesundheitsbewussten Lebensführung gegeben. Nur dann nämlich, wenn dem Körper mit der Nahrung entsprechende Stoffe zugeführt werden, die imstande sind, eingedrungene Gifte unschädlich zu machen und entartete Zellen zu bekämpfen oder zum Absterben zu bringen.

All dies ist nur durch die nötige Zufuhr von Antioxidantien möglich. Dazu gehören die Vitamine C, E und A, das Spurenelement Selen und nicht zuletzt eine Unzahl sekundärer Pflanzeninhaltsstoffe, die bioaktiv wirken. Die wissenschaftliche Forschung hat eigentlich erst in den letzten Jahren ihre überragende Bedeutung erkannt. Sie sind, wie die Vitamine und Mineralstoffe auch, absolut lebensnotwendig (s. S. 60 u. ff.).

Die meisten Giftstoffe bewirken im menschlichen Körper über die Bildung von aggressiven freien Radikalen für die Zellen unzuträgliche Fett-Sauerstoffverbindungen (Lipidoxidation), welche die Zelle schwächen oder gar zerstören.

Normalerweise ist eine gesunde Zelle gegen Schadstoffe geschützt: Vitamin E (Tocopherol) ist in der Zellmembran eingelagert und fängt dort als wirksames Antioxidans bereits Sauerstoffradikale ab, noch ehe es zur Lipidoxidation kommt. Durch die Anwesenheit von Vitamin E wird so entscheidend die Schutzfunktion der Zellmembran gestärkt, wodurch das Eindringen der die Zelle zerstörenden Noxen verhindert wird.

Da Vitamin C über ein erhebliches antioxidatives Potential verfügt, ist es ein unverzichtbarer Teil des Zellschutzes. Hier spielen intrazelluläre Redoxprozesse (Reduktions-Oxidationsprozesse), die für den Energiehaushalt jeder einzelnen Zelle sehr wichtig sind, eine Rolle. Das Vitamin findet sich auch im Plasma und den interzellularen Bereichen, wo es nicht nur als Antioxidans gegen aggressive Radikale, ehe diese die Zelle erreichen, fungiert, sondern baut auch bis zu einem gewissen Grade verbrauchtes Vitamin E wieder auf.

Über eine nicht zu unterschätzende Schutzfunktion verfügt auch das Vitamin A, das uns in Form seiner Vorstufe, dem Provitamin A oder Beta-Carotin über die Nahrung zur Verfügung steht. Ganz besonders ist es für die Unversehrtheit und die Funktion der Schleimhautzellen, insbesondere der Atemwege von großer Bedeutung. Funktionieren die Schleimhautzellen reibungslos, ist das die Voraussetzung, um eingeatmete Schadstoffe, die zu Infektionen des Respirationstraktes oder anderer Erkrankungen führen können, unschädlich zu machen.

Übrigens bildet der Körper aus dem mit der Nahrung zugeführten Beta-Carotin exakt die Menge an Vitamin A, die er im jeweiligen Moment benötigt. Eine Überdosierung an Vitamin A in Tablettenform kann seinerseits zu Intoxikationen (Vergiftungserscheinungen) führen, was über den Weg seiner Vorstufe aus der Nahrung nicht gegeben ist.

Ein weiterer bedeutender Schutzmechanismus findet im Inneren der Zelle statt. Die sogenannte Glutathionperoxidase beschleunigt den Abbau von Peroxiden. Letztere sind Verbindungen zweier Sauerstoffatome wie z.B. Wasserstoffperoxid. Auf diese Weise wird verhindert, dass diese aggressiven Stoffe Zellen zerstören. Das Spurenelement Selen ist an der Bildung der Glutathionperoxidase entscheidend beteiligt. Erwiesen ist, dass der intrazelluläre Gehalt an Glutathionperoxidase in Geschwulstzellen und in Zellen entzündeter Gewebe niedrig ist. Durch Versuche konnte gezeigt werden, dass ein erhöhter Gehalt dieses lebensnotwendigen Stoffes nicht nur die Entstehung von bösartigen Tumoren, sonder auch die Häufigkeit von Entzündungen und Infektionen herabsetzt. Demnach sind ausreichende Glutathionperoxidasemengen in jeder Zelle in therapeutischer und prophylaktischer Hinsicht unbedingt erforderlich.

Klar ist, dass schon bei Falschernährung ein Mangel an den nötigen Vitalstoffen herrscht. Die Folge davon sind Schäden an und in den Körperzellen, die sich erst langsam durch Missempfindungen bemerkbar machen. Kommen zu dieser zu fetten, zu süßen, zu salzigen und ballaststoffarmen Ernährung noch Giftstoffe wie Alkohol, Nikotin und Drogen hinzu, ist das Entgiftungsorgan Leber heillos überfordert, der Mensch muss zwangsläufig krank werden. Er erkrankt an einer oder gleich an mehreren Wohlstandskrankheiten!

Sport und Immunsystem

Es ist unbestritten, dass körperliche Betätigung und moderates Training das Immunsystem stärkt, der Entstehung von Herz-Kreislauf-Erkrankungen vorbeugt und zudem die körperlich geistige Entwicklung positiv beeinflusst. So konnte in Trainingsstudien eine Verbesserung der Funktion der natürlichen Killerzellen und ein Anstieg des Immunglobulinspiegels nachgewiesen werden. Eine altersbedingte verminderte Widerstandskraft wird gebessert und das Risiko, an Krebs zu erkranken, verringert. Als Richtwert für körperliche Belastungen sollte gelten: Eine Herzfrequenz zwischen 110 bis 140 Schlägen pro Minute, abhängig von Alter und Sportart. Ausdauersportarten, moderat betrieben, sind ideal, da bei relativ geringer körperlicher Belastung ein optimaler Effekt erzielt wird. Spazierengehen, Wandern, Fahrradfahren, Schwimmen, Tanzen und Skilanglauf bringen nicht nur Muskeln, Gelenke und Organe in Schwung, sondern verbessern gleichzeitig die Koordinaten zwischen Augen, Gehirn und Gliedmaßen, was Stürze vermeiden hilft. Nicht zu vergessen die Aktivierung des Herz-Kreislauf-Systems und der Hirnfunktionen, die durch die gesteigerte Sauerstoff- und Nährstoffversorgung positiv beeinflusst werden. Hier sollte man erwähnen, dass allein das Gehirn 20 Prozent des eingeatmeten Sauerstoffs verbraucht. So wird nachlassendem Gedächtnis, verlangsamtem Denken und Konzentrationsstörungen entgegengewirkt. Nach erschöpfenden Belastungen kommt es zu einer vorübergehenden Beeinträchtigung der Abwehrkräfte, was sich besonders ungünstig auswirkt, wenn Wettkämpfe oder Training im Hochleistungssport bei bestehenden Infekten durchgeführt werden. So sind Zusammenhänge zwischen körperlicher Belastung und Myokarditis (Herzmuskelentzündung) mit tödlichem Ausgang bekannt.

Anti-Aging, was ist das?

Hierbei handelt es sich um eine neue Art der Vorbeugung, mit dem Ziel, vorzeitige Alterungsprozesse zu verzögern, zu minimieren oder gar umzukehren, indem verhindert wird, dass sich mögliche Störungen der Organe im Körper entwickeln. Die Anti-Aging-Medizin legt ihr besonderes Augenmerk auf Ernährung, Sport, spezielles Gehirntraining und dem Anbieten von Programmen zur Bewältigung von Alltagsstress. Eine besondere Rolle spielt dabei die Behandlung mit Hormonen, die als Steuerungssubstanzen eingesetzt werden.

Anti-Aging ist demnach nichts anderes als die im vorliegenden Buch mehrfach vorgeschlagene Lebensweise (-führung) plus Hormonbehandlung. Ob letztere unbedingt notwendig ist, nur um mit der Zeit zu gehen und „im Trend" zu liegen, wage ich zu bezweifeln.

Diese zusätzliche Behandlung mit Hormonen könnte mehr Schaden anrichten als nützen. Nützlich ist sie auf alle Fälle für das Portemonnaie des Behandelnden. Dazu zwei Stellungnahmen: 1.) „Seriöse medizinische Ratschläge zum gesunden Altern unterscheiden sich von den Versprechungen der Anti-Aging-Bewegung, die sich momentan großer Beliebtheit erfreut (Geriatrie-Kongress im Herbst 2002, Geriatrie = Altersheilkunde)". 2.) „Missbräuchlicher Einsatz von humanem Wachstumshormon in der Anti-Aging-Medizin", das ist die Überschrift einer großen medizinischen Arbeit im Deutschen Ärzteblatt vom 22. Nov. 02. Kommentar überflüssig!

Zitate einer Stellungnahme zum o.g. Artikel, veröffentlicht am 13.06.03 im Deutschen Ärzteblatt:

„Der Artikel zeigt fundiert die wissenschaftlichen Bedenken eines kritiklosen Umgangs mit Hormonen"

„... und die Verfechter dieser lukrativen Marketingstrategie" „Ein befriedigender Lebensinhalt und gesunde Lebensweise lässt sich nicht durch einen pseudowissenschaftlich gespeisten finanziell motivierten Kult mit „Internethormonen" ersetzen ..."

„Dies fußt unter anderem darauf, dass der Einsatz von Wachstumshormonen in der Anti-Aging-Medizin keine zugelassene Indikation ist und es keine kontrollierten klinischen Studien und auch sonst keine nachvollziehbare Evidenz gibt, die einen funktionellen Nutzen bei dieser Indikation belegen".

„Typische Nebenwirkungen sind Wasserretention mit Ödembildung, Karpaltunnelsyndrom, Verschlechterung der Glucosetoleranz, Akromegalie[1] und in selteneren Fällen chronische rezidivierende Kopfschmerzen, Sehstörungen und Übelkeit infolge einer benignen intrakraniellen Hypertension"

---

[1] *Akromegalie (griech.: akron äußerst, megas, megalou): ausgeprägte Vergrößerung und Vorspringen der körperfernen Teile wie Unterkiefer, Nase, plumpe Vergrößerung von Lippen und Zunge, tiefe kloßige Sprache als Folge der Vergrößerung des Kehlkopfes, um nur einige zu nennen.*

IV Genussmittel, allgemeine Ausführungen

Alkoholproblem

Man kann davon ausgehen, dass es heute in der Bundesrepublik Deutschland etwa 2,5 Millionen Alkoholiker gibt, Menschen also, die vom Alkohol abhängig sind, abgesehen von den fast 3 Millionen so genannter Alkoholmissbräuchlern und etwa 5 Millionen Menschen mit „riskantem" Alkoholkonsum. Demnach sind es rund 10 Millionen Deutsche, die mit Alkoholproblemen zu kämpfen haben. Andere Stellen sprechen sogar von 4,7 Millionen Alkoholkranken zwischen 18 und 69 Jahren, und weitere 9,3 Millionen hätten einen riskanten Alkoholkonsum. Umgerechnet trinkt der Bundesbürger jährlich im Durchschnitt 6,4 Liter Schnäpse und Liköre, 26 Liter Wein und 144 Liter Bier. Da aber nur jeder zweite trinkt, entfallen diese Mengen auf die Hälfte der Bevölkerung, das heißt mit anderen Worten, dass diese Hälfte doppelt so viel trinkt.

Von den Alkoholkranken ist jeder vierte eine Frau und jeder zehnte jünger als 25 Jahre! Mittlerweile sind schon 30 % der männlichen Patienten in psychiatrischen Kliniken Alkoholkranke. 25 % aller männlichen Selbstmörder waren alkoholabhängig, bei den Selbstmörderinnen immerhin 10 %. Allein in der Bundesrepublik sterben jedes Jahr 40 000 Personen an den Folgen des Alkoholmissbrauchs. Selten wird ein Alkoholabhängiger wieder „trocken", und Alkoholgeschädigte werden praktisch nie mehr gesund.

Leider ist es so, dass alle, die Alkohol trinken, gefährdet sind, in die Alkoholabhängigkeit abzugleiten. Ein jeder von uns sollte sich dessen bewusst sein! Aus gelegentlichem Trinken wird oft ein regelmäßiges, und dann ist der Zeitpunkt nicht mehr fern, wo man den Alkohol „braucht".

Bei den Alkoholikern werden nicht selten 50 Prozent des Kalorienbedarfs durch Kohlenhydrate in Form von Alkohol gedeckt – reiner Alkohol ist ebenfalls nichts anderes als ein raffiniertes Kohlenhydrat -, so dass eine Minderversorgung an Eiweiß, Fett, Vitaminen, Spurenelementen, Mineral- und Ballaststoffen und sekundäre Pflanzeninhaltsstoffe unausbleiblich ist. Dies gilt auch, allerdings in eingeschränktem Maße, für die sogenannten Gelegenheitstrinker. Das Problem des steigenden Alkoholismus liegt hauptsächlich daran, dass aus der arbeitslosen Jugend immer mehr Alkoholiker nachwachsen. Für den steigenden Alkoholkonsum beziehungsweise die Alkoholabhängigkeit (beim Alkoholkonsum liegen wir an der vierten Stelle der Welt, beim Bierkonsum als „Weltmeister" an erster Stelle) sind vor allem umweltbedingte Faktoren, ganz besonders ein mit gesellschaftlichen Gepflogenheiten zusammenhängender Trinkzwang und bei Jugendlichen nicht zuletzt ein gewisses Imponiergehabe verantwortlich zu machen.

Aus gelegentlichem Trinken wird leicht Gewohnheit, und dann ist es bis zur Abhängigkeit nur ein kleiner Schritt. Und leider weiß niemand von uns vorher, ob er in die Alkoholabhängigkeit geraten wird.

Auch das so genannte alkoholfreie Bier darf immerhin noch bis zu 0,5 % Alkohol enthalten, zwar weniger als ein Zehntel des üblichen Bieres, trotzdem noch verbunden mit Einstiegsgefahr in den späteren Missbrauch oder Rückfall eines bereits trockenen Alkoholikers.

Alkohol – chronischer Absinthmissbrauch

Das Bundesministerium für Risikobewertung hat vor dem regelmäßigen Konsum von Absinth-Getränken gewarnt.

75 Jahre lang war Absinth in Deutschland verboten. Seit 1998 wieder zugelassen, entwickelt er sich wieder zum „Modegetränk".

Das im Absinth enthaltene Thujon, ein Nervengift, kann Nierenversagen, Halluzinationen, epileptiforme Anfälle, psychotische Erkrankungen, schwere Magen-Darmstörungen wie Bauchschmerzen und Stuhlverstopfung herbeiführen.

Einer der bekanntesten vom Absinth abhängigen Alkoholiker war der Maler Van Gogh, der durch Erschießen Selbstmord beging.

Die **WHO** (Weltgesundheitsorganisation) nennt einen täglichen Alkoholkonsum von 20 g (0,2 Liter Wein oder 0,4 Liter Bier) für Frauen und 40 g (0,4 Liter Wein oder 0,8 Liter Bier) für Männer als Grenzwerte, deren Überschreitung auf die Dauer zu Gesundheitsschädigungen führt. Manche Experten halten diese Grenze für zu hoch angesetzt.

Alkoholmissbrauch und seine gesundheitlichen Folgen

Das laufende Überangebot an Alkohol kann neben einer alkoholbedingten Magenschleimhautentzündung mit Appetitlosigkeit, Würgereiz und Erbrechen zu einer chronischen Entzündung der Bauchspeicheldrüse führen, mit uncharakteristischen Beschwerden wie Druckgefühl, ziehenden Schmerzen im Oberbauch und Blähungen. Besteht das Leiden bereits einige Jahre, treten Gewichtsverlust, Dauerschmerzen, Verdauungsstörungen und Zuckerkrankheit auf. Der Dünndarm erkrankt ebenfalls. Durchfälle sind die Folge, die ihrerseits wiederum zu Elektrolytverlusten und Störungen der Nährstoffaufnahme aus dem Darm führen. Verkalkungen im Gangsystem der Bauchspeicheldrüse, alkoholbedingte Lebererkrankungen bis hin zur tödlichen Leberzirrhose mit Versagen des gesamten Fett-, Eiweiß- und Kohlenhydratstoffwechels sind so gravierende Vorgänge, dass sie ein totales Ausbrennen dieser Organe nach sich ziehen und damit die körpereigenen Abwehrkräfte völlig zum Erliegen bringen. So kommen zum Beispiel Leberzirrhosen bei Alkoholkranken neunmal häufiger als bei der Normalbevölkerung vor. In diesem Zusammenhang sollte man wissen, dass, was das Risiko betrifft, bei chronischem Alkoholgenuss einen gesundheitlichen Dauerschaden davonzutragen, Alkohol gleich Alkohol bleibt. Mit anderen Worten, als schädigender Faktor ist es immer gleich, ob harte Sachen, Bier, Wein oder Sekt getrunken werden. Einzig und allein auf die Quantität kommt es an!

Was passiert nach Alkoholgenuss?

Nach dem Genuss von reichlich Alkohol in relativ kurzer Zeit kann es zu einem „Brummschädel" kommen. Gefährlich ist vor allem der Genuss von hochprozentigem Alkohol. Es kommt zu Veränderungen des Flüssigkeitshaushaltes der Zellen, was zu einem Anschwellen des Gewebes (Hirnödem) führen kann. „Beruhigend" ist die Tatsache, dass das Ödem nach einigen Stunden von selbst zurückgeht.

An dieser Stelle sollte erwähnt werden, dass bereits bei geringen Alkoholmengen ab 0,3 ‰ Gangstörungen nachweisbar sind, bei 0,8 ‰ die Grenze der Verkehrstüchtigkeit und bei 1,4 ‰ die der Zurechnungsfähigkeit erreicht ist. Bei einem Blutalkoholgehalt von 4 – 5 ‰ tritt der Tod durch Atemlähmung und Kreislaufversagen ein.

Bei akuter Alkoholvergiftung, erreicht bei einer raschen Zufuhr von alkoholischen Getränken, die zusammen etwa 100 Gramm reinem Alkohol entsprechen, treten zunächst Schwanken und Lallen, dann psychotische Zustände oder Verwirrtheit und Bewusstlosigkeit auf. Unter Alkoholpsychosen (Störung seelischer Funktionen) versteht man psychische Störungen, zum Beispiel Halluzinationen (Sinnestäuschungen), Delirium tremens (Irresein) mit oder ohne epileptische Anfälle und das Korsakow-Syndrom, eine unheilbare Defiziterkrankung der Gesamtpersönlichkeit. Die Alkoholepilepsie ist anfangs reversibel. Im späteren Stadium ist die Alkoholvergiftung so stark, dass Hirnschäden nicht mehr rückgängig gemacht werden können. Man rechnet, dass ein Viertel aller Epilepsien bei Erwachsenen durch Alkoholmissbrauch verursacht sind, da die graue Hirnsubstanz bei jedem Rausch mehr geschädigt wird.

Durch die Gifteinwirkung des Alkohols auf den Herzmuskel und die Flüssigkeitsbelastung kann es bei chronischem Alkoholmissbrauch zu einem Herzmuskelschaden kommen. Alkohol und sein Stoffwechselzwischenprodukt Acetaldehyd – der Abbau findet über die Leber statt – rufen Störungen des Zellstoffwechsels und an der Zellmembran hervor, welche die Herzmuskelzellen, die Herzkranzgefäße und das Reizleitungssystem schädigen. Herzinsuffizienz, Angina pectoris und Herzrhythmusstörungen können daher auch alkoholbedingt sein und werden besonders häufig montags diagnostiziert (weekend-cardia-disease).

Die alkoholische Neuropathie (Nervenleiden) gelangt durch den weit verbreiteten Alkoholismus immer mehr zur Bedeutung. Anfangs treten Missempfindungen, Schmerzen in den Füßen und ziehende und reißende Wadenschmerzen auf, später Störungen der Oberflächen- und Tiefensensibilität (Störungen der Berührungs-, Temperatur- und Schmerzwahrnehmung, des Lagesinns der Gliedmaßen) mit Reflexausfällen, Lähmungen und Muskelschwund, zum Beispiel auch des Herzmuskels. Als Ursache der alkoholischen Polyneuropathie kommen giftige Abbauprodukte des Alkohols und Mangelerscheinungen wie Vitamin B_1-Mangel durch chronische Unterernährung und Falschernährung in Frage.

Chronische Alkoholzufuhr steigert das Krebsrisiko für Mundhöhle, Rachenraum, Speiseröhre, Leber und Bauchspeicheldrüse beträchtlich. Während bei chronischen Wein- und Biertrinkern sich das Risiko, einen Krebs im Bereich des oberen Verdauungstraktes zu bekommen, verdoppelt, steigt es bei Schnapstrinkern auf das zehnfache an. Dieser Unterschied hängt ursächlich mit der Höhe der Alkoholkonzentration in den verschiedenen Getränken zusammen. Wird zusätzlich noch geraucht, potenziert sich dieser Effekt. In den USA stellte man fest, dass 76 % derartiger Karzinome verhindert werden könnten, wenn Alkoholismus und Rauchen vermieden würden.

Unfälle unter Alkoholeinwirkung

Untersuchungen in den Vereinigten Staaten, denen über 14 000 Autounfälle zugrunde lagen, haben ergeben, dass betrunkene Autofahrer, die gleichen Verletzungen vorausgesetzt, an den Folgen eher sterben als nüchterne Fahrer, da Rettung und Behandlung dieser Verletzten erheblich erschwert sind. Das Krankheitsbild kann durch die Alkoholisierung verschleiert sein, und notwendige Operationen müssen wegen des Alkoholgehaltes im Blut verschoben werden, wodurch rechtzeitige Hilfe oftmals nicht möglich ist. Alkoholiker verunglücken drei- bis fünfmal häufiger tödlich!

Rauchen

In der Bundesrepublik Deutschland sterben jährlich 140 000 Personen vorzeitig an den Folgen des Rauchens, und noch einmal 100 000 müssen wegen raucherbedingter Folgekrankheiten vorzeitig invalidisiert werden. Wer als Raucher glaubt, seiner

Gesundheit etwas Gutes tun zu können, indem er Filter- oder nur Light – Zigaretten raucht, dem sei gesagt, dass sie genauso schädlich und ungesund sind wie die normalen. Es hat sich herausgestellt, dass die Gesundheitsgefährdung nicht geringer ist. Die Leicht – Zigaretten enthalten zwar weniger Teer und Nikotin, aber die Raucher müssen deshalb mehr rauchen, um ihren Bedarf zu decken, und sie inhalieren in der Regel mehr. Bei Filterzigaretten ist die Schadstoffaufnahme allenfalls um 20 Prozent verringert. Nach Angaben der Deutschen Krebshilfe erhöht sich das Lungenkrebsrisiko gegenüber Nichtrauchern bei

Pfeifen- und Zigarrenrauchern		*3,7 fach,*

bei Zigarrenrauchern Erhöhung bis zum Elffachen, je nach Anzahl der gerauchten Zigarren und der Rauchtechnik.

Zigarettenrauchern bei	*1 – 10 Stück täglich*	*4,6 – 11 fach,*
Zigarettenrauchern bei	*11 – 20 Stück täglich*	*18,6 fach,*
Zigarettenrauchern bei	*21 – 35 Stück täglich*	*31,6 fach,*
Zigarettenrauchern bei	*< 35 Stück täglich*	*43,6 fach.*

Das Einstiegsalter in die „Raucherkarriere" spielt zusätzlich eine Rolle. Wird vor dem 15. Lebensjahr mit dem Rauchen begonnen, erhöht sich im Vergleich zu Späteinsteigern (25. Lebensjahr) das Lungenkrebsrisiko noch einmal um das Fünffache. Bei den über 16jährigen raucht bereits jeder zweite! Wie beim Alkohol spielen bei Jugendlichen auch hier schlechte Vorbilder in Familie, Freundeskreis, Vereinigungen und Vereinen, der Politik und in den Medien eine große Rolle. Man nimmt an, dass von unseren über 80 Millionen Einwohnern 18 Millionen rauchen.

Tabakrauch ist qualitativ anders zusammengesetzt als der Rauch, der beim Verbrennen von Holz, Kohle, Erdgas oder Öl entsteht. Zigarettenrauchen belastet den Organismus ungleich mehr als die Verschmutzung der Luft, was durch Untersuchungen belegt werden konnte. Beispielsweise beträgt das Verhältnis der Staubpartikel im Zigarettenrauch zu denen in der Luft 100 000 : 1. Auch bei der Belastung durch Stickoxyd und Kohlenmonoxyd sind die Werte ähnlich. Der für die Gesundheit gefährlichste Verschmutzter der Zimmerluft ist demnach der Tabakrauch. Er enthält mehr als 4 000 verschiedene Substanzen, welche die Gesundheit der Raucher und der dem Qualm ausgesetzten Nichtraucher gefährden. Jeder Raucher hat individuelle Rauchgewohnheiten, so dass die Nikotin- und Kondensatwerte bis zu siebenmal höher als die auf den Packungen angegebenen sein können! Von den 50 wichtigsten Schadstoffen, welche der Raucher neben dem Nikotin inhaliert, sind mindestens 43 erwiesenermaßen krebsauslösend. An erster Stelle stehen die krebserregenden oder krebsverdächtigen Substanzen wie Benzpyren, organische Cyanverbindungen, chlorierte Kohlenwasserstoffe, Kohlenmonoxyd, Stickoxyde, Formaldehyd, Nitrosamine, Blausäure, Ammoniak und Schwermetalle wie zum Beispiel Cadmium.

Haupt- und Nebenstrom

Man unterscheidet beim Rauchen den Hauptstrom, den der Raucher direkt einatmet, und den Nebenstrom, welcher der Glut entweicht und sich mit der Raumluft vermischt. Die Inhaltstoffe sind im Haupt- und Nebenstrom im Prinzip gleich, jedoch, je nach Schadstoff, in den beiden Teilen unterschiedlich stark vertreten. So ist beispielsweise das Formaldehyd im Nebenstrom bis zu fünfzigmal stärker als im Hauptstrom vorhanden. Auch Nitrosamine und polyzyklische aromatische Kohlenwasserstoffe, wie Benzpyren, sind im Nebenstrom deutlich höher konzentriert. In einem stark verrauchten Raum gleicht daher die Menge der vom Passivraucher eingeatmeten Giftstoffe in etwa der des aktiven Rauchers. Oft wird die stark krebserregende Wirkung der in Nahrungsmitteln enthaltenen Mengen von

Nitrosaminen erwähnt. Was aber kaum bekannt ist, ist die Tatsache, dass die an Nitrosaminen aufgenommene Menge der Aktiv- und Passivraucher das Zehnfache (!) der mit der täglichen Nahrung aufgenommenen Menge beträgt.

Passivraucher weisen gegenüber nicht gefährdeten Personen erhöhte Tumorraten der Atemwege, besonders Bronchialkrebse auf. Es ist belegt, dass Nichtraucher, die sich viel in verrauchten Räumen aufhalten, ein um etwa 40 Prozent erhöhtes Krebsrisiko gegenüber solchen Personen haben, die in rauchfreien Räumen leben. Das bedeutet bei uns jährlich 400 Lungenkrebserkrankungen! Das Lungenkrebsrisiko erhöht sich beim Passivrauchen gegenüber Nichtrauchern um das 1,4 – 3,4 fache. Es ist auch erwiesen, dass Passivrauchen zur koronaren Herzkrankheit (KHK) führen kann. Wer als Nichtraucher dem Qualm von bis zu 19 Zigaretten ausgesetzt ist, hat ein um 23 Prozent erhöhtes Risiko, an einer KHK zu erkranken. Bei über 20 Zigaretten steigt das relative Zusatzrisiko um 31 Prozent.

Es gefährden nicht nur rauchende Eltern in hohem Grade die Gesundheit ihrer Kinder, sondern, was noch viel bedenklicher ist, rauchende Väter die Leibesfrucht ihrer selbst nichtrauchenden schwangeren Frauen. Diesen Nachweis erbrachten Wissenschaftler, indem die ein Abbauprodukt des Nikotins im Fruchtwasser solcher Ungeborener nachweisen konnten.

Wie gefährlich Passivrauchen sein kann, geht aus einer weiteren Studie hervor, in der nachgewiesen werden konnte, dass die Kinder stark rauchender Eltern im Jahr so viel „Qualm" unfreiwillig inhalieren müssen, dessen Menge so groß ist, als ob sie selbst 80 Zigaretten in diesem Zeitraum geraucht hätten.

Die Rolle des Zigarettenrauchens bei der Krebsentstehung ist ganz erheblich; denn wenn das Rauchen von etwa 1,35 Zigaretten pro Tag das Krebsrisiko bereits auf das Doppelte ansteigen lässt, inhaliert ein Nichtraucher in einer verqualmten Diskothek im Laufe des Abends sicher mehr als die in 1,35 Zigaretten enthaltenen Schadstoffe. Durch das Rauchen kann es zu einem Stillstand der Bewegungen des Flimmerepithels der Lungen kommen. Je mehr ein Mensch raucht, umso mehr wird daher die Entfernung von Schadstoffen aus den Lungen herabgesetzt. Rauchen wird somit zur Ursache einer chronischen Bronchitis, eines Asthmas und Emphysems (Lungenblähung), wobei das Hauptsymptom weniger die starke Schleimabsonderung sondern die Verstopfung der Lungenbläschen ist. Das Rauchen führt ferner zu einer Zusammenziehung der peripheren Gefäße, zu einer Verminderung der Sauerstofftransportkapazität der roten Blutkörperchen und durch Entstehung einer Polyglobulie (Vermehrung der roten Blutkörperchen im Blut) zu einer Erhöhung der Zähigkeit des Blutes und der Gerinnungsfaktoren im Serum. Schließlich kommt es zu einer Verminderung der Möglichkeit, Fibrin aufzulösen. Alles zusammen verursacht eine Verschlechterung der Fließeigenschaften des Blutes und begünstigt so die Bildung von Thrombosen und die Verkalkung der Arterien.

Das Rauchen schädigt durch eine hochgradige Herabsetzung der Aktivitäten der natürlichen Killerzellen neben Herz und Kreislauf auch das körpereigene Abwehrsystem. Dadurch geht ein Schutzfaktor der Immunabwehr gegen Virusinfektionen und bösartige Geschwülste verloren, was eine der Ursachen der bei Rauchern häufiger vorkommenden Krebsgeschwülste sein könnte.

Weitere negative Auswirkungen durch Rauchen

Die im Tabakrauch enthaltenen Gifte verzögern die Wundheilung. Amerikanische plastische Chirurgen verglichen den Wundheilungsprozess bei plastischen Rekonstruktionen nach Brustamputation bei Raucherinnen und Nichtraucherinnen. Bei ersteren registrieren sie erheblich mehr Komplikationen und schlechtere Heilung. Amerikanische Wissenschaftler haben festgestellt, dass Leukämie bei Passivrauchern siebenmal häufiger vorkommt als bei Kontrollpersonen, die nicht mit Rauchern zusammenleben. Die gleichen Forscher konnten zeigen, dass in Familien mit drei Rauchern für eine Nichtraucherin das Risiko, einen Brustkrebs zu bekommen, 3,3-mal und das eines Muttermundskrebses 3,4-mal höher ist

Wissenschaftler der Universität von Wisconsin, USA, untersuchten den Zusammenhang zwischen Rauchen und Gehörverlust. An der Studie waren 3 753 Personen zwischen 48 und 92 Jahren beteiligt. Die Forscher fanden bei einem Vergleich bei Rauchern 70 Prozent häufiger Probleme mit dem Gehör als bei Nichtrauchern. Der Hörverlust stieg mit der Anzahl der gerauchten Zigaretten. Selbst passivrauchende Familienmitglieder von Rauchern hörten schlechter als die von Nichtrauchern. Zu ähnlichen Ergebnissen kamen Forscher der Universität Gießen. Durch Untersuchungen des Gehörs an etwa 600 Personen fanden sie heraus, dass sich bei Rauchern die Durchblutung der Gehörzellen verschlechtert.

Zigarettenrauchen schädigt auch die Gelenke besonders der Rheumatiker. Ein Radiologe der Universität von Iowa untersuchte Röntgenbilder von 336 Patienten mit chronischer Polyarthritis. Rauchende Polyarthritiker zeigten eine Tendenz zu stärkeren Knochenschäden und wiesen doppelt so häufig einen positiven Rheumafaktor auf als Nichtraucher. Das „British Medical Journal“ veröffentlichte eine Studie, demzufolge Raucher durch Giftstoffe in den Zigaretten früher graue Haare und sogar eine Glatze bekommen.

Rauchende Sportler erleiden beim Sport eineinhalb Mal häufiger Knochenbrüche, Prellungen oder Verstauchungen als Nichtraucher, so ein Wissenschaftler der Universität in Bethesda, USA.

Wissenschaftler der Erasmus-Universität in Rotterdam fanden bei einer Untersuchung an 9 000 Personen über 65 Jahren heraus, dass bei Rauchern gegenüber Nichtrauchern sowohl Gedächtnisleistung als auch Lernvermögen deutlich schlechter waren. Spezielle Gehirntests ergaben, dass Raucher früher Zeichen von Demenz zeigen.

Wissenschaftler des Deutschen Krebsforschungszentrums (DKFZ) in Heidelberg konnten nachweisen, dass Acrolin, ein Hauptbestandteil des Tabakrauches, das Erbgut schädigen kann, was zu einem erhöhten Krebsrisiko führt. Acrolin, ein stechend riechendes Zellgift hemme zudem die Reparatur der Erbsubstanz im Zellkern, und das schon bei einer Konzentration, die sieben Mal niedriger sei als die im Zigarettenrauch enthaltenen Mengen. Einer dänischen Studie, an der 800 Frauen beteiligt waren, zufolge, wirkt bei Raucherinnen die Antibabypille schlechter als bei Nichtraucherinnen. Das Nikotin würde wahrscheinlich zum Abbau der Pillen-Hormone beitragen, wodurch die Pillenwirkung reduziert würde.

Zum Schluss sei noch erwähnt, dass Raucherinnen ein um mehr als die Hälfte höheres Herzinfarktrisiko als rauchende Männer haben. Auch hierbei handelte es sich um eine dänische Studie der Universität Kopenhagen. Untersucht wurden 11500 Frauen und mehr als 13 000 Männer. Es wird angenommen, dass die Giftstoffe aus dem inhalierten Rauch auf das hormonelle Geschehen einen negativen Einfluss haben.

Rauchen und Ernährung

Dass die Art der Ernährung einen wesentlichen Einfluss auf die gesundheitlichen Schäden durch das Zigarettenrauchen hat, geht aus der folgenden Mitteilung hervor: Krebs und Herzinfarkt sind bei Rauchern in Süditalien, des Balkans und Nordafrikas ausgesprochen selten. Man macht dafür die andersartige Ernährungsweise verantwortlich. Auch in Griechenland ist es so ähnlich, und stark rauchende Japaner erleiden wesentlich seltener einen Herzinfarkt als ihre europäischen Mitsünder. Dies wird sich künftig mit Sicherheit durch die Einführung „moderner“, westlicher Ernährungsgewohnheiten zu ihrem Nachteil ändern.

Durch die in diesen Ländern noch praktizierte ursprüngliche Ernährung ist wahrscheinlich die Immunabwehr so intakt, dass sie den Raucher vor etwaigen gesundheitlichen Schäden, die seinem Laster zuzuschreiben sind, schützt. Diese Feststellungen sollen natürlich keine Aufforderung für diejenigen sein, die ihre Ernährungsgewohnheiten nur aus dem einen Grunde umzustellen gedenken, um dann vermeintlich ungestraft um so mehr rauchen zu können.

Es ist mit dem Rauchen-Aufgeben niemals zu spät!

So haben Ex-Raucher nach einem Infarkt eine um die Hälfte verminderte Sterberate im Vergleich zu „Weiterrauchern“. Die Lebenserwartung ist laut Deutsche Herzstiftung nicht beeinträchtigt, wenn das Zigarettenrauchen vor dem 35. Lebensjahr aufgegeben wird. Wenige Stunden nach der letzten Zigarette normalisiert sich der Puls, und die feinen Blutgefäße werden besser durchblutet. Gleichzeitig steigt die Temperatur von Händen und Füßen, da vorher durch das Kohlenmonoxid im Rauch die Sauerstoffsättigung des Blutes sinkt. Nach zwei Tagen Rauchverzicht bessern sich Geschmacks- und Geruchssinn. Durch die zunehmend bessere Durchblutung erscheint die Haut vitaler. Britische Forscher haben noch eine weitere Erklärung dafür: Die Haut von Rauchern enthält einen erhöhten Anteil eines ganz bestimmten Enzyms (MMP – 1 = Matrix Metallo Proteinase 1), das für den Abbau von Kollagen verantwortlich ist und das normalerweise unser Bindegewebe elastisch hält. Bei weniger Kollagen altert die Haut rascher, sie wird früher faltig. Die nikotingefärbten Zähne werden heller und der Atem frischer. Nach einigen Monaten Nikotinabstinenz bessert sich der morgendliche Auswurf, die verstopften Nebenhöhlen werden freier und Müdigkeit und Abgespanntheit lassen nach. Das Risiko, an Pneumokokken-Infektionen zu erkranken, bessert sich; denn bei Rauchern ist es drastisch erhöht. Amerikanische Wissenschaftler hatten in einer Studie, in der sie 228 Patienten mit Hirnhautentzündungen und Blutvergiftungen, die von dem Erreger Streptococcus pneumoniae verursacht waren, mit 301 gesunden Kontrollpersonen verglichen: Für mehr als die Hälfte der Infektionen war das Rauchen verantwortlich. Je höher der Zigarettenkonsum, desto höher die Erkrankungsrate.

Drogen

Drogen sind Stoffe, die aufgrund ihrer chemischen Natur geeignet sind, Strukturen oder Funktionen im Körper zu verändern. Das macht sich in Veränderungen der Stimmungslage, dem Verhalten, bei Sinnesempfindungen und in allen anderen seelischen Bereichen bemerkbar. Man unterscheidet legale und illegale Drogen. Zu ersteren gehören Alkohol, Medikamente (darunter besonders Codein-Präparate und Benzodiazepine) und Schnüffelstoffe. Letztere sind LSD, Heroin, Cannabis. Nach Schätzungen der Deutschen Hauptstelle für Suchtgefahren versorgen sich fast 300 000 Menschen in Deutschland mit harten Drogen, von denen rund 30 Prozent Frauen, sind. Den Drogenkonsumenten sind in aller Regel die Gefahren nicht bewusst, egal ob geraucht, gespritzt, geschluckt oder geschnupft wird, zumal sich manche Drogen noch Stunden nach dem Konsum negativ auf das Leistungsvermögen auswirken können.

Hier eine Übersicht der *gängigen* Drogen mit ihren Wirkungen:

LSD	Halluzinationen, Verwirrtheit, herabgesetzte Konzentration
Opiate wie Heroin	herabgesetztes Konzentrations- und Reaktionsvermögen, Aufmerksamkeitsverlust, gestörter Bewegungsablauf, Müdigkeit, Gleichgültigkeit, Sehstörungen
Cannabis (Haschisch, Marihuana)	Konzentration herabgesetzt, gestörter Bewegungsablauf, Sehstörungen
Aufputschmittel (Ecstasy, Amphetamine)	Verwirrtheit, Selbstüberschätzung, Erschöpfung bei abklingender Wirkung, Sehstörungen
Kokain, Crack	Selbstüberschätzung, Aggressivität, gestörter Bewegungsablauf, Erschöpfung nach Abklingen, Sehstörungen
Cocktails, Kombinationen	unberechenbare Wirkung verschiedener Substanzen

Beim Alkohol- und Medikamentenkonsum finden sich fast alle weiter oben angegebenen Störungen wieder. Berauschende Mittel unter den Medikamenten sind unter anderen: Starke Schmerzmittel, Schlaf- und Beruhigungsmittel, Psychopharmaka verschiedenster Art.

Im Jahr 2000 registrierte das Statistische Bundesamt 1015 Verkehrsunfälle, bei denen Drogen beziehungsweise Medikamente im Spiel waren, 15 Prozent mehr als 1999.

Traum von prallen Muskelpaketen

In der Bundesrepublik gibt es über drei Millionen Freizeit-Bodybuilder, die an Kraftmaschinen und Hanteln schwitzen, um Muskelmasse aufzubauen.

An der Universität Lübeck wurde zum Thema Dopingmittel in Fitness-Studios eine Untersuchung durchgeführt, die aus Sicht der Mediziner erschreckende Resultate lieferte: 24 Prozent der körperbewussten Männer und 8 Prozent der weiblichen Studiobesucher gaben an, mit anabolen Steroiden dem Muskelaufbau nachzuhelfen. Bei den Dopingmitteln handelt es sich in erster Linie um das männliche Hormon Testosteron und von ihm abgeleitete, eiweißaufbauende (anabole) Steroide, dann um das in der Kälbermast eingesetzte Clenbuterol, das Wachstumshormon STH, das den Eiweißaufbau im Muskel fördert und um EPO (Erythropoetin), welches die Sauerstoffversorgung des Körpers verbessert. Man rechnet, dass bei uns für derartige Mittel zurzeit etwa eine halbe Million Euro umgesetzt werden, wobei keines der Mittel frei verkäuflich ist.

Die falschen Gesundheitsfanatiker müssen für ihr Hobby einen hohen Preis bezahlen: Potenz- und Libidostörungen, Unfruchtbarkeit, Akne, Aggressivität, Muskelkrämpfe, Arterienverkalkung, Herzinsuffizienz, sogar Herzversagen, Lebererkrankungen, Lebertumore und bei Frauen zusätzlich Virilisierungserscheinungen wie Bartwuchs, tiefe Stimme und allgemeine Vermännlichung.

Das in Deutschland seit 1997 nicht mehr zugelassene, meist verwendete Anabolikum Methandrostenolon steht im Verdacht, Krebs zu erzeugen.

Medikamente im Straßenverkehr

In der Bundesrepublik geht etwa jeder fünfte Verkehrsunfall auf die Einnahme von Medikamenten zurück. Und bei etwa jedem siebten auffälligen Autofahrer sind durch Medikamenteneinnahme Aufmerksamkeit und Reaktionsfähigkeit beeinträchtigt. Jeder Verkehrsteilnehmer, der Medikamente einnimmt, sollte bedenken, dass die Einnahme gewisser Arzneimittel, die einen Einfluß auf das Verhalten im Straßenverkehr haben, seit etwa 4 Jahren dem Alkoholkonsum gleichgestellt sind. Daher gilt grundsätzlich, dass sich jeder Verkehrsteilnehmer bei der Verschreibung eines Medikamentes über dessen mögliche Nebenwirkung kundig machen muss.

Hier eine Aufstellung derjenigen Medikamente, die Aufmerksamkeit und Reaktionsvermögen spürbar beeinflussen:

- Gewisse Mittel gegen Bluthochdruck
- Beruhigungsmittel und Mittel gegen Depressionen, auch pflanzliche Wirkstoffe, wie zum Beispiel Johanniskraut oder Baldrian gehören dazu.
- Schlafmittel und Psychopharmaka, bei denen vor allem die Reaktionszeit verlängert wird. Sie „benebeln“, um es drastisch auszudrücken.
- Muskelschmerzmittel (Muskelrelaxantien), das sind Mittel, die die Muskulatur entspannen.
- Appetitzügler, die zugleich aufputschend wirken, erhöhen die Risikobereitschaft. Mit nachlassender Wirkung setzt eine lähmende Müdigkeit ein.
- Medikamente gegen die Parkinsonsche Krankheit
- Hustenmittel, die Codein enthalten
- Gewisse Anti-Allergika machen müde
- Augentropfen zur Weitstellung der Pupillen und Nasenspray, die den Wirkstoff Codein enthalten. Einige Augentropfen gegen den grünen Star.

Nimmt jemand mehrere Medikamente auf einmal, kann eine Wechselwirkung hinzukommen, was die Gesamtwirkung unkalkulierbar verstärken kann. Bei gleichzeitigem Alkoholgenuss ist das **immer** der Fall.

V Vitamine und Enzyme

Vitamine (vita (lateinisch: das Leben)) sind, wie der Name sagt, lebenswichtige Substanzen und mitverantwortlich für den geregelten Ablauf aller lebensnotwendigen Funktionen unseres Körpers. Da fast alle von ihnen mit Ausnahme des Vitamin K vom menschlichen Körper nicht hergestellt werden können, müssen sie mit der Nahrung zugeführt werden. Sie sind in pflanzlichen und tierischen Lebensmitteln als Vitamine und Provitamine, einer Vorstufe der Vitamine, enthalten. Letztere werden im Organismus zu Vitaminen umgewandelt. Vitamine sind, indem sie als Coenzyme wirken, als Katalysatoren für die Funktion von Enzymmechanismen unerlässlich.

Die Enzyme / Fermente sind komplizierte Eiweißstoffe, die, biochemische Vorgänge steuernd, für die Verwertung der Nahrung und jeden wie auch immer gearteten Auf- und Umbau im Organismus lebensnotwendig sind. Ohne Enzyme und ohne ihr geregeltes Zusammenspiel geht im Körper absolut nichts! Sie sind daher die wichtigsten Vitalstoffe, ohne die es kein Leben gibt.

Von den vielen tausend Enzymen seien nur die allerbekanntesten erwähnt: Proteasen sind Enzyme, die Eiweiß in Aminosäuren zerlegen. Saccharase spaltet Rohrzucker, Maltase den Malzzucker und die Lipasen die Fette. Die Vitamine werden in wasser- und fettlösliche eingeteilt. Fehlt eines von ihnen, kommt es zu schweren gesundheitlichen Störungen, denn Vitamine sind untereinander nicht auswechsel- beziehungsweise ersetzbar!

Wasserlösliche Vitamine – Vitamine des B-Komplexes

Die wichtigsten B-Vitamine sind die Vitamine B_1, B_2, B_6 und B_{12}. Sie sind für alle Lebensfunktionen wie Stoffwechsel, Blutbildung und Atmung wichtig. Man rechnet sie zu den so genannten Nervenvitaminen, die für ein reibungsloses Funktionieren des gesamten Nervensystems verantwortlich sind. Sie beeinflussen auch nicht unerheblich das Aussehen der Gesichts- und Körperhaut und das Wachstum von Nägeln und Haaren, einschließlich der Wimpern, weswegen sie nicht ohne Grund als eine Art „Schönheitsvitamine" bezeichnet werden.

Eine mangelhafte Versorgung des menschlichen Organismus mit diesen Vitaminen schädigt an peripheren Nerven den Säfteaustausch der Achsenzylinder und der Myelinscheiden (Markscheiden), was zu Störungen der Nervenfunktionen wie Empfindungsänderungen, Muskelschwächen und zu Veränderungen der Schweißsekretion führen kann.

Die schmerzlindernde Wirkung von Vitamin B bei neurologischen Erkrankungen beruht darauf, dass zuvor ein Vitamin B-Defizit die Nervenschädigung auslöste. Die Behebung des Mangels führt zur Regeneration der Nerven und damit zum Verschwinden der Missempfindungen. Bei Untersuchungen von Frauen im Alter zwischen 18 und 24 Jahren konnte zum Beispiel bei 23,2 % ein Vitamin B_1-Mangel und bei 22,2 % ein Vitamin B_2-Mangel festgestellt werden.

Vitamin B_1 / Thiamin / Aneurin

Erforderliche Tagesdosis 1,3 Milligramm (mg), enthalten zum Beispiel in 200 g Haferflocken. In Verbindung mit Enzymen ist Vitamin B_1 als wichtiges Co-Enzym in hohem Maße am Kohlenhydratstoffwechsel, das ist die Energiegewinnung aus Kohlenhydraten, und mit anderen Vitaminen an der Umformung der Benztraubensäure beteiligt, die bei Vitamin B_1-Mangel nicht umgebaut werden kann. Eine Selbstvergiftung des Körpers mit Schäden am gesamten Nervensystem, dem Gehirn und am Herzen sind die Folgen.

Da es als wasserlösliches Vitamin vom Körper nicht gespeichert werden kann, muss es mit der täglichen Nahrung zugeführt werden. Bei seinem Mangel kommt es zu Störungen im Kohlenhydratstoffwechsel, im Verdauungs-, Nerven- und Kreislaufsystem. Die Folge davon sind Herabsetzung der Magensaftsekretion, Appetitlosigkeit, Gewichtsverlust, allgemeine Erschöpfung und Müdigkeit, Reizbarkeit, Konzentrationsschwäche, verminderte Widerstandskraft gegenüber Infektionen, Muskelschwäche und sogar Depressionen. Sein Bedarf ist bei Schwangeren, stillenden Frauen und bei Sportlern erhöht. Überschüssiges Vitamin B_1 wird mit dem Urin und dem Schweiß ausgeschieden.

Alle Getreideprodukte aus dem vollen Korn, Vollkornreis, auch Vollkornnudeln, Müesli (Müsli (schweizerisch): Mäuschen), sämtliche frischen Nüsse, einschließlich Pistazien (keine gerösteten Erdnüsse und Pistazien), Vollmilch und ihre Produkte, Innereien, Geflügel, Fleisch, Leber, Fisch, Hülsenfrüchte, grüne Erbsen, Kohlsorten, Kartoffeln, Grünblattgemüse, Meerrettich, Porree, Spargel, Hefe und Obst enthalten Vitamin B_1.

Vitamin B_2 / Riboflavin / Lactoflavin

Benötigte Tagesdosis: 1,6 mg, enthalten in 1 Liter Milch. Es dient der Zellatmung und spielt bei der Förderung des Wachstums eine maßgebliche Rolle. Außerdem ist es für den Sehvorgang unverzichtbar. Als Bestandteil vieler Enzyme ist es am Eiweiß-, Kohlenhydrat- und Fettstoffwechsel maßgeblich beteiligt und für die Gesunderhaltung des Gewebes, aber auch der Haut und Augen verantwortlich. Die Lichtempfindlichkeit wird durch die Anwesenheit des Vitamins B_2 gebessert. Bei seinem Mangel kann es zu der bereits erwähnten Lichtempfindlichkeit, Tränenfluss und Augenbrennen kommen. Mundwinkelrhagaden, wunde Lippen, rissige, schuppige Haut, spröde, brüchige Fingernägel und Wachstumsstörungen können weitere Zeichen eines Vitamin B_2-Mangels sein. Außerdem spielt es beim Aufbau der roten Blutkörperchen eine Rolle. Ein Zuviel an Vitamin B_2 wird über die Nieren und den Schweiß ausgeschieden.

Es ist in sämtlichen Vollkornprodukten, einschließlich Kleie, in Vollmilch und Milcherzeugnissen, Innereien, Geflügel, Fleisch, Fisch, Eigelb, Kartoffeln, Hülsenfrüchten, Nüssen, sämtlichen Kohlsorten, grünen Bohnen und Erbsen, Broccoli, Mangold, Spinat, Spargel, Brunnen- und Gartenkresse, Petersilie, Schnittlauch und Pilzen enthalten. Den höchsten Gehalt an Vitamin B_2 hat allerdings Trockenhefe.

Vitamin B_6 / Pyridoxin

Erforderliche Tagesdosis: 1,7 mg, enthalten in 200 g Leinsamen oder 450 g Bananen. Es reguliert mit anderen Vitaminen der B-Gruppe den Eiweiß-, aber auch Kohlenhydrat- und Fettstoffwechsel. Da es als Co-Enzym für den Eiweißstoffwechsel wichtig ist, ist sein Bedarf umso höher, je größer die Eiweißzufuhr ist. Vitamin B_6 verhindert mit die Entstehung von Blutarmut, weil sein Vorhandensein für die Bildung der roten Blutkörperchen unentbehrlich ist. Es spielt auch bei der Gesunderhaltung der Zähne und des Zahnfleisches eine Rolle und ist mitverantwortlich für ein reibungsloses Funktionieren des Nervensystems. Es gibt

Erkenntnisse, dass das Vitamin vor Blasenkrebs schützt. So beobachtete der amerikanische Prof. Madson, dass Blasenkrebsoperierte nach Vitamin B_6-Gaben weniger Rückfälle hatten. Bei seinem Mangel kann es zu Übelkeit, Erbrechen, Schwindelanfällen, Appetitlosigkeit, Gewichtsverlust, Störungen nervöser Art und Hautentzündungen kommen. Bei Säuglingen und Kleinkindern können Übernervosität und Krämpfe Zeichen eines Vitamin B_6-Mangels sein.

Auch hier wird ein Zuviel mit dem Urin und Schweiß ausgeschieden. Vollkornprodukte, Weizenkeime, Nüsse, Milch und ihre Erzeugnisse, Eier, Innereien, Fleisch, Geflügel, Fisch, Hülsenfrüchte, grüne Erbsen und Bohnen, Broccoli, Kohlsorten, Kartoffeln, Porree, Spinat und Bananen enthalten Vitamin B_6. Ganz besonders reich an dem Vitamin ist aber Reiskleie. Nur zwei gehäufte Esslöffel decken den Tagesbedarf! Es ist lichtempfindlich, so dass durch Einwirkung von Sonnenlicht bei in hellen Flaschen aufbewahrter Vollmilch über 50 % des Vitamin B_6-Gehaltes innerhalb von Stunden verloren geht. Durch die Hitze beim Kochen und Braten sind die Verluste ähnlich hoch.

Vitamin B_{12} / Cyano – Cobalamin

Benötigte Tagesdosis nur 0,003 mg, enthalten zum Beispiel in 150 g Emmentaler. Dieses Vitamin kommt nur in tierischen Lebensmitteln vor und trägt als einziges ein Metallatom, nämlich Kobalt. Letzteres ist daher als Spurenelement für den Organismus besonders wichtig. Sein Bedarf ist während der Schwangerschaft und Stillzeit erhöht. Es wird als Co-Enzym zur Bildung der roten Blutkörperchen im Knochenmark herangezogen und ist für die Funktionsfähigkeit der Zellen des Nervensystems, aller inneren Organe und für das Körperwachstum verantwortlich.

Blutarmut, Veränderungen an der Zungenschleimhaut, Müdigkeit, Schwindel, Abgeschlagenheit, Kopfschmerzen und Schädigungen des Nervensystems (Demenz / Verblödung) können Zeichen eines Vitamin B_{12}-Mangels sein. Bis zu 60 Prozent aller Personen über 65 Jahre weisen bei uns Symptome eines Vitamin B_{12}-Mangels auf.

Es ist in Vollmilch, Milchprodukten, Eiern, Fleisch, Innereien, besonders in der Leber, enthalten, aber auch in pflanzlichen Lebensmitteln, außer in Sauerkraut. Obwohl es wasserlöslich ist, kann es in der Leber gespeichert werden.

Folsäure (wurde früher zum B-Komplex gerechnet)

Tagesdosis 300 µg. Es ist wichtig für Zellteilung und –neubildung, Blutbildung und allgemeine Entwicklung. In der Zeitschrift der amerikanischen Ärztevereinigung wurde eine Studie, die über 14 Jahre lief und an der 80 000 Krankenschwestern beteiligt waren, veröffentlicht. Das Risiko, eine Herzkrankheit zu entwickeln, war bei den Frauen mit erhöhter Vitaminzufuhr (täglich 700 µg Folsäure und 4,6 mg Vitamin B_6) nur halb so groß wie bei den übrigen Frauen. Eine amerikanische Forschergruppe fand heraus, dass krankhafte Vorstufen von Gebärmutterhalskrebs durch Folsäure geheilt werden können. Der Franzose **Mathé** vom Krebsforschungszentrum Villejuif entdeckte, dass auch andere Krebsarten, wie zum Beispiel Brustkrebs, wirksamer heilen, wenn zu Antikrebsmitteln zusätzlich Folsäure gegeben wird.

Zu einem Folsäuremangel kommt es besonders bei verringerter Eiweißzufuhr. Störungen in der Folsäureverwertung treten bei chronischem Eisenmangel auf. Der Bedarf ist bei Schwangeren und stillenden Frauen besonders hoch. Bei Unterversorgung kommt es zu Blutarmut, Veränderungen entzündlicher Art an der Mundschleimhaut, und Verdauungsstörungen mit Durchfall.

Folsäure ist in tierischen und pflanzlichen Lebensmitteln enthalten, besonders in

Weizenkleie, Weizenvollkornerzeugnissen, Hefeprodukten, Gemüse, in allen Kohlsorten, Spargel, Spinat, Fenchel, grünen Pflanzenblättern, Broccoli, aber auch in Milch und Käse.

Nikotinsäureamid / Niacin / Nikotinsäure

Tagesbedarf beträgt 15 mg (weibl.), 18 mg (männl.)

Sie spielt bei sämtlichen Stoffwechselvorgängen im Körper eine wichtige Rolle, wie Auf- und Abbau von Kohlenhydraten, Fett- und Aminosäuren. Niacin ist für eine gesunde Haut und ein normales Funktionieren des Nervensystems unentbehrlich. Ein Mangel macht sich durch Appetitlosigkeit, Gewichtsabnahme, Müdigkeit, Haut- und Schleimhautveränderungen und psychischen Störungen bemerkbar. Nikotinsäureamid kommt vornehmlich in Fleisch, Fisch, Eiern, Innereien, Milch, Getreide, Kartoffeln, Gemüse und im Obst vor.

Pantothensäure

Tagesdosis 6 mg.

Sie wurde früher dem Vitamin B-Komplex zugerechnet. Zu finden ist sie in fast allen tierischen und pflanzlichen Lebensmitteln. Daher treten beim Menschen nur ausnahmsweise Mangelerscheinungen auf. Sie spielt im Gesamtstoffwechsel eine Rolle und ist für das Wachstum, das Nervensystem und die Gesunderhaltung der Haut und Haare unerlässlich. Außerdem ist sie an der Herstellung des roten Blutfarbstoffes und an der Bildung von Hormonen beteiligt. Müdigkeit, Abgeschlagenheit und Kopfschmerzen sind ebenso Zeichen eines Pantothensäuremangels wie Muskelkrämpfe und Magen- Darmstörungen. Da sie wasserlöslich ist, wird ein Zuviel vom Körper ausgeschieden. Dieses Vitamin ist in Vollkornprodukten, Milch, Milcherzeugnissen, Eiern, Fleisch, Fisch, Innereien, grünen Bohnen, Erbsen, Broccoli, Kartoffeln, Hülsenfrüchten und Spinat enthalten.

Orotsäure, Pangamsäure und Amygdalin

(Vitamin B_{13}, B_{15} und B_{17}, diese Bezeichnungen sind jedoch nicht statthaft).

Die Pangamsäure findet sich in Aprikosenkernen, Reiskleie und Hefe. Orotsäure und Amygdalin sind beide in der Schafsmilch und ihren Produkten enthalten. Das Schaf ist das einzige Säugetier, welches immun gegen Krebs ist. Bei Menschen, die sich mit den vom Schaf gewonnenen Lebensmitteln ernähren, kommt eine Krebserkrankung praktisch nicht vor. Man beobachtete dies bei Völkern der Balkanstaaten und bei australischen Schafzüchtern genauso wie bei Schafhaltern hierzulande. Forschungen über diese Zusammenhänge sind im Gange und deren Ergebnisse für uns alle von nicht geringer Bedeutung. Jedenfalls kann man schon jetzt sagen, dass der regelmäßige Genuss von Schafsmilch, den aus ihr hergestellten Produkten und von Schafsfleisch Krebs verhüten kann.

Aus der Schafsmilch hat man zwei Stoffe, die Orotsäure und das Amygdalin als krebsverhindernde Substanzen isoliert, die dort beide in besonders hoher Konzentration vorkommen. So ist der Gehalt an Orotsäure etwa viermal so hoch wie in der Kuhmilch. Es ist aber wohl anzunehmen, dass neben diesen beiden den Krebs verhindernden Vitaminen noch andere bisher unbekannt gebliebene Stoffe in der Schafsmilch antikarzinogene Wirkungen haben.

Vitamin C / Ascorbinsäure

Die Tagesdosis beträgt 100 mg, enthalten in 200 g Orangen oder 70 g Paprika rot oder grün. Ascorbinsäure, ebenfalls ein wasserlösliches Vitamin, benötigt der Organismus in relativ großer Menge. Es ist an einer Vielzahl lebenswichtiger biochemischer Vorgänge beteiligt, so zum Beispiel an der Bildung der roten Blutkörperchen, trägt zu ihrer Reifung bei, vermindert die Infektanfälligkeit und aktiviert den Zellstoffwechsel.

Bei Bergwerksarbeitern soll der tägliche Bedarf zwischen 200 und 250 mg liegen, bei Erkältungen um 500 mg. Durch das Vitamin C wird der gesamte Stoffwechsel sozusagen auf Trab gehalten. Es ist für die Gewebs- und Zellbildung unentbehrlich. Es dient weiterhin der Abwehr freier Radikaler, der Stärkung des Immunsystems und außerdem der besseren Eisenverwertung. Bei vielen Menschen kommt es unter der heutigen Ernährungsweise zur chronischen Unterversorgung mit diesem Vitamin. Die Frühjahrsmüdigkeit ist ein Zeichen eines solchen Vitamin C-Mangels.

Ein leichter Vitamin C-Mangel macht sich in Appetitlosigkeit, Müdigkeit in Schule und Beruf, Unaufmerksamkeit, Mattigkeit, Schlafstörungen, Unwohlsein, Anfälligkeit gegenüber Infektionskrankheiten und verzögerter Wundheilung bemerkbar. Vorzeitige Ermüdungserscheinungen der gesamten Muskulatur, so wie Veränderungen an Knochen und Sehnen können auch Zeichen eines Vitamin C-Mangels sein. Eine Neigung zu Blutungen, zum Beispiel Zahnfleisch- und Nasenbluten kann auf Kosten dieser Unterversorgung gehen. Vitamin C normalisiert diese Blutungsneigung, da es auf die Gefäße abdichtend wirkt. Schuppige Haut ist ein weiterer Hinweis dafür, dass ein Vitamin C-Defizit vorliegen kann. Auch depressive Verstimmungslagen und Hypochondrie (unbegründbare Befürchtung krank zu sein) kommen als Folge einer chronischen Unterversorgung in Betracht, was ganz besonders bei einseitiger Ernährung älterer Menschen der Fall sein kann.

Ganz allgemein kann man sagen, dass ein Vitamin C-Mangel die körpereigenen Abwehrkräfte schwächt und man gegenüber Krankheiten wie Infektionen aller Art, die Tuberkulose eingeschlossen, Magen- und Darmgeschwüren, ja sogar gegenüber Krebs leichter anfällig wird. An dieser Stelle sollte besonders erwähnt werden, dass ein erhöhter Vitamin C-Bedarf während Schwangerschaft und Stillzeit vorliegt.

Vitamin C sorgt für gute Wundheilung, ist wichtig für den Hormonhaushalt, regt den Zellstoffwechsel an, fördert die Heilungsvorgänge bei Knochenbrüchen, da es die Knochenbildung begünstigt. Gleiches gilt für Knorpel, Zähne und Bindegewebe. Schließlich stärkt Vitamin-C-Anwesenheit die Immunabwehr, indem es im Zusammenhang mit seinen antioxydativen Eigenschaften letztere anregt, da es oxydierbare Gruppen besitzt, die giftige Zwischenprodukte des Stoffwechsels an sich ziehen und unschädlich machen.

Vitamin C begünstigt die Zellatmung und verbessert die Eisenverwertung (s. S. 53). Ganz besonders wichtig ist diese verbesserte Eisenaufnahme aus der Nahrung in Gegenwart des Vitamin C. So hat man festgestellt, dass bereits 25 mg Vitamin C die Eisenresorption verdreifacht und die Gabe von 100 mg verfünffacht sie sogar. Allerdings muss beides zum gleichen Zeitpunkt mit der Nahrung aufgenommen werden. Durch das Eisen wird die Reifung der Erythrozyten angeregt. Es ist als Bestandteil des roten Blutfarbstoffs für den Sauerstofftransport aus den Lungen zu den Zellen unentbehrlich und sorgt an der Peripherie für die Sauerstoffverwertung. Vitamin C normalisiert auch leicht erhöhte Cholesterinwerte, wodurch es indirekt zur Verhinderung einer Arterienverkalkung beiträgt. Britische Wissenschaftler berichteten über eine Studie, an der insgesamt 19 496 Männer und Frauen teilnahmen. Danach konnte die Gesamtsterblichkeit an Herzkrankheiten bei natürlicher Zufuhr von Vitamin C in Form einer Portion Obst oder Gemüse um 20 Prozent gesenkt werden. Ganz besonders hervorgehoben werden muss, dass bei Anwesenheit von Vitamin C im Magen-Darm-Kanal aus Nitrit und Aminen die Bildung von stark krebserregenden Nitrosaminen verhindert wird. Es entsteht aus stark nitrathaltigen Lebensmitteln, vor allem aus gepökelten Fleischwaren und Gemüse aus überdüngten Böden. Vitamin C-reiche Gewürzkräuter sind vor allen Dingen Petersilie, Schnittlauch, Bohnenkraut, Majoran, Borretsch, Zitronenmelisse, Fenchelkraut sowie Brunnen- und Gartenkresse. Es ist weiterhin in sämtlichen Kohlarten, in Lauch, Kartoffeln, Kohlrabi, Meerrettich, Paprikaschoten, Spinat, Wirsing, Tomaten, allen Beerenarten und Zitrusfrüchten, in Kiwi, Guave, Eberesche, Hagebutten und Sanddornbeeren enthalten.

Da fast alle Vitamine der B-Gruppe und das Vitamin C vom Körper nicht gespeichert werden können, müssen sie regelmäßig mit der Nahrung zugeführt werden. Amerikanische Forscher haben herausgefunden, dass das Vitamin lebenslang für die Gedächtnisleistungen wie Lernprozesse unverzichtbar ist.

Fettlösliche Vitamine – Vitamin A / Retinol Beziehungsweise Provitamin A / Carotin

Erforderliche Dosis pro Tag 1 mg, zum Beispiel in 55 g Karotten enthalten. Es ist eines der vier fettlöslichen Vitamine und unentbehrlich für Zellerneuerung, Wachstum und normale Sehfunktion, hier als Bestandteil des Sehpurpurs, da es letzteren mit aufbaut und die Sehkraft fördert. Es steigert außerdem die Abwehrkräfte, ist für die Fortpflanzung, für den Leberstoffwechsel und den der Schilddrüse wichtig und nicht zuletzt für den Aufbau, die Regulierung und die Widerstandkraft aller Gewebe, wie der Haut und der Schleimhäute, verantwortlich. Außerdem wirkt es der Entstehung von Krebs entgegen, indem es die Umwandlung gesunder Zellen in Krebszellen zu verhindern hilft. Bei einem Vitamin A-Mangel treten Hirnstörungen auf, es kommt zur Abnahme der Sehfähigkeit, insbesondere zur Verschlechterung des Dämmerungssehens. Sein Mangel kann sogar zur Nachtblindheit führen. Außerdem wird die Haut trocken, rissig und rau, Haare fallen aus, Schleimhäute degenerieren und es kann zu Knochen- und Zahnschäden kommen. Zeichen eines Vitamin A-Mangels sind aber auch oft uncharakteristisch. Erhöhte Infektanfälligkeit und Mundwinkelrhagaden können für ein Defizit sprechen.

In vielen Fällen wird ein Mangel bei schwangeren und stillenden Frauen beobachtet. Bei Kindern kann es hierdurch zu einer Wachstumsverlangsamung kommen, und die Bildung von Zahnschmelz und Zahnbein wird erschwert. Fehlt Vitamin A ganz in der Nahrung, führt dies zu schwersten Schäden an der Hornhaut der Augen (Xerophthalmie). Als deren Folge erblinden jährlich weltweit eine halbe Million Kinder, von denen innerhalb zweier Wochen zwei Drittel nach der Erblindung sterben.

Aber auch bei älteren Menschen, insbesondere bei alleinstehenden Männern, Bewohnern von Altenheimen kommen Vitamin A-Mangelerscheinungen vor. Dem Ernährungsbericht von 1984 zufolge liegt die Zufuhr bei vier Fünftel der alten Menschen unter 80 Prozent der empfohlenen Vitamin A-Menge. Es ist in der Vollmilch, ihren Produkten, im Lebertran, in Butter, Eiern, Fleisch, Fisch, Innereien, besonders in der Leber enthalten. Das Karotin, die Vitamin A-Vorstufe, auch Provitamin A genannt, findet sich in grünem Gemüse und Pflanzen, wie Salat, Grünkohl, Wirsing, Petersilie, Spinat, Endivien, Feldsalat, Broccoli, Chicoree, Porree, Brunnenkresse, Fenchel, grünen Paprikaschoten, aber auch in Karotten und Tomaten sowie in getrockneten Pflaumen und Aprikosen. Das Provitamin A wird im Körper von der Darmschleimhaut zu Vitamin A umgewandelt. Um dies zu erleichtern, sollte Rohkost mit Öl oder Sahne angerichtet werden, da Vitamin A nur in Verbindung mit Fett wirksam ist.

Vitamin D / Calciferol

Empfohlene Dosis 0,005 mg enthalten zum Beispiel in 100 g Fisch oder zwei Eiern. Vitamin D, mit den Einzelvitaminen D_1, D_2, D_3, D_4 und D_5 ist ebenfalls ein fettlösliches

Vitamin. Vitamin D_3 ist das für den menschlichen Organismus wichtigste.

Englische Krankheit / Rachitis

Das Vitamin D_3 ist als Antirachitis-Vitamin bekannt. Die Umwandlung des unter der Haut befindlichen Vitamin D kann bei einem Mangel an Sonnenlicht nicht in das Vitamin D_3 erfolgen. Es wird nur in Gegenwart ultravioletter Sonnenstrahlen gebildet, weswegen sich Kinder, ganz besonders jedoch Säuglinge, möglichst viel im Freien aufhalten sollten. Andernfalls wird diese schwere Krankheit ausgelöst, da es für den Transport von Kalzium und Phosphor in den Körper unerlässlich ist. Die Rachitis ist durch eine mangelhafte Knochenverkalkung gekennzeichnet. Die Knochen bleiben weich, können sich verformen und eine Straffung des Bindegewebes bleibt aus. An den Zähnen führt die Vitamin-D-Mangel-Rachitis zu Schmelzhypoplasien (unvollkommene Schmelzbildung) und die Ausbildung aller inneren Organe, besonders des Lungengewebes und die geistige Entwicklung werden gehemmt. Der Säugling bleibt auf seiner bis dahin erreichten Entwicklungsstufe stehen, ein weiteres Wachstum und Reifen unterbleiben. Muttermilch und Sonneneinwirkung sind die beste Vorbeugung gegen die Rachitis! Gestillte Kinder brauchen zumindest in den ersten Monaten keine zusätzlichen Gaben von Vitamin D, da es in genügender Menge in der Muttermilch enthalten ist.

Neben den Säuglingen haben Kleinkinder, schwangere Frauen und stillende Mütter einen erhöhten Vitamin-D-Bedarf. Es findet sich besonders in Lebertran, in der Vollmilch, ihren Produkten, in Butter, Leber, Eigelb und Fettfischen (Hering, Makrele), aber auch im Vollgetreide, in der Hefe, Nüssen, Ölfrüchten und in der Kiwi-Frucht.

Vitamin E / Tokopherol

Benötigte Tagesdosis 14 mg, enthalten in 100 g Weizenkeimen oder 22 g Sonnenblumenöl. Es wird als fettlösliches Vitamin im Körper gespeichert. Vitamin E übt einen gewissen Schutz bei der Entstehung der Arterienverkalkung aus, da es Hinweise dafür gibt, dass unter Vitamin-E-Gaben eine Verschiebung des LDL-HDL-Quotienten zugunsten des HDL erfolgt. Erwiesen ist auch, dass es als Radikalenfänger wirkt und dass es die Thrombozytenaggregation (Zusammenballung der Blutplättchen) hemmt. Es ist auch eine Art „Altersbremse“: Eine amerikanische Studie (Bethesda, USA), an der 11 178 Personen zwischen 67 und 105 Jahren teilnahmen, kam zu dem Ergebnis, dass sich bei regelmäßiger Vitamin-E-Einnahme das Sterberisiko in einem Zeitraum von 6 Jahren um 20 Prozent verringert hatte. Über einen Neun-Jahres-Zeitraum sank das Herzkranzgefäßrisiko um 63, die Krebstodgefahr um 59 Prozent. Andere wissenschaftliche Studien erbrachten den Beweis, dass bei regelmäßiger Einnahme von Vitamin E-Tabletten das Herzinfarktrisiko bei Männern und Frauen um die Hälfte gesenkt werden konnte. Es gilt als Antisterilitätsvitamin und soll als Fruchtbarkeitshormon den Mann überpotent machen. Erwiesen ist aber, dass es eine Schutzwirkung gegen Umweltgifte hat, indem es gegen freie Radikale wirkt und so die Zellen vor Entartung schützt. Außerdem ist es wichtig für das Immunsystem, für die Aufrechterhaltung bestimmter nervlicher Funktionen, baut Muskeln und Bindegewebe auf, ist nützlich für den Leberstoffwechsel und reguliert den Wasser- und Fetthaushalt. Genauso wie Vitamin C hemmt das Vitamin E die Bildung des krebserregenden Nitrosamins im Magen. Bei seinem Mangel kommt es zu Störungen der Fettresorption und wird für neurologische Schädigungen mitverantwortlich gemacht.

Besondere Mangelerscheinungen durch eine Unterversorgung mit Vitamin E sind sonst nicht bekannt. Trotzdem wird es bei allen möglichen Krankheiten als das Heilmittel angepriesen und verwendet, wie etwa bei den bereits erwähnten Potenzstörungen und gegen vorzeitiges Altern. Man nannte es vereinfachend das Vitamin der Hormone. Ein Wundermittel, wie es in der Laienpresse teilweise dargestellt wird, ist es sicher nicht. Anzunehmen ist jedoch, dass die Eigenschaften und therapeutischen Wirkungen der als Vitamin E zusammengefassten und noch weitgehend unerforschten Tokopherole, so weit sie weiter erforscht werden, künftig in der Therapie gewisser Krankheiten möglicherweise mit Erfolg eingesetzt werden können.

Vitamin E ist im Weizenkeimöl, in der Weizenkleie, in kaltgepressten Pflanzenölen, Nüssen, in der Vollmilch, ihren Produkten, in Butter, Eiern, Lebertran, Fleisch, Fisch, aber auch im Kohl, in Salaten, Sellerie, Lauch, Schwarzwurzel, Spinat, grünen Erbsen, weißen Bohnen, in Fenchelkraut, Brunnenkresse und schwarzen Johannisbeeren enthalten.

Vitamin K / Phyllochinon

Benötigte Tagesdosis 70 – 80 µg (= 1-millionstel Gramm). Es ist fettlöslich und relativ stabil gegenüber Hitze, Licht und Luft. Es kommt sowohl in tierischen als auch in pflanzlichen Lebensmitteln vor, findet sich jedoch hauptsächlich im Blattgrün. Vitamin K ist für die Blutgerinnung unentbehrlich und fördert dadurch die Wundheilung. Prothrombin, das mit Hilfe dieses Vitamins in der Leber gebildet wird, ist die Vorstufe für Thrombin, das die eigentliche Blutgerinnung bewirkt. Bei einer ausgewogenen Ernährung gibt es keinen Vitamin K-Mangel, aber dann, wenn man sich ballaststoffarm ernährt. Nimmt jemand mit der Nahrung zu wenig Vitamin K auf, hat er ein erhöhtes Risiko an Knochenschwund zu erkranken, da das Vitamin an der Bildung von Osteocalcin beteiligt ist, das die Knochenfestigkeit erhöht. Bekommt zum Beispiel jemand blaue Flecken, kann das ein Zeichen eines Vitamin K-Mangels sein. Da Vitamin K in der Leber gespeichert wird, kann die Einnahme größerer Mengen Vergiftungserscheinungen hervorrufen. In diesem Falle verliert das Blut seine Gerinnungsfähigkeit. Blutungen und Nierenerkrankungen sind die Folge. Vitamin K findet sich in Milchprodukten, Joghurt, verschiedenen Kohlarten, in Spinat, Tomaten, Broccoli, Artischocken, Endivien, Feldsalat, Fenchel, Kohlrabi, Mangold, Porree, Blattsalat, Sauerampfer, Getreide, in allen Pflanzenölen und schließlich in Fleisch, besonders Geflügelfleisch, Eigelb, Lebertran, Fisch und Leber.

Wie hoch ist der Bedarf an den jeweiligen Vitaminen?

Welche Mengen des jeweiligen Vitamins der Mensch braucht, ist großen individuellen Schwankungen unterworfen und hängt nicht unwesentlich vom Alter ab, ob Säugling, Kleinkind, Heranwachsender, Erwachsener oder Greis, vom Geschlecht (erheblicher Mehrbedarf während der Schwangerschaft und Stillzeit), von der Art der Arbeit und der körperlichen Betätigung wie zum Beispiel Sport, und auch von möglicherweise eingenommenen Medikamenten. Ein Vitaminmangel kann sich hemmend auf den Abbau gewisser Arzneimittel und Umweltgifte auswirken. Andererseits kann es unter Medikamenteneinnahme zu einem Vitaminmangel kommen, wie zum Beispiel unter der Einnahme von Ovulationshemmern.

Bedarf an Vitaminen beim Abbau von Arzneimitteln und Umweltgiften

Abbau chemischer Substanzen	*gesteigerter Vitaminbedarf an:*
Benzpyren, DDT	A, Niacin
Antikonvulsiva	D, Folsäure, B_{12}, K
Rauchen, Nitrosamine, Acetylsalicylsäure	C
Orale Kontrazeptiva („Pillen“), Steroide	B_6, Folsäure, C, B_{12}
Nitrate, Nitrite	C, E
INH (Isonicotinsäurehydrazid), Penicillamin	B_6

An dieser Stelle seien mir noch einige Bemerkungen über die zum Teil sehr große Empfindlichkeit der verschiedenen Vitamine gegenüber äußeren Einflüssen gestattet: **Vitamin B_1** ist stark hitze-, licht- und luftempfindlich. Daher sollte man zum Beispiel die Kartoffeln ungeschält waschen, nicht wässern und möglichst bald mit der Schale garen.

Vitamin B_2 ist stark licht- und hitzeempfindlich, weswegen vitamin-B_2-haltige Lebensmittel in dunklen Räumen aufbewahrt werden sollten. Auch hier ist Garen im Edelstahltopf ohne Wasserzusatz ratsam.

Vitamin B_6 ist hitze- und lichtempfindlich und da es wasserlöslich ist, sollte man vitamin-B_6-haltige Produkte nicht im Wasser liegen lassen und nicht in der noch immer üblichen Weise im siedenden Wasser kochen. Beim Konservieren von Lebensmitteln und beim Sterilisieren der Milch geht unter anderem viel Vitamin B_6 verloren.

Vitamin B_{12} ist einigermaßen hitze- und lichtbeständig. Bei Wässerung und Marinierung von vitamin-B_{12}-haltigen Lebensmitteln sind die Verluste an diesem Vitamin allerdings sehr hoch, da es wasserlöslich ist.

Folsäure ist gut wasserlöslich und geht daher fast zur Gänze in das Kochwasser über, weswegen man das Kochwasser mitverwenden sollte. Da Folsäure hitzeempfindlich ist, sollte man bei möglichst niedrigen Temperaturen garen. Auch daran sollte gedacht werden, dass Folsäure durch Sonnenlicht zerstört wird.

Nikotinsäureamid ist lichtempfindlich, aber relativ hitzebeständig.

Vitamin C ist empfindlich gegenüber Licht, Luft, Hitze und Austrocknung. Daher sollten Vitamin-C-haltige Nahrungsmittel nur kurze Zeit und trocken gelagert und möglichst bald verbraucht werden. Wird zum Beispiel Gemüse in hellen Räumen bei Zimmertemperatur gelagert, verliert es fast seinen gesamten Vitamin-C-Gehalt. Deswegen sollte Gemüse grundsätzlich knackig-frisch zubereitet werden. Welchen großen Einfluss die verschiedenen Kochweisen auf einen möglichen Vitaminverlust haben, zeigen einige Beispiele: wird Blumenkohl wie sonst üblich in siedendem Wasser gekocht, verliert er bis zu 46 % an Vitamin B_1 und 35 % an Vitamin C, im Schnellkochtopf 26 % Vitamin B_1 und 23 % Vitamin C, wogegen es bei wasserarmem Garen nur 19 beziehungsweise 7 % sind. Bei allen anderen Gemüsearten sind die Unterschiede ähnlich groß. Allein bei zerkleinertem Weißkohl und Spinat tritt nach 2 Stunden ein Verlust von über 30 % ein. Wird Kohl auf dem Herd in üblicher Art gekocht, beträgt der Verlust sogar die Hälfte des Vitamingehaltes, und wenn Wirsingkohl beispielsweise 2 Stunden warmgehalten wird, geht praktisch die gesamte Ascorbinsäure kaputt. Auch durch längere Lagerung und längeres Warmhalten der Speisen wie das in Kantinen oft üblich ist, nimmt der Vitamin-C-Gehalt stark ab. Besser wäre es, die Speisen erkalten zu lassen, um sie bei Bedarf wieder aufzuwärmen.

Vitamin E ist als wasserunlösliches Vitamin relativ beständig und hitzeunempfindlich. Beim Tiefgefrieren von Lebensmitteln wird es weitgehend vernichtet. Überdies ist es lichtempfindlich.

Vitamin A ist luft- und lichtempfindlich, weswegen man Gemüse vor diesen Einwirkungen schützen sollte. Es sollte daher in dunklen und kühlen Räumen aufbewahrt und, nachdem es geputzt wurde, rasch verwendet werden.

Vitamin D ist hitzebeständig

Vitamin K ist gegenüber Hitze, Licht und Luft empfindlich.

Vitaminsucht und Schattenseiten

Was den Vitaminkonsum anbelangt, scheint eine Seuche ausgebrochen zu sein. So wie jedes Medikament in hohen Dosen angewandt toxisch (giftig) wirkt, sind auch manche Vitamine in hohen und höchsten Dosen für die Gesundheit schädlich. Es ist ein Trugschluss zu glauben, dass Vitamine, gleich welcher Art und welcher Dosierung, für die Gesundheit immer nur zuträglich sind, und es ist geradezu eine Unsitte, wenn manche Menschen unkontrolliert täglich gewohnheitsmäßig und zusätzlich zur Nahrung hochdosierte Vitamine und Vitamingemische einnehmen. Zu sich genommen werden in möglichst hohen Dosen viele verschiedene Vitamine auf einmal. Damit versucht man auf einfache Weise, seine lädierte Gesundheit aufzumöbeln und sein schlechtes Gewissen gleichzeitig zu beruhigen. Das geschieht etwa nach dem Motto: Täglich einige Multivitaminprodukte, und man verhindert jede erdenkliche Krankheit, wobei man noch den Vorteil zu haben vermeint, seinen gesundheitswidrigen Lebensstil aufrechterhalten zu können. Auch deswegen ist Vorsicht geboten, weil viele Multivitaminpräparate drastisch überdosiert sind (Verbrauchermagazin Öko-Test). Auch bei den Vitaminen, zumindest bei einigen, sollte man Maß halten; denn ein Zuviel könnte Störungen wie Kalkablagerungen in den Gefäßen, Hormonstörungen, Knochenschmerzen, brüchige Nägel, Wachstums- und Gerinnungsstörungen nach sich ziehen. Durch Übervitaminisierung entstanden bisher völlig unbekannt gewesene Krankheitsbilder. Am Beispiel der sensorischen Neuropathie (die Empfindung betreffendes Nervenleiden) als Folge einer Vitamin B_6-Überdosierung soll das erläutert werden: Das wasserlösliche Vitamin B_6 galt bisher als ein völlig nebenwirkungsfreies Vitamin, das auch in höheren Dosen dem Körper zugeführt, anstandslos toleriert wurde und keinerlei gesundheitliche Schäden verursachte. Bei extremen Überdosen zwischen 2 und 6 Gramm täglich, über längere Zeit eingenommen, kann es bei Erwachsenen zu schweren Dysfunktionen des peripheren sensiblen Nervensystems mit ataktischen (ungeordnete) Gehstörungen kommen. Der Zustand war bei manchen Patienten so schlimm, dass sich auch nach Absetzen des Vitamins die Beschwerden nur zum Teil besserten und Schäden zurückblieben.

Man sollte immer daran denken, dass die verschiedensten Arzneimittel in angepasster Dosierung wirkungsvolle Heilmittel sein können aber in hohen Dosen Gifte sind.

VI Mineralstoffe und Spurenelemente

Sie sind als Kationen (Eisen, Kalium, Kalzium, Natrium, Magnesium, Mangan, Kobalt, Kupfer und Zink) und als Anionen (Chlor, Fluor, Jod, Phosphor) unentbehrlich. Sie sind ebenso wie Vitamine nicht austauschbar, für den Aufbau der Zellen lebensnotwendig und müssen, da sie mit den Stoffwechselprodukten ausgeschieden werden, dem Körper immer wieder neu zugeführt werden.

Mineralstoffe

Chlor, Kalium, Kalzium, Magnesium, Phosphor und Schwefel werden vom Organismus in größeren Mengen benötigt und zählen daher zu den Mineralstoffen (Makroelementen).

Chlor, Natrium und Kochsalz

Chlor bildet mit **Natrium** das Kochsalz. Es ist wichtig für den Wasserhaushalt, das Säurebasengleichgewicht, die Magen- und Nierensekretion, und auch im Magen als Bestandteil der Salzsäure.

Kalium

Vom **Kalium** sollte man dem Körper täglich 3 – 4 Gramm zuführen. Es ist in erster Linie für die Aufrechterhaltung und Regulierung des osmotischen Drucks (Kraft, mit der Flüssigkeiten durch Zellmembranen zu konzentrierteren Lösungen hindurch gezogen werden) in der Zelle verantwortlich. Indem es als Enzymsystem dient, ist es für den Leberstoffwechsel genauso wichtig wie für den normalen Ablauf der Herztätigkeit und des Nervensystems. Kalium schützt das Herz vor Schäden durch Stress und reguliert die Spannung der Gefäße. Intrazellulärer Magnesiummangel, auch der Herz- und Skelettmuskelzellen, geht eigentlich immer mit einem Kaliummangel einher. Was sich in einer Veränderung der Herztätigkeit, in Übererregbarkeit und Muskelschwäche äußern kann. Sein Mangel kann eine Ursache von Arrhythmien (unregelmäßige Herzschlagfolge) sein. Zwischen der Höhe des Kaliumspiegels und Arrhythmiegefährdung gibt es eindeutig nachgewiesene Zusammenhänge. Es besteht sogar der Verdacht, dass Kaliummangel die Ursache für den plötzlichen Herztod darstellt.

Müdigkeit, Muskelschwäche, Verdauungsstörungen, Lähmungserscheinungen und auch erhöhte Bereitschaft zu Harnwegsinfektionen sind weitere Zeichen eines Kaliummangels. Letzterer entsteht durch falsche Ernährung und chronischen Abführmittelmissbrauch. Bei Verwendung verschiedener Abführmittel kann es durch erhöhte Kaliumausscheidung, die normalerweise nur 0,3 – 0,4 Gramm pro Tag beträgt, zu einem Kaliummangel kommen. Ist der Mangel chronisch, unterbleibt die Darmperistaltik. Der Darm erschlafft immer mehr, was zu immer höherem Abführmitteleinsatz, dies wiederum zu noch größeren Kaliumverlusten führt. Der Darm erschlafft noch mehr, und die Abführmitteldosis wird weiter erhöht. Das Resultat dieses Missbrauchs ist dann ein völlig funktionsloser Dickdarm. Kalium ist in Fleisch, Fisch, Vollkornprodukten, Haferflocken, Hülsenfrüchten, Gemüse wie Weiß- und Rotkraut, Kartoffeln, Rhabarber, Bierhefe, Pilzen, allen Obstsorten einschließlich Bananen, Feigen, Datteln und schließlich noch in Nüssen enthalten.

Kalzium

Die von der Gesundheitsbehörde bisher empfohlene tägliche Kalziumzufuhr vom 800 mg gilt nach neuesten wissenschaftlichen Erkenntnissen als überholt. Für Erwachsene sollten es 1,2 Gramm pro Tag, bislang 0,8 Gramm und 1,5 Gramm für Kinder statt bisher 0,8 Gramm sein. Im Schnitt sind Heranwachsende mit diesem Mineralstoff um 30 % unterversorgt! Kalzium aktiviert eine Reihe von Enzymen, ist für den Aufbau der Zähne und Knochen und für die Blutgerinnung lebenswichtig und wirkt sich obendrein positiv auf die Muskel- und Nerventätigkeit aus. An ausgedehnten Versuchen hat man festgestellt, dass es bei Tieren, die mit unserem Zucker ernährt werden, zu Kalkmangel mit dadurch bedingten schweren Veränderungen des gesamten Knochensystems kommt, deren Folgen Knochenerweichungen und Brüche sind. Diese Störungen sind bei Falschernährung auch beim Menschen feststellbar. Kalzium ist demnach für die Entwicklung der Knochen, der Zahnhartsubstanzen und der Haut unentbehrlich. Seine Unterversorgung, eine ungenügende Resorption im Verdauungstrakt und eine erhöhte Kalziumausscheidung werden als Ursache für die Entwicklung der Osteoporose angesehen.

Bei Kalziummangel kann es außerdem zu Störungen im Nervensystem, der Herztätigkeit, Blutgerinnung und Muskelerregung kommen, was sich in allgemeiner Müdigkeit, Zittern und Krämpfen niederschlägt. Kalzium ist in der Vollmilch und allen ihren Produkten enthalten. Es wird im Zusammenhang mit Milcheiweiß bestens ausgenutzt. Des Weiteren findet man es in Zitrusfrüchten, Birnen, Feigen, Rosinen und in geringen Mengen im Vollgetreide.

Magnesium

Im menschlichen Organismus kommt es in den Mengen zwischen 21 und 28 Gramm vor. Sein Tagesbedarf sollte bei Männern 350 Milligramm und bei Frauen 300 Milligramm betragen, was mit unserer „modernen" Ernährung in den meisten Fällen nicht erreicht wird. Seine ausreichende Versorgung mit der Nahrung ist nur bei vollwertiger Kost sichergestellt. Eine zusätzliche Einnahme eines Magnesiumpräparates ist dann nicht erforderlich, am ehesten noch bei jungen Mädchen, Schwangeren, Stillenden, Schwerarbeitern und Sportlern. Diabetiker, Raucher und Alkoholiker weisen meist einen chronischen Magnesium-Mangel auf. Reichlicher Genuss von Colagetränken und salzhaltigem Gebäck führen ebenso zu seinem Mangel wie der Gebrauch von Abführmitteln und Entwässerungstabletten. Magnesium aktiviert eine Vielzahl von Enzymen. Man spricht von über 300. Als Enzymaktivator ist es am Eiweiß-, Fett- und Kohlenhydratstoffwechsel maßgeblich beteiligt, indem es nicht nur die Zelldurchlässigkeit stabilisiert und die neuromuskuläre Erregbarkeit reguliert, sondern auch einen Einfluss auf das energieerzeugende und energieverbrauchende Geschehen in der Zelle selbst wie Glykolyse (Spaltung der Glukose) und oxydative Phosphorylierung beziehungsweise aktiven Transport und Muskelarbeit ausübt.

Magnesium kann als Sauerstoffaktivator eine Koronarinsuffizienz und einen drohenden Herzinfarkt ebenso verhindern wie eine Arterienverkalkung. Neben seiner krampflösenden Wirkung führt Magnesium zur Beruhigung der glatten Gefäßmuskulatur, Senkung des Blutdrucks und Verbesserung der Mikrozirkulation. Es hemmt die gefäßzusammenziehende und spannungsvermehrende Wirkung von Serotonin, den Prostaglandinen und des Noradrenalins auf die Gefäße in Herz, Gehirn, Nieren, Leber, Netzhaut, Innenohr (Ohrgeräusche durch Magnesiummangel) und des Mutterkuchens. Daher ruft ein Magnesiumdefizit durch nachteilige Änderungen im Elektrolytstoffwechsel vielfältige Störungen hervor. Durch Änderungen der Zellmembranstrukturen mit der beschriebenen gefäßverengenden Wirkung werden nicht nur Wachstum, Zell- und Knochenbildung beeinträchtigt, sondern auch normale Funktionsabläufe des Herzens, der Muskeln und Nerven nachteilig beeinflusst. Andererseits ergibt sich bei Normalversorgung des Organismus mit Magnesium eine herzschützende Wirkung gegen Herznekrose (Herzgewebstod), da seine Anwesenheit die Zusammenballung der Thrombozyten und die Blutgerinnung hemmt, die Verformbarkeit der roten Blutkörperchen und die Fließeigenschaften des Blutes verbessert, die Freisetzung von Prostazyklin aus der Gefäßwand steigert, was seinerseits hemmend auf die Aneinanderlagerung der Blutplättchen und zusätzlich gefäßerweiternd wirkt. Magnesium wirkt somit auf physiologische Weise dem thrombotischen Verschluss eines verengten Gefäßes entgegen und verbessert so die Herzdurchblutung.

Bei einem Magnesiummangel wird zuerst das in den Knochen gespeicherte Magnesium (14 bis 16 Gramm) verwertet. Im Laufe der Zeit kommt es zu Muskelkrämpfen, beispielsweise in den Waden, zu Gewichtsabnahme, Herz-Kreislaufbeschwerden, Herzrhythmusstörungen, Bluthochdruck bis hin zum Herzinfarkt. Sogar Kopfschmerzen, Migräne, Nervosität, Rückenschmerzen und Menstruationsbeschwerden können durch einen chronischen Magnesiummangel bedingt sein. Der zelluläre Magnesiumverlust gehört zu den grundlegenden biochemischen Ursachen der Herzmuskelnekrose. Der Magnesiumgehalt eines infarktgeschädigten Herzmuskels ist um 40 % vermindert gegenüber dem eines gesunden Herzmuskels. Dem steht eine Zunahme der Kalziumkonzentration gegenüber. Es konnte nachgewiesen werden, dass bei Patienten unmittelbar nach einem akuten Herzinfarkt die Magnesiumserumspiegel signifikant erniedrigt waren.

Stress und Magnesiummangel

Bei gestressten Personen ist der Magnesiumbedarf doppelt so hoch wie unter normalen Bedingungen. Das kardiovaskuläre Risiko wird bei bestehendem Magnesiummangel und gleichzeitigem negativen Stress erhöht. Sein Mangel führt offenbar zu einer Verschiebung des intrazellulären Verhältnisses von Kalzium zu Magnesium, woraus eine erhöhte Stressanfälligkeit resultiert. Durch Stress verliert man Magnesium, was wiederum zu Stress führt. Stressdämpfung durch Freisetzung von Magnesium lässt sich ausgleichen, indem es an stressfreien Tagen wieder in der Zelle gespeichert wird. Bei Magnesiummangel ist die Reaktion auf Lärm besonders groß, und Lärmstress wiederum erhöht den Magnesiumbedarf, folglich wird Lärm bei genügender Magnesiumzufuhr besser vertragen.

Chronische Lärmbelästigung wirkt sich auf das Herz-Kreislaufsystem negativ aus und kann zur Ausbildung eines Bluthochdrucks beitragen. Sowohl die lärmbedingte Innenohrschädigung als auch die durch den Lärm mitausgelösten Schäden des Herz-Kreislaufsystems werden durch einen Magnesiummangel verstärkt, so dass dieser zur Entstehung einer Schwerhörigkeit beitragen könnte.

Magnesiummangel und Bluthochdruck

Magnesiummangel kann mit eine Ursache eines hohen Blutdrucks sein. Man fand bei Hochdruckpatienten niedrigere Serum-Magnesium-Spiegel als bei Menschen mit normalem Blutdruck. So wichtig die Anwesenheit von Magnesium für einen geregelten Ablauf aller biochemischen Vorgänge im Organismus ist, so vielfältig und vielgestaltig sind die wechselnden Symptome seines Mangels: So können es einmal krampfartige Anfälle, ein anderes Mal Herzschmerzen oder Beschwerden in den Extremitäten sein, welche den Betroffenen einen Arzt aufsuchen lassen. Magnesiummangel führt zu Veränderungen im kardiovaskulären Stoffwechsel und dadurch gehäuft zu Herzrhythmusstörungen, zu Pulsjagen und stenokardischen Beschwerden als Beeinträchtigung des Herz-Kreislaufsystems. Magnesium ist für den gesamten Ablauf der normalen Herztätigkeit unentbehrlich. Sein Mangel bedingt weiterhin Leistungsverlust, beeinträchtigt körperliche Aktivitäten und bewirkt Missempfindungen in den Extremitäten, Fußsohlen-, Waden- und Nackenkrämpfe, Rücken- und Schulterschmerzen, Verdauungsstörungen, Periodenschmerzen, Durchfälle sofort nach dem Essen, Übelkeit, Erbrechen, Verkrampfungen im Bereich der Speiseröhre und des Magen-Darmtraktes, Kribbeln und Ameisenlaufen an Händen und Füßen, ja sogar im Gesicht. In schweren Fällen können Krämpfe der gesamten Körpermuskulatur, Muskelzucken und auch Schluckkrämpfe auftreten. Schwindel, Kopfdruck, Benommenheit, Unruhe, Schlaflosigkeit, Gedächtnislücken, Konzentrationsschwäche, Angstzustände, Unansprechbarkeit, Verwirrtheitszustände, Migräne und Depressionen sind ebenfalls Zeichen eines Magnesiummangels.

Wie man sieht, kann sich Magnesiummangel auf vielerlei Weise äußern, was dazu führen kann, dass solche Menschen mitunter jahrelang unter einer falschen Diagnose herumlaufen und als Herz-, Magen-, Darm- oder Leberkranke, als Neurotiker, Psychopathen oder schlicht als „vegetative Dystoniker“ behandelt werden, ohne dass eine Besserung ihres Leidens eintritt.

Migräneanfälle durch Magnesiummangel?

Nach wie vor ist noch immer nicht restlos geklärt, warum bei einem bestimmten Personenkreis Nahrungsmittel wie Käse und Schokolade, speziell aber verfeinerte Erzeugnisse, alkoholische Getränke wie Bier, Wein, Sekt und Branntwein, gewisse Arzneimittel, zum Beispiel Diuretika und Reserpin, aber auch Stress, Menstruation und Schwangerschaft klassische Migräneanfälle auslösen können. Möglicherweise hängen Migräneanfälle ursächlich mit einem Magnesiummangel zusammen. Käse und Schokolade enthalten nämlich tyraminartige, das sind durch Dekarboxylierung (Kohlendioxydabspaltung) des Tyramins entstehende Abbauprodukte, blutdrucksteigernd und auf die glatte Muskulatur erregend wirkende Substanzen, die bei einem Magnesiummangel zu vermehrtem Spannungszustand der Hirngefäße führen. Wahrscheinlich hängt die erhöhte Häufigkeit von Hirninfarkten bei Migräne ebenfalls mit einem Magnesiummangel zusammen.

In manchen Gegenden Afrikas und Japans, wo die Nahrung stark magnesiumhaltig ist, sind Migräneanfälle unter der Bevölkerung ausgesprochen selten.

Magnesium und Sport

Bei Sportlern, die in Frankfurt untersucht wurden, fand sich bei 78 % ein Magnesiummangel. Bei Frauen waren es sogar 87 % und das, obwohl sich Sportler bekanntermaßen „gut“ ernähren. Ob die Kost jedoch immer richtig und zweckmäßig ist, steht auf einem anderen Blatt und muss bei dem verbreiteten Magnesiummangel zumindest bezweifelt werden. Magnesiumgaben führen dann zu deutlichen Leistungssteigerungen. Allerdings ist es keine echte Leistungssteigerung; denn in solchen Fällen lag primär ein Magnesiummangel vor. Vermerkt sei hier noch, dass durch Schwitzen, auch in der Sauna, mehr Magnesium verbraucht wird.

Schwangerschaft und Magnesiumbedarf

Während der Schwangerschaft besteht ein erhöhter Magnesiumbedarf, der mit unserer heute üblichen falschen Ernährung nicht gedeckt werden kann. Untersuchungen haben ergeben, dass der Serum-Magnesium-Spiegel im Laufe der Gravidität kontinuierlich absinkt. In zahlreichen Tierversuchen konnte die Gefährlichkeit eines auch nur kurzfristigen Magnesiummangels nachgewiesen werden. Vermehrte Fehl-, Früh- und Totgeburten, Missbildungen, erhöhte Neugeborenensterblichkeit, geringe Geburtsgewichte, Wachstumsverzögerungen, Störungen in der Blutbildung und schließlich Chromosomenveränderungen konnten nachgewiesen werden.

Ein Magnesiummangel bei werdenden Müttern führt zu gehäuften, durch die Schwangerschaft mitbedingten Krankheitszuständen, insbesondere zu so genannten Spätgestosen wie Präeklampsie und Eklampsie, die durch Nierenschädigung, hohen Blutdruck und Ödeme gekennzeichnet sind und zu den gefürchteten Krampfanfällen führen können. Hier kommt es zu hochgradigen Gefäßveränderungen der Nieren und des Mutterkuchens, wodurch die Mikrozirkulation vermindert wird. Die Folge davon ist eine Unterversorgung der Leibesfrucht mit Sauerstoff und eine damit einhergehende stoffwechselbedingte Senkung des pH-Wertes auf unter 7,38 im Gewebe. Durch diese Kapillarveränderungen bei der Schwangeren wird die Filtertätigkeit der Nieren unmöglich gemacht; es kommt zum Nierenversagen. Diese schweren Gefäßverengungen und der daraus resultierende Bluthochdruck können bei normaler Magnesiumzufuhr vermieden werden. Präeklampsie und Eklampsie sind auch heute noch die häufigsten Todesursachen für Mutter und Kind.

Magnesiummangel beansprucht eine Behandlung über einen längeren Zeitraum

Einem Bericht des amerikanischen Landwirtschaftsministeriums zufolge werden durch die modernen Lebensmittelbearbeitungsprozesse nur 76 % des Magnesiumsbedarfs des Erwachsenen gedeckt. Dem Durchschnittsamerikaner fehlen damit täglich 72 – 161 mg Magnesium an seiner Versorgung, eben die Menge, die für eine Behebung der meisten Magnesiummangelzustände erforderlich ist. Bei festgestelltem Magnesiummangel muss eine Behandlung immer über einen längeren Zeitraum erfolgen, da Magnesium einem langsamen Regulationsmechanismus unterliegt. Magnesium ist in Vollkornprodukten, Hülsenfrüchten, besonders Erbsen, in Haferflocken, Kohlrabi, Bananen und Nüssen enthalten. Es gibt Heilwässer mit einem hohen bis 150 mg / l betragenden Magnesiumgehalt. In Meersalz und Meerestieren ist der Magnesiumgehalt hoch. Dagegen ist gewöhnliches Kochsalz völlig frei von Magnesium. In Bananen zum Beispiel ist so viel Magnesium enthalten, dass der Verzehr von vier Früchten täglich genügen würde, einen bestehenden Magnesiummangel auszugleichen. Reich an Magnesium sind grünes Blattgemüse, Hülsenfrüchte, Vollkornprodukte, Nüsse, Obst und Kakao. Eher arm sind Fleisch und Milch. Ein Grund dafür, dass Japaner weniger an Herz- und Kreislaufkrankheiten leiden, liegt unter anderem daran, dass sie mehr Meerestiere essen.

Magnesiumgehalt und Trinkwasser

In Gegenden, wo hartes Wasser getrunken wird, kommt der Herzinfarkt seltener vor als in Gebieten mit weichem Wasser. Dies hängt damit zusammen, dass im harten Wasser mehr Magnesium enthalten ist.

In Nordkarelien (Finnland) ist die Herzinfarktrate beinahe doppelt so hoch wie in anderen Gebieten des Landes. Die üblichen Risikofaktoren wie Bluthochdruck, Rauchen, hohe Cholesterinspiegel und Bewegungsmangel scheiden als Risikofaktoren aus, da sie im ganzen Lande gleich häufig vorkommen. Als Ursache stellte sich heraus, dass dort Boden und Grundwasser extrem arm an Mineralien sind. Neben Chrom, Selen und Fluor fehlt hauptsächlich das Magnesium.

Auch in Schottland und in Irland, wo die Böden ebenfalls magnesiumarm sind, ist die

Herzinfarktrate besonders hoch. Durch eine Steigerung der Kunstdüngung mit Kalidünger und einer Vernachlässigung des Magnesiumanteils kann es zu einer Magnesiumunterversorgung der landwirtschaftlich genutzten Flächen kommen.

Natrium

Damit Natrium, welches lebenswichtig ist, nicht schadet, muss es in Gegenwart von Kalium und Kalzium verarbeitet werden. Fehlen beide in der Nahrung, müssen ihre Reserven angegriffen werden. Natrium ist das wichtigste Kation außerhalb der Zelle und mit Kalium und Chlorid über die Regelung des osmotischen Druckes für den gesamten Wasserhaushalt verantwortlich. Störungen äußern sich in Wasseransammlungen oder in der Abnahme des Körperwassers durch gesteigerte Ausscheidung. Das Konzentrationsgefälle zwischen dem Zustand außerhalb und innerhalb der Zellen ist für die Funktionsfähigkeit aller Zellen von entscheidender Bedeutung. Es bedingt die Gewebespannung, die vom Natrium und Chlorid außerhalb und vom Kalium innerhalb der Zelle reguliert wird. Während die beiden ersteren Wasser zurückhalten, fördert Kalium den Wasserentzug aus dem Gewebe. Natrium und Kalium wirken somit als Gegenspieler. Da Natrium ständig aus der Zelle herausdiffundiert wird und Kalium in sie hinein, spricht man von der Natrium-Kalium-Pumpe. Eine Natriumverarmung führt unter anderem zu Schäden an Knochen- und Nervensystem und an den Zähnen.

Kochsalz

Die bekannteste Natriumverbindung ist das Kochsalz ($NaCl$), enthalten in fast allen Nahrungsmitteln. Der Mensch benötigt davon nur etwa 2 – 3 Gramm pro Tag, führt jedoch mit unserer Nahrung dem Körper erheblich mehr zu. Es können durchschnittlich 15 Gramm und mehr sein. Dieser überhöhte Verbrauch ist die häufigste Ursache des hohen Blutdrucks.

Besonders nachteilig für die Gesundheit der Säuglinge und Kleinkinder macht sich der üblicherweise hohe Salzgehalt in der reichlich verwendeten modernen Fertignahrung bemerkbar, der den in der Entwicklung befindlichen Organismus ganz erheblich belastet. Natürliche Mineralsalze sind in allen Lebensmitteln in ausreichenden Mengen vorhanden, so dass sich ein Nachsalzen der Speisen eigentlich erübrigt. Ein erhöhter Kochsalzkonsum ist wesentlich mitverantwortlich für die Entstehung von Ödemen (Zurückhaltung von Flüssigkeit im Gewebe) und für Nieren-, Leber- und Herzleiden.

Vollmeersalz, das aus einer ganzen Reihe von Mineralien und Spurenelementen besteht, wäre unserem gewöhnlichen, chemisch fast reinem Kochsalz vorzuziehen. Es genügt aber trotzdem nicht den Anforderungen salzarmer Kost, da es zu $^2/_3$ Kochsalz und zu $^1/_3$ andere Salze enthält.

Phosphor

Er spielt bei der Energieübertragung im Zellstoffwechsel und bei der Muskel- und Gehirntätigkeit eine wesentliche Rolle. Zu den Phosphorverbindungen gehören die Phospholipide, das sind Lipide (Fette), die Phosphorsäure in Esterform enthalten, Phosphatidsäure als Zwischenprodukt bei der Bildung von Triglyzeriden und Phosphatiden (syn. Phospholipide), die als Bestandteil zahlreicher Enzyme unverzichtbar sind. Phosphor ist in Gegenwart von Kalzium ein lebenswichtiger Baustoff für Knochen und Zähne. Die Phosphorversorgung ist problemlos. Er findet sich in genügender Menge im Fleisch, in der Milch, in Eiern, Vollkornbrot und Gemüse.

Schwefel

Er ist ein wichtiger Bestandteil einiger Eiweißstoffe, zum Beispiel von Serumalbumin und Lactalbumin, denen schwefelhaltige Aminosäuren zugrunde liegen.

Spurenelemente

Sie sind eigentlich nicht anderes als Mineralstoffe, die jedoch nur in verschwindend kleinen Mengen vom Organismus benötigt werden, aber absolut lebensnotwendig sind.

Eisen

Im Körper sind etwa 2 – 4 Gramm gespeichert. Sein täglicher Bedarf beträgt etwa 15 mg. Normalerweise ist bei einer ausgewogenen Ernährung der Eisenbedarf mit den Mahlzeiten gedeckt, jedoch kaum bei ballaststoffarmer Kost. Für schwangere Frauen erhöht sich die Menge auf 30 Milligramm und für stillende Mütter werden laut DGE (Deutsche Gesellschaft für Ernährung) 20 mg Eisen pro Tag empfohlen. Eisen wird zur Bildung der roten Blutkörperchen im Knochenmark herangezogen und ist als wesentlicher Bestandteil des Blutfarbstoffes Hämoglobin ein für den Organismus lebensnotwendiger Stoff. Der rote Blutfarbstoff transportiert den Sauerstoff aus den Lungen zu den Körperzellen. Die Blutarmut ist durch veränderte Ernährungsgewohnheiten in der westlichen Welt, zumindest bei den „reichen" Nationen, als häufigste Mangelerkrankung zu einem Problem geworden. Ist der Hb-Wert (Hämoglobin-Wert) niedrig, weist diese Tatsache auf einen fortgeschrittenen Eisenmangel hin, da der Wert erst dann absinkt, wenn die Eisendepots erschöpft sind.

Die von einer Eisenmangelanämie betroffenen Personen fallen durch eine blasse Gesichts- und Schleimhautfarbe, durch Brüchigkeit der Nägel und der Haare, die auch frühzeitig ergrauen, Haarausfall, spröde, trockene und raue Haut und wunde Mundwinkel auf. Oft klagen solche Menschen zusätzlich über Zungenbrennen, Schluckbeschwerden, Kopfschmerzen, Abgeschlagenheit, Müdigkeit, Erschöpfung, Leistungsschwäche, innere Unruhe, allgemeine Schwäche, Herzklopfen, Anfälligkeit gegenüber Infekten, Kältegefühl der Finger und Ohrensausen. Zeichen eines Eisenmangels kann auch eine Atrophie der Schleimhäute sein. Das Körperwachstum in den Entwicklungsjahren, starke Periodenblutungen, Schwangerschaft und Stillzeit bedingen einen erhöhten Eisenbedarf, so dass bei Kindern, Jugendlichen und Frauen oft zusätzliche Eisengaben nötig sind. Durch einen latenten oder manifesten Eisenmangel leiden etwa 50 % aller Frauen im gebärfähigen Alter, vornehmlich durch den monatlichen Blutverlust, an den verschiedensten Beschwerden als Zeichen von Blutarmut. Während der Schwangerschaft kommt es durch die Zunahme der Blutmenge überdies zu einem Verdünnungseffekt des Eisens. Die wachsende Leibesfrucht hat einen hohen Bedarf an Eisen und Folsäure. In 90 % aller Schwangerschaften findet sich eine Blutarmut, wodurch die Sauerstoffversorgung so stark gefährdet ist, dass die Rate der Früh- und Totgeburten deutlich erhöht und die Sterblichkeit nach der Geburt mit rund 5 % sehr hoch ist. Eisenmangel kommt häufiger vor als allgemein angenommen wird. Die Eisenzufuhr stammt zu 90 % aus Fleisch, Getreideerzeugnissen aus dem vollen Korn, Obst und Gemüse. Hülsenfrüchte, Haselnüsse, Pilze, Schwarzwurzel und Eigelb sind übrigens reich an Eisen.

Eisenaufnahme bei Anwesenheit von Vitamin C (s. S. 41).

Bei der Eisenaufnahme aus dem Darm spielt neben der absoluten Menge auch die Zusammensetzung der Kost eine wichtige Rolle. Von den in der Nahrung vorhandenen Eisenmengen wird nur ein Bruchteil vom Körper aufgenommen. Diesen Anteil, der aus der gesamten Menge eines in der Nahrung enthaltenen Stoffes durch Resorption im Darm dem Körper zugeführt wird, nennt man Bioverfügbarkeit. Um die des Eisens zu verbessern, sollte Vitamin C gleichzeitig mit der Nahrung aufgenommen werden, da dieses Vitamin mit dem Nahrungseisen eine für den Körper gut lösliche Verbindung eingeht, was die Eisenresorption nachhaltig steigert. Deswegen sollten Obst, insbesondere Zitrusfrüchte, Salate, Gemüse, und Tomaten bei keinem Essen fehlen. Die Eisenaufnahme kann so ganz beträchtlich gesteigert werden. Wegen der Ballaststoffe ist zum Frühstück der Verzehr einer Orange dem üblichen Glas Orangensaft vorzuziehen. Wenn man allerdings Stunden vor dem Essen eine Vitamin C-Tablette schluckt, so hat das auf die Eisenresorption keinen Einfluss mehr. Gemüse als Beilage zu fleischhaltigen Speisen erhöht die Eisenaufnahme.

Wie kann man die Eisenresorption sonst noch verbessern?

Langes Erhitzen von Gemüse sollte man tunlichst vermeiden, da das in ihm enthaltene Vitamin C durch diesen Vorgang zerstört wird. Durch zu langes Warmhalten einer Mahlzeit bei 75° Celsius nimmt der Vitamin-C-Gehalt bis zu 76 % und die Eisenaufnahme dadurch um 42 % ab. Außerdem sollte man zum Essen keinen schwarzen Tee trinken, da dadurch die Eisenaufnahme aus der Mahlzeit um mindestens 50 % eingeschränkt wird. Auch Kaffee verschlechtert die Eisen-Bioverfügbarkeit, jedoch weniger als Tee, aber immerhin noch um 40 %, weil beide Genussmittel Tannine enthalten, die mit den Eisen unlösliche und daher für den menschlichen Körper nutzlose chemische Verbindungen eingehen. Deswegen sollte man die übliche Tasse Kaffee oder Tee nach dem Essen lieber sein lassen.

Blutarmut im Alter

Viele alte Menschen leiden unter einer schlechten Lebensqualität oder sterben verfrüht, weil die Behandlung einer Blutarmut unterbleibt, deren Symptome als „altersbedingt" abgetan oder einer gleichzeitig bestehenden Krankheit von Herz, Hirn oder Lunge zugeordnet werden. Atemnot, Ödeme, Angina pectoris, aber auch Schwindel, Ohrensausen, Verwirrtheitszustände oder eine ungeklärte Teilnahmslosigkeit gegenüber äußeren Eindrücken können durch eine Blutarmut verursacht sein. Neben Blutverlusten sind es Störungen des Nährstofftransportes vom Darmlumen in die Blut- beziehungsweise Lymphbahn und Falschernährung, die als Ursache der Blutarmut beim alten Menschen in Frage kommen. Sie wären behandelbar, und was noch wichtiger ist, bei richtiger Ernährung zu vermeiden!

Ein Zuviel an Eisen kann Beschwerden im Magen-Darm-Trakt auslösen. Zurzeit diskutieren Wissenschaftler darüber, ob zu große Eisenmengen sogar krebsauslösende Stoffe aktivieren können und akute Herz-Kreislauf-Erkrankungen fördern. Wird dem Körper zu viel Eisen angeboten, kann es zu einer Eisenüberladung des Körpers kommen, da überschüssiges Eisen nicht ausgeschieden werden kann. Es kann Radikalenverbindungen im Körper sowie das Wachstum von Geschwulstzellen begünstigen. Daher empfiehlt die DSG, nicht bedenkenlos Eisentabletten zu schlucken, in der Meinung, seinem Körper etwas Gutes zu tun. Eisen findet sich in Fleisch, Fisch, besonders Sardellen, Haferflocken, Gemüse wie weiße Bohnen, Schwarzwurzel, Broccoli, Karotten, Spinat und auch in Sonnenblumenkernen.

Kupfer

Etliche Enzyme benötigen Kupfer für eine reibungslose Funktion, sowohl innerhalb als auch außerhalb der Zelle. Es ist als Spurenelement unter anderem für die Blut- und Knochenbildung, Fruchtbarkeit, Zellatmung, das Wachstum und das Kreislauf- und Nervensystem mitverantwortlich. Sogar auf Gemüt und Psyche hat es einen Einfluss. Der Kupferbedarf liegt bei etwa 2 mg täglich. Kupfermangel erhöht das Risiko für eine Vielzahl von Krankheiten.

Kupfermangel schwächt das Immunsystem, wodurch die Fähigkeit des Körpers, Mikroorganismen abzutöten, vermindert wird, die

Infektionsgefahr steigt. Weitere mögliche Folgen können Herz-Kreislauferkrankungen, Gehirnschäden, Blutarmut und Thrombosen sein. Sein Mangel führt außerdem zu Skeletterkrankungen wie Osteoporose. Da der Eisen- mit dem Kupferstoffwechsel eng zusammenhängt, kann Kupfermangel zu Blutarmut führen, auch wenn noch genug Eisen in der Leber vorhanden ist. Kupfermangel bedingt nachteilige Veränderungen in der Gelenkflüssigkeit, so dass es durch Reibung zu Entzündungsschäden im Gelenk kommen kann. Bei der rheumatischen Arthritis könnte dieser Vorgang eine Rolle spielen. Da das menschliche Gehirn viele kupferhaltige Enzyme benötigt, bewirkt sein Mangel neurologische Fehlfunktionen. Neueren Erkenntnissen des Bundesgesundheitsministeriums zufolge kann es bei Säuglingen zu schwersten Leberschäden kommen, wenn das für die Zubereitung der Babynahrung verwendete Wasser aus Kupferrohren stammt, wie das in Haushalten der Fall sein kann, die über einen eigenen Brunnen oder eine eigene Wasserleitung verfügen. Ein solches Überangebot an Kupfer kann die Leber des Säuglings nicht abbauen, sie geht zugrunde. Kupfer muss immer im Gleichgewicht mit dem Spurenelement Zink sein, damit die gesundheitserhaltenden Enzyme im Körper freigesetzt werden können. Die tägliche Kupferzufuhr sollte 1,5 bis 4 Milligramm betragen. Es findet sich unter anderem in Rindfleisch, Leber, Fisch, Meeresfrüchten, Geflügel, Vollkornprodukten, Kartoffeln, Hülsenfrüchten, Obst, Gemüse, Nüssen und Schokolade.

Kobalt

Ist als Bestandteil des Vitamins B_{12} lebenswichtig.

Jod

Ist für den Aufbau der Schilddrüsenhormone Thyroxin und Trijodthyronin unerlässlich. Es gelangt aus der Nahrung über die Darmschleimhaut ins Blut. Bei einer durchschnittlichen täglichen Jodaufnahme von 110 bis 130 Nanogramm (1 Nanogramm = 1 milliardstel Gramm) wird die von der Weltgesundheitsorganisation geforderte Jodmenge von 180 – 200, bei Schwangeren 200 – 250 Nanogramm, deutlich unterschritten.

Bei Kindern und Jugendlichen liegt der Jodbedarf bei 150 – 300 Nanogramm pro Tag. Diese Menge wird, trotz regionaler Unterschiede, ebenfalls fast nirgends erreicht. Bei Jodunterversorgung kommt es zu einer geringen Hormonbildung, was schwerwiegende Folgen haben kann.

Es gibt ausgesprochene Jodmangelgebiete. Dazu rechnet man die Alpenländer, die Schwäbische Alb, den Bayrischen Wald, den Harz und das Rhein-Main-Gebiet. Weil dort das Jod während der Eiszeit aus den Böden gewaschen und in die Meere transportiert wurde, sind sie extrem jodarm, so dass unsere pflanzlichen und tierischen Lebensmittel zu wenig Jod enthalten. In Küstennähe ist die Versorgung mit Jod unvergleichlich besser, da es in sämtlichen Meeresfrüchten enthalten ist. Deshalb sollten in Jodmangelgebieten öfter Seefische verzehrt werden. Da der Jodgehalt in unserer Nahrung nicht ausreicht, um eine vollständige Versorgung zu garantieren, muss Jod zugeführt werden. Um Mangelerscheinungen vorzubeugen, gilt die Verwendung von jodiertem Speisesalz international als „Methode der Wahl“. Eine Jodüberdosierung ist nicht zu befürchten, da sowohl für das Speisesalz als auch für Futtermittel Höchstmengen für die Jodanreicherung festgelegt worden sind. Zusätzlich sollte erreicht werden, dass das Bäcker- und Metzgereihandwerk, Lebensmittelhersteller, Gastronomie- und Kantinenbetriebe ausschließlich Jodsalz zur Herstellung ihrer Waren verwenden, was noch immer nicht der Fall ist.

In der Bundesrepublik Deutschland haben 10 Millionen Menschen, davon mehr als die Hälfte aller Kinder, eine vergrößerte Schilddrüse! Die Drüse ist bestrebt, auch das letzte bisschen Jod aus dem Blut herauszuholen.

Daher kommt die Schilddrüsenvergrößerung. Ergänzend sollte gesagt werden, dass es im Unterschied zu diesem „echten" Kropf bei Überfunktion der Schilddrüse, jedoch aus anderen Gründen, ebenfalls zur Kropfbildung kommen kann. Zeichen eines Jodmangels bei Erwachsenen sind eine Verringerung ihrer Körpertemperatur und eine Abnahme des Grundumsatzes. Ihre Lebensvorgänge laufen sozusagen auf Sparflamme ab. Die Betroffenen werden träge, nehmen an Gewicht zu, die Haut wird pastös und Wasser wird eingelagert. Frauen, welche an einer Schilddrüsenunterfunktion leiden, haben sehr häufig Menstruationsstörungen, was eine Ursache von Kinderlosigkeit sein kann. Die Fehl- und Frühgeburtenrate ist überdies um 30 – 50 % erhöht. Leiden Schwangere an einem Jodmangel, kann es beim Ungeborenen zu verzögerter Gehirnentwicklung und Skelettreifung kommen. Neugeborene können bereits Schilddrüsenvergrößerungen aufweisen, wofür fast immer ein Jodmangel der Mutter verantwortlich ist.

Da ab der zweiten Schwangerschaftshälfte die kindliche Schilddrüse Schilddrüsenhormon zu bilden beginnt, benötigt sie Jod, das über den Mutterkuchen in das kindliche Blut gelangt. Im Gegensatz dazu können die beiden Schilddrüsenhormone Thyroxin und Trijodthyronin die Plazentaschranke nicht passieren. Dem Säugling wird durch die Muttermilch Jod zugeführt. Deswegen besteht auch bei stillenden Müttern ein erhöhter Jodbedarf. Bei einem Funktionsausfall oder nach Schilddrüsenentfernung kommt es bei Jugendlichen zu einem Wachstumsstillstand, zu Hautveränderungen und schweren Stoffwechselstörungen. Zwergwuchs, Idiotie und die Ausbildung eines Kropfes sind Zeichen dieser hochgradigen Unterentwicklung der Schilddrüse beziehungsweise ihres Fehlens. Jod findet sich außer in Fischen und Meeresfrüchten noch in Innereien, Eiern, Milch, ihren Produkten, Spinat, Weißkraut und im Meersalz.

Jodgehalt pro 100 Gramm	***Nanogramm***
Schellfisch	*416 ng*
Seelachs	*260 ng*
Scholle	*190 ng*
Miesmuschel	*130 ng*
Kabeljau	*120 ng*
Goldbarsch	*74 ng*
Auster	*59 ng*
Heilbutt und Hering	*52 ng*
Thunfisch	*50 ng*
Aal	*4 ng*
Forelle	*3,2 ng*
Roggenbrot	*8,5 ng*
Weißbrot	*5,8 ng*
Haferflocken	*4,0 ng*
Reis	*2,2 ng*
Spinat	*20,0 ng*
Radieschen	*8,0 ng*
Kartoffeln	*3,8 ng*
Gurke	*2,5 ng*

Fluor

Für Erwachsene genügt 1 Milligramm Fluor pro Tag. Mit fluoridiertem Speisesalz ist dieser Bedarf zu decken. Es baut den Zahnschmelz auf und vermindert weitgehend die Zahnkaries, indem es die Enzyme der Mundbakterien hemmt. Die Folge davon ist eine geringere Säurebildung, wodurch Zahnkaries weitgehend verhindert werden kann. Außerdem beugt es der Osteoporose vor. Fluor ist in Vollgetreideerzeugnissen, Innereien, Seefischen, im schwarzen Tee und in einigen Mineralwässern enthalten.

Mangan

Es findet sich in einer Menge von 30 – 40 mg im menschlichen Körper. Es ist Bestandteil des Blutserums und der beiden Enzyme Arginase und Phosphatase und ist für die Knochenfestigkeit etwa ebenso wichtig wie Kalzium. Anwesenheit von Mangan steigert die Vitamin B_1-Verwertbarkeit und leitet, überwacht und löst den Abbau von gespeicherten Kohlenhydraten in den Gehirnbrennstoff Glukose. Bei Müdigkeit und sinkendem Blutzuckerspiegel wird Mangan aktiv und kurbelt die Enzyme an. Es ist in Hülsenfrüchten, Haferflocken, Grünkohl, Nüssen und Vollkornprodukten enthalten. Manche Mineralwässer sind ebenfalls reich an Mangan.

Chrom

Ist mitverantwortlich, dass Zucker von den Zellen aufgenommen wird. Beim Chrommangel stellen sich Müdigkeit, Unruhe, Nervosität und Unkonzentriertheit ein. Man könnte das Spurenelement als Energietreibstoff bezeichnen. Es findet sich in allen Getreidesorten, Sämereien, Kernen, Nüssen, Naturreis, Pilzen und Fleisch.

Selen

Der Tagesbedarf liegt zwischen 50 und 200 Mikrogramm. Da Deutschland selenarme Böden hat, wird nicht genügend Selen mit Getreideprodukten aufgenommen. Der Selengehalt pflanzlicher und tierischer Lebensmittel liegt bei uns deutlich unter der Mindestgrenze. Daher wird nur die Hälfte der benötigten Selenmenge dem Körper über die Nahrung zugeführt. Bei chronischem Selenmangel haben Wissenschaftler einen signifikanten Anstieg an Herz-Kreislauferkrankungen, rheumatischen Beschwerden, Gefäßerkrankungen, Gewebeneubildungen und vorzeitig beschleunigte Alterungsprozesse festgestellt. Selenmangel kann außerdem einen Gehirnschlag begünstigen, die Zeugungsfähigkeit herabsetzen, die körperliche Widerstandskraft schwächen und bei Kindern die geistige Entwicklung beeinträchtigen.

Steht dem Körper in ausreichendem Maße Selen zur Verfügung, übt es eine Schutzwirkung gegen Karzinogene aus, (es macht aggressive Sauerstoffverbindungen unschädlich), indem es das Enzym Glutathion-Peroxidase, welches das Zellgewebe vor oxydativen Vorgängen schützt, aktiviert, was besonders bei Brust- und Dickdarmkrebsen der Fall sein soll. Es schützt also die Zellen vor bösartiger Entartung, beugt Arteriosklerose und Herzinfarkt vor und lindert Rheuma. Selen findet sich vor allem in Fleisch, Fisch, Nüssen, Eiern, Meeresfrüchten und Vollkornprodukten. Bei Selenmangel helfen Selenpräparate z.B. aus dem Reformhaus. Da sie meist nur die halbe Tagesdosis enthalten, ist eine Überdosierung nicht gegeben. Zu hohe Selendosen würden ein Gift für Enzyme darstellen, da sie die Aktivitäten der Enzyme hemmen oder blockieren würden.

Zink

Benötigte Tagesdosen 12 – 15 mg, enthalten in 300 g Haferflocken. Zink ist wie alle Vitamine, Mineralstoffe und andere Spurenelemente unaustauschbar. Als eines der wichtigsten Spurenelemente hat man seine Bedeutung für Fortpflanzung und Leben eigentlich erst in den letzten zwanzig Jahren erkannt. Es ist Bestandteil von mehr als 200 Enzymen und damit an zahlreichen Stoffwechselprozessen beteiligt.

Sowohl für den Eiweiß- als auch Kohlenhydratstoffwechsel ist Zink als Spurenelement lebensnotwendig, da es für die Synthese einiger Enzyme unersetzbar ist. Solche zinkhaltigen Enzyme spielen im Ablauf biochemischer Reaktionen in den Zellen eine große Rolle. Zink findet sich in sämtlichen Organen und Geweben in höchst unterschiedlichen Konzentrationen. Am zinkhaltigsten sind neben den Geschlechtsorganen die Samenfäden. Weiße Blutkörperchen, Haut, Knochen und Augengewebe sind ebenfalls reich an Zink. Zinkmangel führt zu einer Schwächung der körpereigenen Abwehrkräfte und als deren Folge zu Leistungsminderung, schlechter Wundheilung, zum Verlust des Geschmacksempfindens, zu Hautveränderungen, Haarausfall, Wachstumsstillstand, Hautausschlägen an den

Mundwinkeln und am After, zu Lichtscheuheit und Bindehautentzündungen und stört den Aufbau des männlichen Hormons, was zu Potenzstörungen führt.

Da Zuckerkranke mehr Zink als Gesunde mit dem Harn ausscheiden, kommt es in den Langerhans´schen Inseln zu einem Zinkmangel, wobei nicht geklärt ist, ob die vermehrte Zinkausscheidung Ursache oder Folge des Diabetes oder nur ein Begleitsymptom ist. Auch beim Herzinfarkt finden sich bei gleichzeitig vermehrter Zinkausscheidung im Blut erniedrigte Zinkwerte.

Bei Patienten mit Arterienverkalkung werden ebenfalls niedrige Zinkspiegel im Serum gemessen, was Forscher zu der Annahme veranlasste, dass Zinkmangel eine mögliche Mitursache der Arterienverkalkung sein könnte. Weil Zink, wie bereits weiter oben erwähnt, bei der Synthese von körpereigenem Eiweiß eine große Rolle spielt, ist sein Bedarf während der Schwangerschaft und Stillzeit besonders hoch. Durch zu geringe Zinkzufuhr kann bei Schwangeren der Serumzinkspiegel zum Beispiel bis zu 55 % abfallen. Zink findet sich vor allem in Weizenkleie, Weizen- und Roggenkeimflocken, Milchprodukten, Rindfleisch, Leber, Meeresfrüchten, Eiern, Gemüse und Hülsenfrüchten.

Silizium

Es ist das meistverbreitete, metallähnliche Element, liegt in der Erdkruste in Form von Silikaten und kommt besonders in Sand, Quarz und Bergkristall vor. Es findet sich als Kieselsäure in einer Vielzahl von Lebensmitteln. Sein Mangel macht sich in altersbedingten Hauterkrankungen wie chronischen Ekzemen und Pruritus (Juckreiz) und Veränderungen an Haaren und Nägeln bemerkbar. Silizium ist deswegen für den Körper so wichtig, weil es in der Lage ist, die Eiweißstrukturen in Haut, Bindegewebe, Haaren und Nägeln zu festigen und fördert somit ihr gesundes Wachstum. Außerdem ist es für den Stoffwechsel und den Substanzerhalt von Zähnen und Knochen wichtig, da es gemeinsam mit einigen Hormonen, dem Vitamin D und Phosphor an der Aufnahme von Calcium aus der Nahrung beteiligt ist.

Überdosierungen sind gefährlich!

Genau so wie Vitaminüberdosierungen zu schweren Gesundheitsschäden führen können, kann auch ein Zuviel an Mineralstoffen und Spurenelementen die Ursache ernster Erkrankungen sein. Große Mengen Natrium sind für den Blutdruck schädlich, sie treiben ihn in die Höhe. Bei gleichzeitiger geringer Flüssigkeitszufuhr kommt es zur Austrocknung des Körpers (empfohlene Tagesmenge 2 – 3 g).

Magnesium, chronisch überdosiert, kann Störungen des Nervensystems zur Folge haben (Tagesdosis für Erwachsene 350 mg). Eisen in großen Mengen eingenommen, führt zu giftigen Ablagerungen in Leber, Herz und Bauchspeicheldrüse. Zusätzlich kann die so genannte Eisenspeicherkrankheit die roten Blutkörperchen zerstören (Dosis pro Tag 15 mg). Auch Kalzium, von dem wir im Körper etwa 1,5 Kilo gespeichert haben, führt bei längerer Überdosierung zu Erschöpfung, Lethargie und Ablagerungen in den Nieren und der Blase (Nieren- beziehungsweise Blasensteine). Die empfohlene Tagesdosis beträgt 1,2 g.

Wie wirken sich die Schwermetalle auf die Gesundheit aus?

Cadmium

Cadmium gelangt über die Atemluft, das Trinkwasser und die Speisen in den Körper, wird in der Leber gespeichert, lagert sich aber auch wie das Blei in Fett, Haaren und Knochen ab und entfaltet seine Giftwirkung in den Nieren. In den Tubuluszellen wird diese biochemische Verbindung aufgespalten und das Schwermetall freigesetzt. Bei länger dauernder Aufnahme von Cadmium führt dies zu Nierenschäden.

Blei und Thallium

Die Schwermetalle **Blei** und **Thallium** wirken vor allem als Nervengifte. Bei Kindern, die bereits im Mutterleib Blei ausgesetzt waren, wurden Veränderungen im Elektroenzephalogramm festgestellt und Lernstörungen beobachtet. Durch eine hohe Bleibelastung, ausgehend von Autoabgasen, wird bei Kindern die Ausreifung des Gehirns gehemmt. So haben Studien in den USA und England ergeben, dass die Schulleistungen bleibelasteter Kinder schlechter waren als bei Kindern, die keinerlei Bleigefährdung ausgesetzt waren.

Bereits 1982 wurde die Bleibelastung bei Heidelberger Schülern untersucht. Dabei stellte sich heraus, dass die Schüler aus der Stadt um 25 % höhere Bleiwerte als ihre Mitschüler aus den ländlichen Gebieten aufwiesen. Wahrscheinlich hängt die höhere Bleibelastung der Stadtkinder mit den innerstädtischen Schulwegen und Spielplätzen in Straßennähe zusammen. Bleirückstände finden sich auf Obst und Gemüse, gewachsen neben verkehrsreichen Autostraßen, in Fischen, in der Atemluft und in Farbstiften.

Quecksilber

Im Unterschied zum Cadmium, das mehr von den Wurzeln aufgenommen wird, gelangt Quecksilber vor allem über die Industrieabwässer in die Nahrungskette, so dass eine Konzentrierung stattfindet. Aus verunreinigten Flüssen und Meeren gelangt es über Kleinlebewesen wie Plankton in Fische und entweder direkt oder über den Umweg als Fischmehl, an Geflügel und Säugetiere verfüttert, in den menschlichen Organismus, wo Quecksilberverbindungen dank hoher Fettlöslichkeit im Zentralnervensystem giftige Wirkungen entfalten können.

Neben Aal, Heilbutt, Steinbutt, Thunfisch und Schwertfisch können Innereien, Pilze und Wild zum Teil sehr hohe Quecksilberkonzentrationen aufweisen, während Makrelen, Kabeljau, Hering, Scholle und Sardinen weniger belastet sind.

VII Warum sind Obst und Gemüse so wertvoll?

Wir wissen, dass das, was wir essen, unser Wohlbefinden beeinflusst. Richtige Kost kann uns vor Fettsucht, Arterienverkalkung, Herzinfarkt, Schlaganfall und Krebs schützen, um nur einige zu nennen.

In einer groß angelegten Studie mit 84 251 Frauen und 42 148 Männern, veröffentlicht im Deutschen Ärzteblatt (26. April 2002) konnte eindrucksvoll gezeigt werden, dass sich durch regelmäßigen Verzehr von Obst und Gemüse das Risiko einer koronaren Herzkrankheit (KHK) senken lässt. Dabei erwiesen sich vor allem Gemüse mit grünen Blättern und Vitamin-C-haltiges Obst und Gemüse am wirkungsvollsten. Außerdem besteht ein nachgewiesener Zusammenhang zwischen Ernährung und der Entstehung von Krebskrankheiten: Zehn bis vierzig Prozent aller bösartigen Tumoren lassen sich auf falsche Ernährung zurückführen!

So weiß man, dass übergewichtige Frauen erhöhte Östrogenkonzentrationen im Blut haben, was zwar mit einer Verringerung des Osteoporoserisikos einhergeht, aber mit einer Erhöhung des Risikos, östrogenabhängige Krebse der Brust oder Gebärmutterschleimhaut zu entwickeln.

Sekundäre, bioaktive Pflanzeninhaltsstoffe (SPI) / Flavonoide

Ob Gemüse oder Obst, alle Arten setzen sich nicht nur aus einer Summe bloßer Vitamine, Mineralien, Spurenelemente und Ballaststoffen zusammen, sondern noch aus einer Vielzahl verschiedenster sekundärer, bioaktiver Pflanzeninhaltsstoffe. Bioaktiv heißt, dass sie Stoffwechselprozesse beeinflussen. Gerade die Summe an Inhaltsstoffen und die jeweilige andersartige Zusammensetzung macht das Charakteristische eines jeden Lebensmittels aus. Sie alle sind im wahrsten Sinne des Wortes „Mittel zum Leben“.

Alle Naturprodukte wie frisches Gemüse und Obst können auf die Dauer nicht durch einzelne Vitaminpillen ersetzt werden, wobei letztere bei Vorbeugung und Behandlung natürlich ihre Berechtigung haben. Bei den Mitteln zum Leben ist aber das Zusammenspiel tausender von Substanzen für ihre gesundheitsfördernde Wirkung maßgebend.

SPI wirken beim Menschen im Unterschied zu den primären Pflanzeninhaltsstoffen, die Nährstoffe sind, als Medikamente. Schätzungsweise 5 000 bis 10 000 SPI sind in unserer Nahrung enthalten. Ernährt man sich „richtig“, nimmt man etwa 1,5 g SPI pro Tag zu sich. Es ist gerade mal 10 Jahre her, dass Wissenschaftler herausfanden, wie nützlich diese Stoffe für den menschlichen Körper sind. Man muss sie in Form von Obst und Gemüse zu sich nehmen, da erst das Gemisch unterschiedlichster Substanzen in frischen Pflanzen und Früchten die gesundheitsfördernde Wirkung hat.

Wissenschaftlich bewiesen ist, dass Menschen, die viel Obst und Gemüse essen, deutlich seltener an bösartigen Geschwülsten erkranken. SPI schützen vor Krebs folgender Organe: Mundhöhle, Speiseröhre, Kehlkopf, Magen, Dick- und Mastdarm, Bauchspeicheldrüse, Leber, Lunge, Brust und Prostata. Zusätzlich schützen die Stoffe vor Infektionen mit Viren und Bakterien, stärken das Immunsystem, verhindern Blutgerinnsel und wirken verdauungsfördernd. Sie unterstützen körpereigene Reparatursysteme, helfen bereits aufgetretene Veränderungen im Erbgut zu reparieren, verbessern den Säfteaustausch der Zellen untereinander, so dass entartete Zellen leichter abgetötet werden können. So finden sich in den Inhaltsstoffen der Artischocke die Wirkstoffe Cynarosid und Luteolin, die zum Beispiel den Cholesterinspiegel senken und eine schützende Wirkung auf Blutgefäße und Leberzellen haben. Tomaten sind extrem kalorienarm. Sie enthalten auf 100 Gramm nur 19 Kalorien. Dafür sind sie reich an Vitaminen, Mineralstoffen, Spurenelementen und bioaktiven Pflanzeninhaltsstoffen wie die Vitamine C, Folsäure, E, B_1, B_6, Panthotensäure und Betacarotin (Provitamin A), dazu Selen, Kalium, Chrom und als SPI das Carotinoid Lykopin (Mz.: Lykopene). Die SPI liegen in den Randschichten der Tomaten und schützen die Zellen vor dem Sauerstoff der Luft und damit vor vorzeitiger Alterung der Zellen. Lykopin ist der Hauptfarbstoff in Tomaten, aber auch in der Hagebutte. Erwähnen sollte man in diesem Zusammenhang, dass Lykopin erst durch Erhitzen der Früchte unter Fettzugabe, am besten mit Olivenöl, für den Körper verfügbar wird. Im Unterschied dazu sind Glucosinolate, die in Kohl vorkommen, sehr hitzeempfindlich. Lykopin gilt als wirksames Mittel bei Leber- und Nierenbeschwerden, gegen UV-Strahlen und Stress. Eine Studie ergab, dass bei Menschen, die vermehrt Tomaten aßen, das Magen- und Darmkrebsrisiko um etwa die Hälfte gesenkt werden konnte.

Forscher der Universität in Jerusalem fanden heraus, dass Lykopene Tumorzellen abtöten können. Letztere gehören als sekundäre Pflanzeninhaltsstoffe zu den Vitamin-A-Bausteinen, und eignen sich vermutlich zum Kampf gegen den Mundhöhlenkrebs, so die Wissenschaftler. Eine neuseeländische Studie lieferte den Beweis, dass eine tomatenreiche Ernährung Prostatakrebs vorbeugt. Bei der Gruppe mit dem höchsten Verzehr von Tomaten, sei es pur, in Suppe, Soße, Ketchup oder Püree, war die Krebsgefahr um ein Fünftel geringer als bei den Nicht-Tomaten-Essern. Die Wissenschaftler machen für die schützende Wirkung auch wieder das als Antioxidans wirkende Lykopin verantwortlich. So könnte hoher Tomatenverzehr der Grund dafür sein, dass Männer in den Mittelmeerländern vergleichsweise selten an Prostatakrebs erkranken. Eine weitere Mitteilung besagt, dass es das Lungenkrebsrisiko senkt.

Den in der Zwiebel enthaltenen ätherischen Ölen wird eine Bakterien abtötende Wirkung nachgesagt und ihre Schwefelstoffe beugen der Arterienverkalkung vor, indem sie das Blut verdünnen.

Der Hauptinhaltstoff im Knoblauch ist das Alliin, das beim Hacken oder Pressen der Zehen in Allicin umgewandelt wird, einen wichtigen bioaktiven Pflanzenstoff. Die vielfältigen gesundheitsfördernden Eigenschaften wurden erst in letzter Zeit durch zahlreiche wissenschaftliche Studien belegt. Neben einer Verbesserung der Fließeigenschaften wirkt Knoblauch blutdrucksenkend, fördert die Durchblutung, senkt den Blutfettspiegel und wirkt vorbeugend gegen Arterienverkalkung. Seine antibiotische Wirkung gilt als erwiesen. Wissenschaftlich belegt ist, dass er Krankheitskeime im Magen-Darmkanal abtötet. Amerikanische Studien haben belegt, dass hoher Knoblauchkonsum das Magen- und Darmkrebsrisiko herabsetzt.

In den vergangenen zehn Jahren konnten rund 30 Studien belegen, dass der Genuss von Knoblauch oder seiner Pillen vor Arterienverkalkung schützt. So konnte in einer Studie gezeigt werden, dass bei Testpersonen, die Knoblauchpillen schluckten, sich das Kalk-Volumen um 2,6 Prozent verringerte gegenüber einer Zunahme an Ablagerungen von 15,6 Prozent bei der Vergleichsgruppe, die nur ein Scheinpräparat bekamen.

Beim 50. Jahrestreffen der amerikanischen Gesellschaft für Tropenmedizin und Hygiene in Atlanta berichteten Forscher der Universität von Toronto, dass die Inhaltsstoffe von Knoblauch vor Malaria und Krebs schützen. Bei den sekundären Pflanzenstoffen handelt es sich um Disulfide, die außer im Knoblauch noch in Zwiebeln und Mahagoni-Bäumen vorkommen. Die Wissenschaftler stellten fest, dass Disulfide das Glutathion-System in den Zellen hemmen. Letzteres ist ein Reparaturstoff, der für die Zellen wichtig ist, die sich rasch vermehren. Durch den Vorgang der Hemmung, was wahrscheinlich auf seiner Funktion als Coenzym beruht, werden die Krebszellen und malariainfizierten Zellen empfindlicher gegen Schäden und sterben als Folge der Enzymreaktion öfter ab. Trotz der hervorragenden gesundheitsfördernden Eigenschaften ist da der unangenehme Geruch. Mundwasser, Kaugummis und Deo-Sprays helfen nicht. Aber ein Kraut ist dagegen gewachsen, nämlich Chlorophyll.

Auf enzymatischem Wege kann man durch die Wirkung des Blattgrüns von innen heraus der Geruchsentstehung vorbeugen. Chlorophyll-Dragees aus der Apotheke können kurz vor, während oder gleich nach dem Essen eingenommen werden. Die Bildung der Knoblauch-Abbauprodukte, die für den widerlichen Mund- und Körpergeruch verantwortlich sind, wird zuverlässig verhindert. Omas Tipp: Frische Petersilie kauen, und der Knoblauchgeschmack verschwindet.

Die frische Knoblauchzehe besteht in der Hauptsache aus Wasser. Nämlich zu 65 Prozent. 28 Prozent sind Kohlenhydrate, besonders Fruchtzucker, 3 Prozent Eiweiße bzw. Aminosäuren, 1,5 Prozent Rohfasern, 2 Prozent sekundäre Pflanzeninhaltsstoffe, auf die es besonders ankommt, und schließlich 0,5 Prozent Mineralstoffe.

Knollen- und Staudensellerie: Knollensellerie ist neben Ballaststoffen, diversen Vitaminen und Mineralstoffen besonders reich an Kalium und Folsäure. Stangensellerie ist zwar etwas kaliumärmer, enthält dafür aber reichlich Carotinoide, also bioaktive Pflanzenstoffe. Es handelt sich dabei um Lutein und Zeaxanthin, welche die Zellen vor freien Radikalen schützen, wie diverse andere Pflanzeninhaltsstoffe. Dazu gesellen sich noch Phthalide, das sind die Aromastoffe im Sellerie, die als Stressblocker und Entspannungsmittel wirken.

Nach Angaben der Weltgesundheitsorganisation WHO soll Grünkohl das gesündeste Gemüse sein. Sein hoher Gehalt an Glukosinolaten, das sind wiederum sekundäre Pflanzenstoffe, hat eine krebshemmende Wirkung indem sie die Krebsentwicklung im frühen Stadium blockieren. Rekordverdächtig ist Grünkohl außerdem in punkto Kalium-, Kalzium und Magnesiumgehalt. Sämtliche Kohlsorten wirken antibakteriell und entzündungshemmend und schützen dank ihrer Schwefelverbindungen vor Darm- und Blasenkrebs.

Der Pflanzeninhaltsstoff Lactucerol in den grünen Blättern des Kopfsalats wirkt beruhigend auf das Nervensystem. Eine Portion Kopfsalat zum Abendessen genossen, hilft Schlafmittel sparen. Da Lactucerol fettlöslich ist, sollte man den Salat mit Öl anmachen.

Neben dem hohen Vitamin C Gehalt unterstützt das in der Grape-Frucht enthaltene Flavonoid Naringin die Zellfunktion der Lungen und senkt das Lungenkrebsrisiko.

Äpfel: enthalten neben zahlreichen Vitaminen, u.a. Vitamin C und Mineralstoffen und Ballaststoffen bioaktive Pflanzeninhaltsstoffe. Apfelsäure wirkt z.B. desinfizierend gegen Bakterien und reinigt die Zähne ähnlich Kaugummi. Im Magen-Darmkanal wirken die Inhaltsstoffe der Äpfel entzündungshemmend, verbessern die Darmflora, stärken das Immunsystem, regen durch den Ballast- und Quellstoff Pektin die Verdauung an und sorgen so für guten Stuhlgang. Andere Inhaltsstoffe des Apfels helfen, Arteriosklerose vorzubeugen und schützen so indirekt das Herz. Schließlich wirkt der in den Früchten enthaltene Fruchtzucker förderlich auf die Psyche, verbessert die Konzentrationsfähigkeit und sorgt für entspannten Schlaf.

Amerikanische Forscher fanden heraus, dass 360 ml (1Glas) reiner Apfelsaft oder zwei ungeschälte Äpfel pro Tag durch den hohen Gehalt an Flavonoiden die Verkalkung der Arterien verhindert. Der SPI der Äpfel Quercetin schützt die Augen vor gefährlichen Umweltgiften, die unter anderem die Entstehung des grauen Stars begünstigen. Ungeschält deswegen, weil Vitamine, Mineralstoffe und sekundäre Pflanzenstoffe (Carotinoide, Flavonoide und Polyphenile) in hoher Konzentration in den Schalen enthalten sind. So geht beim Schälen unter anderem rund ein Drittel des gesamten Vitamin C Gehaltes verloren. Gründliches Abreiben und Waschen der Frucht können an der Schale haftende Schadstoffe reduzieren.

Karotten haben einen hohen Beta-Karotin-Gehalt. Dieses Vitamin schützt nicht nur vor den Auswirkungen der zellschädigenden UV-Strahlung, sondern ist auch gut für die Augen.

Brokkoli enthalten als Pflanzeninhaltsstoffe östrogenähnliche Substanzen, die hormonabhängigem Brust- und Gebärmutterkrebs entgegenwirken können.

Hülsenfrüchte stärken die Immunabwehr und senken den Cholesterinspiegel.

Sämtliche frischen Küchengewürze sind unschlagbar, was den Gehalt an Vitalstoffen, insbesondere an sekundären Pflanzenstoffen anbelangt. So enthält Majoran unter anderem 2 – 3 % ätherische Öle, fast 1 % Gerbstoffe, dazu Bitterstoffe und eine Unzahl anderer Pflanzenstoffe.

Die Sojabohne enthält neben hochwertigem Eiweiß (nahezu 40 %), in welchem alle essentiellen Aminosäuren vorhanden sind, Vitamine (B_1, B_2, E und Folsäure), Mineral- und Ballaststoffe, ungesättigten Fettsäuren, auch etliche sekundäre Pflanzenstoffe, unter anderem die Isoflavone Genistein, Gaidzein und Glycitein, die ein wesentlicher Grund dafür sein könnten, dass Chinesen und Japaner viel seltener an Prostatakrebs erkranken, als Bewohner Europas und Nordamerikas. Ähnlich ist es in diesen Ländern mit dem Brustkrebsrisiko. Auch Wechseljahrsbeschwerden sind in den ostasiatischen Ländern seltener. Erwiesen ist, dass speziell die Soja-Isoflavone zusätzlich das Auftreten von Herz-, Kreislauf- und Krebserkrankungen vermindern und dank ihrer antiosteoporotischen Wirkung den Knochenstoffwechsel günstig beeinflussen, da Isoflavone den Östrogenen in ihrer Wirkung stark ähneln. Man zählt sie daher auch zu den Phytoöstrogenen. Reich an sekundären Pflanzeninhaltsstoffen ist Sojamehl, wogegen Sojamilch geringere Mengen enthält. Übrigens ist Sojamilch eine ideale Eiweißquelle bei Milchzucker-Unverträglichkeit. Erhitzt man sie, gerinnt sie. Presst man die quarkähnliche Masse aus, gewinnt man Tofu, ein eiweißreiches, aber als pflanzliches Lebensmittel ein cholesterinfreies Produkt, das auch als Fleischersatz Verwendung findet.

Tempeh entsteht, wenn man die feste Sojamasse mit Hilfe von Schimmelpilzen reifen lässt, ähnlich einem Edelpilz-Käse. Es lässt sich wie Fleisch zubereiten.

Schließlich gibt es noch Soja-Öl, ein reichlich ungesättigte Fettsäuren enthaltendes geschmacksneutrales Öl. Erwähnenswert ist noch, dass sich Soja und Getreideprodukte in ihrer Eiweißzusammensetzung so ergänzen, dass sie tierisches Eiweiß ersetzen.

Olivenöl ist eines unserer wertvollsten Lebensmittel. Das reine Naturprodukt wird bei einer maximalen Temperatur von 30° C in Steinmühlen und mit Pressmatten hergestellt, ohne jedwede chemische Nachbehandlung wie Wäsche, Bleiche und Raffination. Diese „Verbesserungen" gehen mit einer Erhitzung des Öls von mindestens 60° C einher.

Neben den einfach ungesättigten Fettsäuren finden sich im Olivenöl die Vitamine A und E, Spurenelemente, Mineralstoffe und als bioaktiver Pflanzeninhaltsstoff das leicht bitter schmeckende Oleuropein. Dies wirkt blutdrucksenkend, indem es die Arterien weitet. Die ungesättigten Fettsäuren schützen außerdem vor Arterienverkalkung. Es vermindert in seiner Gesamtheit das Krebsrisiko. Wenn Olivenöl trüb, sprich ungefiltert ist, ist das ein Zeichen für ein naturbelassenes Produkt. Die winzigen Schwebstoffe, so wie in trüben Fruchtsäften auch, sind zerkleinerte Fruchtfleischteilchen, die besonders reich an Vitamin E sind, und die sogar den Alterungsprozess des Öls hinauszögern. Man kann Olivenöl bis 180° C erhitzen. Erst darüber beginnen Zersetzungsprozesse.

Im Honig finden sich ebenfalls Antioxidantien, die Herz-, Kreislauferkrankungen vorbeugen, wobei offenbar dunkle Honigsorten eine gefäßschützendere Wirkung haben. Dies fanden Forscher der Universität Illinois in Urbana-Champain heraus.

Um es zum Schluss noch einmal zu sagen: Es ist das Zusammenspiel der zahlreichen, größtenteils noch nicht identifizierten, bioaktiven Pflanzeninhaltsstoffe in Obst und Gemüse. Hier steht die wissenschaftliche Forschung erst am Anfang.

VIII Der Mensch ist, was er isst

Ein schlichter Satz, aber sein Inhalt ist bedeutungsvoll. Weil das so ist, wird im folgenden Abschnitt näher darauf eingegangen.

Ernährung als Prävention (Vorbeugung) und was Sie darüber wissen sollten

Seit Menschengedenken ist es die stille Hoffnung aller, möglichst bei voller Gesundheit alt zu werden. Die Garantie dafür liegt in erster Linie in der richtigen Ernährung!

Bis zur Entwicklung von heute sind viele Millionen Jahre vergangen. Unsere Vorfahren waren Jäger und Sammler. Sie nahmen eine gemischte Kost zu sich, wobei besonders hervorgehoben werden muss, dass alle Kohlenhydrate enthaltenden Bestandteile ihrer Nahrung durch die Verdauung schwer aufzuschließen waren. Als „Allesfresser" haben sich unsere Urahnen von dem ernährt, was die Natur hergab, von Beeren, Wurzeln, Kräutern, Körnern, Früchten, Fleisch, Fischen, Vögeln und deren Eiern. Erst im Neolithikum, also vor 7 000 Jahren, fing der Mensch an, sich als Ackerbauer zu betätigen.

Durch Stampfen wurden die Körner zerkleinert und mit den Schalen weiterverarbeitet. Sämtliche Lebensmittel waren naturbelassen, wie das bis zur Mitte des 19. Jahrhunderts der Fall war. Erst mit Beginn der industriellen Revolution traten in unseren Ernährungsgewohnheiten tief greifende Änderungen ein. Nur durch eine fettarme Ernährung und das Weglassen besonders der raffinierten Kohlenhydrate aus unserer Kost lässt sich das Übel an der Wurzel packen, und nur so kann man versuchen, der Zivilisationskrankheiten Herr zu werden. Da es zweifelsfrei erwiesen ist, dass alle Wohlstandskrankheiten, wie die Zuckerkrankheit auch, die gleiche Ursache haben, nämlich eine jahre- bis jahrzehntelange Falschernährung mit Fett-, Zucker- und Mehlmissbrauch, wäre es da nicht einleuchtend und logisch zugleich, nicht erst zu warten, bis das Kind in den berühmten Brunnen gefallen ist, sondern noch als Gesunder auf den Genuss dieser Erzeugnisse zu verzichten? Nachweislich ließen sich alle Schäden bei der Leibesfrucht, die durch Falschernährung der Schwangeren entstehen, alle ernährungsbedingten Krankheiten des Kindesalters, weiter Zahnfäule und Zahnfleischerkrankungen, eine Vielzahl von Wohlstands- und Pilzerkrankungen der Erwachsenen verhindern, wodurch eine Lebensverlängerung bei voller Gesundheit erreicht werden könnte.

Es ist nicht unabänderliches Schicksal, wenn ein Jugendlicher vorzeitig einen Herzinfarkt erleidet und es ist nicht Schicksal, wenn ein Erwachsener zuckerkrank wird.

Bis zur Mitte des 19. Jahrhunderts waren die Wohlstandskrankheiten nur das zweifelhafte Privileg der Reichen und unter der großen Masse der Bevölkerung weitgehend unbekannt.

Die Hungerjahre während des zweiten Weltkrieges und die Zeit danach sind ein überzeugendes Beispiel dafür, dass wir uns damals weitaus gesünder ernährten. Damals, als wir „zwangsweise" ballaststoffreich essen mussten, weil die raffinierten Kohlenhydrate Mangelartikel waren, litt kaum jemand an einer Wohlstandskrankheit. Der vorübergehende Rückgang der Zahnkaries bei Kindern und Jugendlichen während dieser Zeit war besonders auffällig, trotz mangelhafter Zahnhygiene, weil Zahnbürsten und Zahncreme ebenfalls Mangelartikel waren.

Stuhlverstopfung und Fettsucht kamen so gut wie nie vor. Nicht nur Gicht, Altersdiabetes und die Zuckerkrankheit Jugendlicher waren ausgesprochene Raritäten, sondern auch Pilzerkrankungen gehörten zu den Seltenheiten.

Wissenswertes über eine vollwertige Ernährung

Das Essen sollte man keinesfalls als eine Nebensache abtun! Man sollte es nicht hastig herunter schlingen, sollte sich dafür die nötige Zeit nehmen und es sollte Freude und Vergnügen bereiten. Die Sinne sollten mitessen. Schließlich hängt die Gesundheit von Körper, Geist und Seele in hohem Maße davon ab.

Was die Qualität unserer Lebensmittel betrifft, kann man sie in 3 Gruppen einteilen:

1. uneingeschränkt wertvoll

2. eingeschränkt wertvoll

3. weniger bzw. ungeeignet

1. Uneingeschränkt wertvoll

Bei der Überlegung, welche Lebensmittel für unsere Ernährung am wertvollsten sind, muss man zwangsläufig darauf kommen, dass es in erster Linie nur solche Naturerzeugnisse sein können, aus denen selbst neues Leben entsteht. Denn die Natur muss, um eine Art erhalten zu können, den für die Fortpflanzung nötigen Samen bestmöglich ausstatten, das heißt ihm alle erforderlichen Vitalstoffe mitgeben, damit eine gesunde Pflanze oder ein gesundes Tier entstehen kann. Demnach wären bei den Pflanzen deren Samen, also sämtliche Getreidearten und Früchte aller Art, wie Obst, Beeren und Nüsse und von den tierischen Produkten Eier und im weiteren Sinne Vorzugsmilch die an Vitalstoffen reichsten Lebensmittel.

Bei den Lebensmitteln pflanzlicher Herkunft sind Obst, Gemüse, Kartoffeln, Möhren, Hülsenfrüchte, auch Feigen, Datteln und Rosinen nicht zu vergessen: Bereits die Griechen und Römer wussten die Feigen als hochwertiges Lebensmittel zu schätzen. Es enthält neben Vitaminen, Mineralstoffen und Spurenelementen noch reichlich Ballaststoffe. Auch die Datteln sind in jeder Beziehung ein hochwertiges Lebensmittel und nicht von ungefähr das Hauptnahrungsmittel der afrikanischen Wüstenbewohner. Rosinen enthalten neben 70 % Fruchtzucker die Vitamine B_1, B_2, Nikotinsäure (Niacin) und Vitamin E, dazu Eisen, Kalium, Kalzium, Phosphor, Magnesium und nicht zuletzt reichlich Ballaststoffe. Die getrockneten Weintrauben sind ein idealer Energiespender, für Zuckerkranke jedoch ungeeignet.

Eine Leistung, in punkto „Verpackung", die einmalig und unübertroffen ist: Man hat bei Ausgrabungen in Ägypten als Grabbeigabe Getreide aus der Pharaonenzeit gefunden, das Jahrhunderte in den Gräbern lagerte. Es war kaum zu fassen, als man feststellte, dass es an lebenden Stoffen nichts eingebüßt hatte und nach der Aussaat noch keimte. Auch Eier und Nüsse sind von der Natur so hervorragend „verpackt", dass sie ohne merklichen Qualitätsverlust längere Zeit haltbar sind.

Neben den oben genannten Lebensmitteln kann man noch mechanisch und fermentativ veränderte Produkte nennen, zum Beispiel Mehl aus dem vollen Korn, Kleie, Vollkornhaferflocken, -reis und –nudeln, kaltgepresste Öle, frische Milchprodukte wie Butter, Käse, Schlagsahne, Magermilch, Quark, Molke und Honig. Letzterer ist, wie die

Rosinen, für Zuckerkranke ungeeignet. Molke entsteht bei der Käseherstellung. Die dabei abgeschiedene Flüssigkeit ist die Molke. Sie ist äußerst kalorienarm (100 ml entsprechen 25 Kalorien), jedoch reich an B-Vitaminen, Jod, Kalium und Kalzium. Überdies ist Molkeneiweiß ein hochwertiges Protein. Dank ihrer Nährstoffzusammensetzung gilt Molke als ein Kosmetikum von innen, indem es die Beschaffenheit von Nägeln, Haaren und Haut positiv beeinflusst.

Joghurt, Kefir, Sauermilch, saurer Rahm und rohes Sauerkraut gehören, durch milchsaure Gärung verändert, ebenfalls zu den natürlichen Lebensmitteln. Die milchsaure Gärung ist eine natürliche Art der Konservierung und seit langem bekannt. Die so gewonnenen Lebensmittel sollten ein ganz wichtiger Bestandteil unserer Nahrung sein, zumal Milchsäure in den lebenden Zellen eine bedeutende Rolle spielt. Sie ist eine milde Säure und hat einen pH-Wert von 6,4. Milchsäurebakterien besiedeln normalerweise den intakten Dünndarm und sorgen dafür, dass der Eiweißstoffwechsel im Darm störungsfrei abläuft. Durch die Säuerung im Darm werden krankmachende Bakterien und Pilze an ihrer Vermehrung gehindert. Milchsäurebakterien könnte man daher als eine Art Gesundheitsbakterien bezeichnen. Rohes Sauerkraut ist eine Schutzkost. Sogar Durchfälle kann man, wenn es wiederum roh gegessen wird, damit behandeln, da es im gesamten Verdauungstrakt wirkt.

„Probiotisch", ja oder nein?

Bei der Joghurtherstellung wird gekochte und eingedickte Milch mit Milchsäurebakterien einer Milchsäuregärung unterzogen. Joghurt ist ein reines Naturprodukt, wie Sauerkraut auch, relativ eiweißreich und leicht verdaulich. Neuerdings kommen probiotischer Joghurt, aber auch andere probiotische Milchprodukte und Drinks auf den Markt. Nach dem derzeitigen Stand der Wissenschaft sind probiotische Milcherzeugnisse keineswegs gesünder als herkömmliche, zudem im Allgemeinen 50 bis 100 Prozent teurer. Die Zeitschrift „Ökotest" wies in ihrer Dezember Ausgabe 2001 darauf hin, dass probiotische Joghurts teilweise unverdauliche Ballaststoffe wie Oligofructose und Inulin beigesetzt seien. In hohen Dosen kann Oligofructose zu Durchfällen führen. Bei empfindlichen Personen reichen dazu schon geringe Mengen, die in einer Portion Joghurt enthalten sind. Prof. **Teubner**, Lebensmittelmikrobiologe an der T. H. Zürich bezweifelt, ob zusätzliche Bakterien die Darmflora eines gesunden Menschen verbesserten. Für ihn seien herkömmliche Naturjoghurts genauso gesund.

2. Eingeschränkt wertvoll

Eingeschränkt wertvoll für unsere Ernährung sind alle gebackenen Produkte aus Vollkornmehl, sämtliche gekochten Breie (aus Haferflocken, Vollkornmehl und Kleie) und alle gegarten Gemüse-, Fleisch- und Fischsorten. Vollkornprodukte brauchen eine Backtemperatur zwischen 200° und 250° Celsius. Nun hat man aber festgestellt, dass die Vitalstoffe im Vollgetreide bereits ab einer Temperatur von 160° Celsius zerstört werden. Die Frage erhebt sich, warum das Vollkornbrot für unsere Ernährung trotzdem wertvoll ist: Beim Backen wird Wasser des Teiges an der Brotoberfläche ständig verdampft. Es muss aus dem Brotinneren herausgezogen werden, wodurch es dort indirekt zu einer Kühlung kommt und die Temperatur kaum 95° erreicht. So gesehen ist die schmackhafte Brotkruste für unsere Ernährung zwar wertlos, aber ihr Inneres weist, abgesehen von der Zerstörung der Eiweißkörper, doch noch genügend gesundheitserhaltende Stoffe auf, um zu einer vollwertigen Ernährung beizutragen. Sinngemäßes gilt für Vollkornbrötchen.

Knäckebrot?

Nach schwedischen Originalrezepten wird es aus Roggen-Vollkornmehl, Salz und Wasser, ohne Konservierungsstoffe hergestellt. Gelockert wird der Teig entweder durch Hefegärung oder bei den ganz dünnen mürben Sorten mit kalter Luft. Das Knäckebrot benötigt eine Backzeit von etwa sieben Minuten, wodurch sich die Verluste bei den hitzeempfindlichen Vitaminen auf ein Minimum reduzieren. Auch im Knäckebrot stecken sekundäre Pflanzeninhaltsstoffe, unter anderem Lignane, welche die Entstehung von Brust-, Dickdarm- und Prostatakrebs verhindern können (siehe auch Abschnitt über die sekundären Pflanzeninhaltsstoffe).

3. Wenig beziehungsweise ungeeignet

Wenig, beziehungsweise ungeeignet für eine gesunde Ernährung sind alle durch Raffinierung gewonnenen Nahrungsmittel, wie Auszugsmehl, raffinierter Zucker, dann H-Milch, Fabrikmargarine und sämtliche Produkte, in welchen diese Erzeugnisse in wesentlichen Mengen enthalten sind.

Als Maßstab für die Qualität eines Lebensmittels gilt demnach nicht nur der bloße Kaloriengehalt, sondern die Vielzahl der in ihm wirksam gebliebenen Vitalstoffe. In den raffinierten und konservierten Produkten sind die Vitalstoffe durch industrielle „Verfeinerung“ weitgehend zerstört, so dass von den einstigen „Mitteln zum Leben“ mit ihren lebensnotwendigen Inhaltsstoffen fast nichts mehr übrig geblieben ist. Diese Nahrungsmittel sind daher nicht mehr natürlich und somit nicht gesundheitsbewahrend, sondern als ausgelaugte tote Materialien krankheitsfördernd. Entsprechende Versuche an Tieren konnten diese Ansicht in eindrucksvoller Weise bestätigen: Meerschweinchen und Affen erhielten ihre gewohnte Nahrung wie Karotten, Heu und Wasser, jedoch nicht frisch, sondern gekocht. Schwere Erkrankungen mit tödlichem Ausgang waren die Folge! Ratten hatte man mit Vollkornmehl und Wasser beziehungsweise mit raffiniertem Mehl und Wasser ernährt. Während die erste Gruppe gesund blieb, starben die Tiere der zweiten Versuchsgruppe nach kurzer Zeit. Demnach kann nur durch den Genuss von unverfälschten und nicht verfeinerten Lebensmitteln die Versorgung des menschlichen Organismus mit allen Vitalstoffen sichergestellt werden.

Das Kreuz mit dem Süßen

Wir Deutschen futtern im Durchschnitt 100 Gramm Zucker pro Tag, bewusst oder unbewusst, da Zucker in vielen Lebensmitteln „versteckt“ vorkommt. Limonaden, Colagetränke, Fruchtnektar, Gummibärchen, Tütensuppen, Senf und Ketchup enthalten alle reichlich Zucker. Zucker ist nicht nur ein Dick- sondern vor allem ein Krankmacher!

In zwei getrennten Studien warnen britische und amerikanische Forscher vor dem Verzehr von Süßigkeiten, die Fruchtzucker (Fructose) enthalten. Sie beeinflussen den Triglyceridspiegel im Blut ungünstig, was zu koronaren Herzkrankheiten und Schlaganfall führen kann.

Zucker gibt es in verschiedenen Arten. Produkte aus Zuckerrohr sind Rohrzucker und Melasse-Sirup. Zuckerrübenprodukte sind unser Haushaltszucker, brauner Zucker, brauner Kandis-Sirup und Zuckerrübensirup. Daneben gibt es als Naturprodukte Honig, Ahorn-Sirup und flüssigen Obstzucker. Zu den so genannten Industrie-Süßen zählen Traubenzucker, Milchzucker und Glukose-Sirup. Zucker-Austauschstoffe sind Fruchtzucker, Mannit, Xylit, Lactit und Maltit. Zu den Süßstoffen zählen Saccharin, Cyclamat und Aspartam, alles künstliche Erzeugnisse, die für Diabetiker geeignet sind, da sie die Blutzuckerwerte nicht beeinflussen.

Was ist eine vollwertige Kost?

Darunter versteht man eine Nahrung, die weder durch „Verfeinerung“ noch durch „Veredelung“ oder durch Konservierung mit chemischen Hilfsmitteln verändert wurde. Sie ist eine möglichst naturbelassene Kost. Sie verhindert ernährungsbedingte

Störungen der Gesundheit und trägt zu optimaler körperlicher und geistiger Verfassung bei. Sie liefert die für das Wachstum erforderlichen Stoffe, ist für den Ersatz der im Organismus verbrauchten und abgestorbenen Zellen erforderlich und dient als Energiespender für alle lebenswichtigen Vorgänge wie Muskelarbeit, Gehirntätigkeit, Herzleistung und Erhaltung der Körpertemperatur. Daß dies nicht nur im Kindes- und Jugendalter, sondern auch besonders für Erwachsene wichtig ist, liegt auf der Hand.

Eine eiweißreiche Ernährung ist erforderlich, da es als Baustoff aller Zellen, besonders der des Gehirns dient. Es kommt vor, dass Personen Fleisch, eine der hauptsächlichen Eiweißquellen, ablehnen. Dann müsste man auf andere eiweißreiche Lebensmittel zurückgreifen, zum Beispiel Vorzugsmilch und sämtliche Milchprodukte, Geflügel, Fisch, Eier, Vollkornerzeugnisse und nicht zuletzt Hülsenfrüchte.

Sind Sie auf Kantinenverpflegung angewiesen, sollten Sie wissen, dass diese Art der Verköstigung nur in den seltensten Fällen optimal sein kann!

Diät oder Schonkost, ist das noch „in"?

Oft wird dem Kranken eine so genannte Diät oder Schonkost verordnet, die es fast gegen jede Krankheit gibt. Ob Magenschleimhautentzündung oder –geschwür, ob Leber-, Gallen- oder Nierenerkrankungen, ob Darm- oder rheumatische Krankheiten, ob Herz- oder Kreislaufstörungen, alles wird mit einer „entsprechend ausgeklügelten" Diät behandelt. Hauptbestandteil dieser Diäten sind neben Toast- und Weißbrot, gekochtem Gemüse und gekochtem Fleisch noch Kompotte und Säfte, weil sie angeblich leicht verdaulich sind. Man übersieht dabei völlig, dass diese Nahrungsmittel raffiniert und denaturiert sind, Nahrungsmittel also, die sogar Ursache der jetzt zu behandelnden Krankheit sein können. Der so Behandelte wird durch diese Art von „Diät" oder Schonkost mit Sicherheit nicht gesund, eher noch kränker!

„Funky Fries" oder „Verrückte Fritten", so heißt ein neues Sortiment Pommes. Es wird braune Schokoladen-Pommes, zimtüberstreute Pommes und blaue Pommes geben mit den klingenden Namen „Cinna-Stiks", dann „Crunchy Rings", das sind ringförmige Pommes und „Cool Blue". Wenn den Kindern, der Zielgruppe dieser Kreationen, da nicht das Wasser im Munde zusammenläuft! Kinder wurden nämlich befragt, was sie dazu bewegen könnte, noch mehr Pommes zu essen. Kein Kommentar!

Fast Food

Vor über 30 Jahren haben Hamburger und Co. einen Siegeszug in Deutschland angetreten. Nicht nur Jugendliche und ältere Singles stehen verstärkt auf „schnelles Essen", sondern vor allem bei Kindern sind Fast-Food-Snacks immer beliebter; obwohl eine derartige Ernährung äußerst gesundheitsschädlich ist, wie Ernährungsexperten, so die staatliche Beratung für Ernährung und Hauswirtschaft in München, feststellen.

Es handelt sich dabei um Chips, billiges Gebäck und Nuss-Nougat-Cremes, die reichlich Trans-Fettsäuren enthalten. Diese ungesunden Fette entstehen, wenn pflanzliche Öle gehärtet und dann zu billigen Produkten weiterverarbeitet werden.

Schwangere und stillende Frauen sollten alle Produkte, wie billige Backfette in denen Trans-Fettsäuren (gehärtetes Fett) enthalten sind, meiden, da sie den Stoffwechsel der lebensnotwendigen mehrfach ungesättigten Fettsäuren behindern. Stattdessen sollten sie ihre Speisen mit hochwertigen pflanzlichen Fetten und Ölen (Reformmargarine, Oliven- oder Rapsöl und auch Butter) zubereiten (s. S. 182). Die gleiche Empfehlung gilt uneingeschränkt für die Ernährung von Kindern jeden Alters und Erwachsenen.

Sogar im Kindergarten werden Kinder an Fast Food gewöhnt.

Wie Stichproben der Verbraucherzentrale Bayern ergaben, ist es vorgekommen, dass Kindern in Kindertagesstätten u.a. Leberkäse, Tütensuppen, zerkochte Kartoffeln, Fleisch, Überwürztes, Dampfnudeln mit Instantvanillesoße und Süßes angeboten wurden, aber viel zu wenig Obst, frische Salate, Gemüse und Milch.

Vorbildlich dagegen sind Erzieherinnen, die mit den Kleinen regelmäßig den Wochenmarkt zum Einkaufen aufsuchen und selbst Gemüse und Kräuter ziehen und dann alles frisch zubereiten.

Es gibt auch Kindergärten, die von Tiefkühlkost-Firmen beliefert werden. Hier ließe sich ohne weiteres eine vollwertige Kost zusammenstellen, was oft mangels nötiger Ausbildung der Erzieherinnen unterbleibt.

Gesundheitsbewussten Eltern bleibt dann oft nichts anderes übrig, als den Kindern ein gesundes Pausenbrot (Vollkornbrot, Obst, Milch evtl. zuckerfreie Getränke) mitzugeben und die Mängel der Kindergarten-Kost zu Hause so gut wie möglich auszugleichen.

In den Kindertagesstätten verzehren ganztägig betreute Kinder zwei bis drei Mahlzeiten täglich.

Das Speisenangebot der KITAS entspricht in seiner Zusammensetzung gewöhnlich den Ernährungsgewohnheiten des Großteils unserer Bevölkerung: Zu fett, zu süß, zu salzig, zu ballastsfoffarm.

„Functional Food“ Gesundheitskost, sinnvoll, überflüssig oder gefährlich?

Die beste „Functional Food“ ist immer noch eine möglichst naturbelassene ausgewogene Ernährung mit reichlich Obst, Gemüse, Milch- und Vollkornprodukten.

Sie kann sinnvoll sein, nämlich dann, wenn jemand z.B. an einer Milchallergie leidet und daher eine ganz bestimmte Kost zu sich nehmen muss.

Schädlich kann sie dann sein, wenn in ihr Zusatzstoffe überdosiert werden. Zuviel Kalzium kann Blutdruckabfall nach sich ziehen, zuviel Vitamin A kann Erbrechen und Schwindel verursachen.

Darauf wies die Verbraucherzentrale Nordrhein-Westfalen in Düsseldorf hin. Dies gilt für Diätprodukte ebenso wie für Multivitamin- und Mineralstoffpräparate, Kinder-Milchprodukte und Energie-Getränke, neudeutsch Energydrinks.

Die Düsseldorfer Verbraucherzentrale bemerkte zu letzteren, dass Freizeitsportler getrost auf derartige Getränke, Power-Riegel und –Pulver verzichten könnten. Die meisten dieser Produkte seien zu teuer und zudem überflüssig. Viele der in der Werbung angepriesenen Wirkungen wurden bislang wissenschaftlich nicht untersucht bzw. nachgewiesen. Sinnvolle Leistungssteigerungen seien neben der weiter oben angeführten Ernährung ein regelmäßiges Training.

Zu diesem Thema erklärte die Verbraucherzentrale weiter, dass Diätprodukte nicht zwangsläufig Schlankmacher seien, da sie meist ebenso viele Kalorien liefern wie normale Produkte.

Bei Ernährungswissenschaftlern stoßen die beliebten Multivitamin- und Mineralstoffpräparate auf wenig Gegenliebe. Es ist zu simpel gedacht, sich mit derartigen Kapseln, Pillen oder Brausetabletten Gesundheit erkaufen zu können. Hier ist die gesunde Ernährung die Grundlage für Gesundheit und Fitsein.

Bei dieser Gelegenheit sollte man auch die Lightprodukte erwähnen, die nach Einschätzung der Verbraucherzentrale selten hilfreich sein. Da sie nun mal „leicht“ sind, sättigen sie weniger und entsprechend mehr davon wird konsumiert. In der Natur gibt es ungezählte kalorienarme Lebensmittel, auf die sollte man zurückgreifen wenn man Zucker und Fett einsparen will. Im Handel seien auch Mehrkornbrote mit den Fantasienamen wie „Vitalbrot“ oder „Fitnessbrot“, bei denen oft nicht einmal durch Nachfrage die genaue Zusammensetzung zu erfahren ist. Gesund sind ohne Einschränkungen Brot oder Brötchen aus dem vollen Korn oder Schrot.

Auf die Vor- und Nachteile von Kinderlebensmitteln wurde an anderer Stelle ausführlich eingegangen.

Laut Verbraucherzentrale Nordrhein-Westfalen sind auch nicht alle Energydrinks gesundheitsfördernd und nützen nur wenig. Wie bei Kaffee und Cola beruhe die aufputschende Wirkung auf dem Koffeingehalt. Nur seien solche Getränke um ein Vielfaches teurer. Beides, Müdigkeit und Leistungsstress würden nicht vertrieben, sondern überdeckt. Wegen ihres hohen Zuckergehaltes seien die Getränke für Sportler nur bedingt geeignet. Fazit der Verbraucherschützer: „Hinter der Gesundheitskost aus der Werbung steckt nicht automatisch auch gesunde Kost“.

Zitat aus dem Deutschen Ärzteblatt vom 2. April 1999: „Functional food ist der bislang unscharf definierte Sammelbegriff für Lebensmittel, die die Lücke zwischen Nahrung und Medikament schließen sollten“.

Dazu gehören: „Probiotische“ Joghurts, vitaminangereicherte Obstsäfte, Margarine-Sorten mit cholesterinsenkenden pflanzlichen Zusätzen. Zitiert wird in besagtem Artikel Gerhard Rechkammer von der Bundesforschungsanstalt für Ernährung in Karlsruhe, der der Meinung ist, dass „in zehn Jahren die Hälfte der Lebensmittel als Functional food vermarktet wird“. Typisch ist, dass diese Lebensmittel nicht bei akuten Beschwerden helfen sollen, sondern auf eher langfristige Gesundheitsrisiken wie Herz-Kreislauf-Krankheiten oder Krebs zielen.

In bewusstem Artikel wird besonders hervorgehoben, dass „Obst und Gemüse nicht wegen einzelner Substanzen gesund ist, sondern weil sie eine ausgewogene Mischung vieler Stoffe enthalten“. Wenn einem Lebensmittel nur einer oder wenige dieser Bestandteile zugefügt werden, sei es deshalb noch lange nicht mit dem naturbelassenen Original vergleichbar. Auf EU-Ebene fände ein Tauziehen statt, welche wissenschaftlichen Anforderungen ein Lebensmittel erfüllen muss, um das werbewirksame Prädikat „gesundheitsfördernd“ tragen zu dürfen. Sicher sei zumindest, so Rechkammer, dass die Anforderungen an funktionelle Lebensmittel „nicht die Standards von Arzneimitteln erreichen werden“. Rechkammer ergänzt weiter, dass „daran die Industrie kein Interesse habe, weil die nötigen Erprobungen Jahre dauerten und sehr teuer würden. Dann wären die Produkte auch so teuer wie Medikamente.

Bemängelt wird von Ernährungswissenschaftlern, dass billige Nektare, die nur etwa zur Hälfte aus Saft bestehen, zur Hälfte aber aus Wasser und Zucker, angereichert werden würden. „Der Sinn kann nicht sein, minderwertigen Lebensmitteln ein Alibi zu verschaffen. Ansonsten könnten die vermeintlich „gesundheitsfördernden“ Lebensmittel sogar dazu führen, dass wirklich gesunde, beispielsweise Obst und Gemüse, verdrängt würden.

Zum Schluss noch die Position der Deutschen Gesellschaft für Ernährung (DEG). Funktionelle Lebensmittel sind nicht in der Lage, die Defizite einer unausgewogenen Ernährung auszugleichen. Sie sind nur im Rahmen einer vollwertigen Ernährung empfehlenswert. Jemand, der sich vollwertig ernährt, könne auf diese Lebensmittel gut verzichten.

Gen Food – Gentechnisch veränderte Nahrungsmittel

Wer glaubt, dass nur Mais und Soja gentechnisch verändert werden, der irrt. Die Palette der veränderten Nutzpflanzen und deren Eigenschaften wachsen zusehends. Neben Reis, Baumwolle, Kartoffeln, Tomaten (Anti-Matsch-Tomaten, die mit einem Mähdrescher geerntet werden), werden auch Zuckerrüben, Gurken und andere Gemüsesorten genetisch verändert. Es sollen Resistenzen gegen Schädlinge, Krankheiten oder bestimmte Herbizide (Herbizidresistenz) geschaffen werden.

Da gibt es z.B. Kartoffeln (gegen Kartoffelkäfer), Mais und Reis, die mit einem Insektenkiller-Gen sich selbst vor Schädlingen schützen. Gurken und Melonen bauen dank eingeschleuster Gene eine eigene Barriere gegen ihre typischen Krankheiten auf. Mit einem Anti-Frost-Gen werden Erdbeeren kälteresistent gemacht. Der Haken bei dieser Manipulation: Dieses Anti-Frost-Gen stammt von einem Fisch. Ob Fisch-Allergiker, die bisher unbesorgt Erdbeeren essen konnten, aber auf Fischeiweiß reagieren, die genveränderten Beeren weiter essen können, ist noch ungeklärt. Öl und Margarine werden aus genmanipuliertem Soja und Cornflakes oder Kekse aus Sojamehl hergestellt. Es gibt auch Schokolade mit dem gentechnisch erzeugten Zusatzstoff Lecithin, Labferment für die Käsefabrikation und Hefe für Brot aus gentechnisch manipulierten Bakterien.

Der „Clou“ sind blaue Rosen aus einem japanischen Genlabor.

Man versucht in einer weiteren Entwicklungsstufe den Fett-, Aminosäuren- oder Kohlenhydrathaushalt der Pflanzen zu verändern, um hochwertigere oder schmackhaftere Nahrungsmittel (der Autor vermeidet absichtlich den Begriff „Lebensmittel“) zu produzieren.

Greenpeace konnte auf einem deutschen Versuchsacker feststellen, dass transgener Mais sich mit konventionellem Mais, von einem Nachbarfeld über den Pollenflug gekreuzt hat! Das Ergebnis waren transgene Maiskolben, bei denen die gentechnisch hinzugefügten Resistenzgene nachgewiesen werden konnten. In einem wissenschaftlichen Artikel heißt es wörtlich: „Auf die Weise verwischt die Grenze zwischen gentechnisch veränderten und unveränderten Pflanzen, und damit wird die Kennzeichnungspflicht genetisch veränderter Lebensmittel zur Makulatur“. Greenpeace: „Der gesundheitsgefährdende Genmais gehört weder auf den Acker noch auf den Teller“.

Bereits 1998 wurden fast 40 % der Sojaernte aus dem Hauptexportland USA mit genmanipuliertem Saatgut hergestellt. Sojaprodukte sind in rund 30 000 verschiedenen Nahrungsmitteln enthalten, sogar in Säuglingsnahrung, wie Mitarbeiter von Greenpeace herausfanden. „Butterfinger“, ein aus den USA importierter Schokoriegel, wird mit Cornflakes aus gentechnisch verändertem Mais hergestellt. Wissenschaftler beobachteten weltweit, dass Krankheitserreger zunehmend widerstandsfähiger werden. Schuld daran sind resistente Bakterien, die über Fleisch in Massentierhaltungen übertragen werden. Diese Entwicklung wird durch die Verbreitung von Gen-Food mit Sicherheit noch verstärkt.

Die „Novel-Food-Verordnung“ der EU existiert seit 1997. Darin werden die Nahrungsmittelhersteller gehalten zu deklarieren, ob ihre Produkte auch gentechnisch veränderte Rohstoffe oder Zutaten enthalten. Trotzdem ist eine sichere Identifizierung unmöglich. Bisher mussten nur Lebensmittel als gentechnisch verändert deklariert werden, wenn **1.** darin verändertes Erbgut oder veränderte Eiweiße (Gen-Mais und Gen-Soja) nachweisbar sind und sein Anteil beabsichtigt verarbeitet wurde und **2.** nachweisbare, genetisch veränderte Rohstoffe aus Gen-Mais oder Gen-Soja unbeabsichtigt verarbeitet wurden und dabei in dem Erzeugnis den Grenzwert von über einem Prozent überschreiten. In der Zutatenliste soll dann stehen: „gentechnisch verändert“, „aus genetisch veränderten Sojabohnen / Mais hergestellte (s/n)...“. Andere gentechnisch hergestellte Aroma- und Füllstoffe müssen nicht angegeben werden! Das bedeutet, dass Lachs, wenn mit Somatosalm, einem genetisch hergestellten Wachstums-Hormon gefüttert wird, dieses Gen-Präparat auf keiner Zutatenliste erscheint. Der Verbraucher weiß nicht, ob in den Nahrungsmitteln gentechnische Anteile stecken oder nicht. So weiß man beim Käse auch nicht, ob er mit Gen-Lab hergestellt wurde oder nicht. Die Verbraucherzentrale Bayern schätzt, dass etwa zwei Drittel aller verarbeiteten Lebensmittel mit gentechnisch veränderten Stoffen in Berührung kommen.

Die EU-Agrarminister haben sich Ende 2002 auf einen neuen Kompromiss geeinigt: Lebens- und Futtermittel, die gentechnisch veränderte Organismen enthalten, müssen künftig ab einem Schwellenwert von 0,9 Prozent gekennzeichnet werden.

Garantiert gentechnikfreie Produkte tragen ein Öko-Siegel wie zum Beispiel Bioland, demeter, Biopark, Naturland. Das Gütesiegel garantiert, dass die Erzeugnisse aus kontrolliert ökologisch arbeitenden Betrieben stammen.

Auch das ist eine Art Prävention, Sie darüber in Kenntnis zu setzen.

Lebensmittel sind nicht unbeschränkte Zeit haltbar

Alle Lebensmittel verderben nach einer gewissen Zeit. Durch die Einwirkung des Luftsauerstoffs, der Temperatur und der Luftfeuchtigkeit werden auf fermentativem Wege Oxydationsprozesse in Gang gesetzt, die eine Minderung der Vitalstoffe und letztlich eine Zersetzung bewirken. Das ist der Grund, weswegen zum Beispiel Vollkornmehl oder Kleie möglichst rasch verarbeitet werden sollten. Da alle Lebensmittel organischer Herkunft sind, müssen sie durch Erhitzen, worunter Kochen, Garen, Dünsten, Braten, Grillen und Backen zu verstehen ist, nicht mehr rückgängig zu machende Veränderungen erleiden, beim Grillen sogar gesundheitsschädigende, die je nach Hitzegrad und Einwirkungsdauer bei Vitaminen den Gesamtverlust, beim Eiweiß die Denaturierung einschließlich der Zerstörung der Enzyme, die ja Eiweißkörper sind, und den Verlust der natürlichen Geschmacksstoffe bedeuten können.

Lagerung von Lebensmitteln

Vorweg sei vermerkt, dass es in unserer gesamten hochtechnisierten Welt kein einziges Verfahren gibt, das in seiner Art der Konservierung von Lebensmitteln an Einfachheit, Genialität, Güte und Perfektion der Natur gleichkommen würde. Als Beispiel dienen alle Pflanzensamen und die Eier der Vögel und Reptilien.

Tiefkühlung

Tiefkühlung von Fleisch, Fisch, Obst und Gemüse zum Zwecke ihrer Lagerung über einen längeren Zeitraum empfiehlt sich, da der Verlust an lebenswichtigen Stoffen relativ gering ist. Anders ist es schon bei tiefgekühlten Fertigmenüs, die durch Erhitzung bei ihrer Zubereitung doch bereits den größten Teil dieser Substanzen verloren haben. Bei der Werbung für diese Produkte wird mehr oder weniger die Bequemlichkeit der Verbraucher angesprochen und auf sie gesetzt.

Sterilisierung

Die klassische Methode der Konservierung ist nach wie vor die Sterilisierung der Lebensmittel unter Hitzeeinwirkung und ihr Verschluss in Blechdosen. Man will dadurch etwaige Krankheitserreger vernichten und die Ware haltbar machen, allerdings auch hier wieder um den Preis des Verlustes fast aller Vitalstoffe. Weil dies so ist, versuchte man, mit chemischen Verbindungen, ja sogar durch Bestrahlung die Lebensmittel zu konservieren. Wegen möglicher gesundheitlicher Schäden hat man bei uns inzwischen die Bestrahlung wieder verboten, ebenso wie eine Reihe chemischer Konservierungsmittel, deren krebsfördernde Wirkung experimentell nachgewiesen werden konnte. Weil auch die heute noch zur Konservierung zugelassenen Stoffe mit Sicherheit nicht unbedenklich sind, wurden die Hersteller derartiger Nahrungsmittel verpflichtet, auf die Verpackung ihrer Produkte die verwendeten Konservierungsstoffe anzugeben. So wird auf elegante Weise der schwarze Peter dem Verbraucher zugeschoben; denn er allein soll nun entscheiden, welches dieser Erzeugnisse für seine Gesundheit abträglich ist oder nicht.

Ich erwähnte bereits, dass man auch den neu entwickelten Konservierungsstoffen mit einer gewissen Skepsis gegenüber treten sollte; denn ein chemischer Stoff, der imstande ist, irgendwelche nachteiligen Veränderungen der Nahrungsmittel zu verhindern, und der obendrein bewirken soll, dass keine Bakterien wachsen, der soll auf der anderen Seite so „harmlos“ sein, dass er dem menschlichen Organismus nicht schadet? Zumindest gewisse Zweifel scheinen mir berechtigt.

Auf die Nahrungszubereitung kommt es an!

Die Kunst der schonenden Nahrungszubereitung besteht darin, dass ihre Vitalstoffe weitgehend erhalten bleiben, nicht durch starke Hitze verändert und zugleich Aromastoffe noch unterstrichen und verstärkt werden. Dazu gehört auch die Verwendung frischer Kräuter, wie es in südlichen Ländern üblich ist. Ihre wichtigen Inhaltsstoffe sind neben Vitaminen, Mineralstoffen und Spurenelementen sekundäre Pflanzeninhaltsstoffe, unter anderem Bitter- und Gerbstoffe, Zucker- und Eiweißverbindungen, ätherische, das heißt leicht flüchtige Öle, Harze und Farbstoffe, zum Beispiel Chlorophyll. Als Faustregel sollte gelten: Möglichst viele frische Kräuter und dafür kaum Salz verwenden. Zu den klassischen Kräutern, von denen manche in der deutschen Küche kaum oder überhaupt nicht verwendet werden, zählen: Basilikum, Bohnenkraut (das übrigens die Verdauung von Hülsenfrüchten erleichtert), Dill, Estragon, Kresse, Majoran, Oregano und Thymian. Neben den hohen Vitaminverlusten führt zu starkes Kochen zu Veränderungen der unverdaulichen Faserstoffe. Durch den Kochvorgang können sie leichter abgebaut werden. So verlieren Karotten 19,5 % ihrer Ballaststoffe und Äpfel sogar 33 % (Landwirtschaftliche Forschung). Zu lange Kochdauer in schlechten Töpfen zerstört hitzeempfindliche und wasserlösliche Vitamine. Durch zu viel Kochwasser werden sie ausgelaugt. Wenn der Deckel ganz fehlt oder nicht gut schließt, werden luftempfindliche Vitamine durch Sauerstoffzutritt zumindest teilweise zerstört.

Fleisch sollte man nicht zu lange bei zu hoher Temperatur garen. Wird es in der Pfanne gebraten, verliert es 40 – 50 % der Vitamine der B-Gruppe. Beim Zubereiten im Backofen können es bis zu 60 % sein. Damit die Vitamine erhalten bleiben, ist eine schonende Zubereitung der Speisen erforderlich, was zum Beispiel beim Garen ohne zusätzlichen Fett- und Wasserzusatz möglich ist. Gemüse sollte nicht gewässert und tropfnass ohne weiteren Wasserzusatz in den Topf gegeben werden, am besten in einen Edelstahltopf. Bratfleisch legt man zum Braten ohne Fett auf den trockenen aufgeheizten Boden eines solchen Topfes. Die Fleischporen schließen sich dann sofort, das Fleisch kann nach Anbräunen bei geschlossenem Deckel garen. Bei schonendem Garen, niedrigen Temperaturen unter dem Siedepunkt und mit wenig Wasserzusatz wird vom Boden eines solchen Topfes nur so viel Hitze abgegeben, dass die feuchtheiße Luft nach oben steigt, sich am

Deckel abkühlt und kleine Flüssigkeitstropfen wieder zurückfallen. Ein feuchter Kondenzwasserfilm zwischen Topf und Deckel verhindert bei normalem Druck, und unter dem Siedepunkt gegart, den Dampfaustritt und die Berührung mit Luftsauerstoff. Auch Schnellkochtopf, Wok, Römertopf, Schnellbratpfanne und Bratfolie sind keine Vitamintöter und ebenfalls gut zum Zubereiten von Speisen zu verwenden.

Was viele nicht wissen:

Immer mehr kleine und mittlere „gut bürgerliche" Restaurants setzen ihren ahnungslosen Kunden aufgewärmte Fertiggerichte aus Großküchen vor.

Was soll ich essen und trinken?

Diese Kost, die hier vorgeschlagen wird, ist die physiologische Normalkost. Sie war es früher über die Jahrhunderte, abgesehen von den letzten 150 Jahren! Sie sorgt für Ihr persönliches Wohlergehen und macht auch nicht dick! Um sich gesund zu ernähren, sollten Sie die folgenden fünf Punkte beherzigen:

1. Sie sollten eine eiweißreiche Nahrung zu sich nehmen. Den weiter oben genannten Milchprodukten und Fischmahlzeiten sollten Sie gegenüber einer „Fleisch- und Fettmast" den Vorzug geben. Wild, Geflügel und Fisch sind Fleisch und Wurstwaren allemal vorzuziehen.
2. Sie sollten ballaststoffreich essen. Ballaststoffe sind als Bestandteile aller Pflanzen natürliche Füll- und Quellstoffe. Es handelt sich um lösliche und unlösliche Kohlenhydrate. Zu letzteren gehören Zellulose als Gerüstsubstanz, Hemizellulose aus Membranbestandteilen und Lignin, das den holzigen Anteil von Membranen bildet. Lösliche Ballaststoffe, wie zum Beispiel Pektin, das in vielen Obstsorten vorkommt, zeichnen sich besonders durch sein großes Quellvermögen aus. Es bindet den Saft in den Früchten. Inulin besteht aus Fruchtzuckermolekülen, die als Nahrungsquelle für die nützlichen Darmbakterien dienen. Es findet sich unter anderem in Äpfeln, Bananen, Zwiebeln, Lauch, Spargel, Artischocke, Zichorienwurzel und Topinambur. Schleimstoffe sind weitere lösliche Ballaststoffe, die sich in den Schleimschichten des Getreides finden. Galakto-Mannane kommt in Gerste und Hafer vor, Pentorane in Roggen und Carubin im Johannisbrotkernmehl. Quellstoffe sind für die Gesundheit vor allem deswegen so wichtig, weil sie im Darm neben Abbauprodukten, die im Darm selbst entstehen, wie zum Beispiel sekundäre Gallensäure und mit der Nahrung aufgenommene Schadstoffe (Schwermetalle und Pestizide) binden. Durch die Anwesenheit von Pektin und Inolin kommt es zu einer vermehrten Ausscheidung von Gallensäuren. Dies bewirkt wiederum eine vermehrte Gallensäurebildung in der Leber, zu deren Herstellung Cholesterin unerlässlich ist, wodurch der Cholesterinspiegel im Blut sinkt. Darmbakterien bauen die wasserlöslichen Ballaststoffe zu kurzkettigen Fettsäuren ab. Es entstehen Essigsäure (Acetat), Buttersäure (Butyrat) und Propionsäure (Propionat). Sie alle senken ebenfalls die Cholesterinsynthese. Nützlicher Nebeneffekt bei Zuckerkranken: Sie glätten die Blutzuckerspitzen, indem Stärke und Doppelzucker langsamer zu Einmalzucker (Traubenzucker) abgebaut werden.

   Zwei Drittel der Nahrung sollte aus Obst, Gemüse, aus Rohkost wie Salaten, Rohgemüse und eventuell Getreidekeimen bestehen. Kartoffeln als Pellkartoffeln (natürlich keine Pommes frites oder Chips), Hülsenfrüchte und Vollkornprodukte (auch Vollkornnudeln und Vollkornreis) sind ebenfalls alles ballaststoffreiche Lebensmittel. Statt Fett Butter, kaltgepresste Pflanzenöle oder Reformhausmargarine verwenden. In diesem Zusammenhang sollte erwähnt werden, dass sich, speziell bei ballaststoffarmer Kost, die Gallenflüssigkeit eindickt, und sich ohne regelmäßige Entleerungsreize – bei ballaststoffreicher Ernährung ist das gegeben – häufig Gallensteine bilden.

Was Ballaststoffe alles können

Bei ballaststoffreicher Kost steigt der Blutzucker langsamer an. Dadurch werden gefährliche Blutzuckerspitzen verhindert (s. S. 134 u. ff.)

Ohne diese Art der Ernährung gibt es keine Gewichtsabnahme (s. S. 90). Das fängt schon beim Kauen an. Bei einer Speise, die reich an Ballaststoffen ist, muss man wegen ihres Faserreichtums automatisch länger kauen als sonst. Da dadurch die Speisenaufnahme insgesamt länger dauert, und Ballaststoffe obendrein im Magen aufquellen, wird das Sättigungsgefühl gefördert. Man ist einfach früher satt und isst mengen- und kalorienmäßig weniger.

Ballaststoffe senken erwiesenermaßen zu hohe Blutfettwerte. Im Dünndarm binden sie durch ihr großes Volumen Gallensäure und Cholesterin. Da aber der Körper für die Verdauung Gallensäure benötigt, muss in der Leber neue gebildet werden, wozu Cholesterin aus dem Blutkreislauf abgerufen wird, was den Blutcholesterinspiegel wiederum senkt. Wie Studien gezeigt haben, bis zu 25 Prozent. (s. dazu S. 125).

Ballaststoffe sind das Mittel schlechthin gegen chronische Stuhlverstopfung (s. S. 115). Sie vermögen überdies, dank ihrer Inhaltsstoffe, die Entstehung von Krebsgeschwülsten (s. S. 96 u.ff. und S. 124 u.ff.) zu verhindern.

Im Dickdarm werden diejenigen Kohlenhydrate, die von den Verdauungsenzymen des Dünndarms nicht aufgespalten werden können, von Bakterien abgebaut (s. S. 126).

Und schließlich profitiert das gesamte Immunsystem von einer ballaststoffreichen Ernährung, da man davon ausgehen kann, dass die Darmflora intakt ist; denn eine gesunde Darmflora wehrt Schadstoffe ab, die sonst ungehindert in den Blutkreislauf eindringen könnten.

3. Der Genuss wenig beziehungsweise ungeeigneter Nahrungsmittel sollte möglichst unterbleiben.
4. Sie sollten zusätzlich möglichst wenig Kochsalz verwenden. Es ist ohnehin in verschiedenen Lebensmitteln (Brot, Brötchen, Käse) enthalten. Empfehlenswert ist die Mittelmeerkost, die in allen südlichen Ländern, von Portugal bis zur Türkei verbreitet ist: Kaum tierisches Fett, wenig Fleisch, dafür Fisch und Meeresfrüchte, viel Obst, Salate, Gemüse, reichlich Kohlenhydrate wie Nudeln, Reis, Brot und Olivenöl. Bei relativ kurzer und schonender Zubereitung der Speisen bleiben alle Vitalstoffe größtenteils erhalten.
5. Sie sollten ausreichend Flüssigkeit zu sich nehmen, etwa 2 – 2 $^{1}/_{2}$ Liter täglich. Am besten Kräutertees, Fruchtsäfte (keinen Fruchtnektar, denn der enthält nur wenig Fruchtfleisch, dafür aber Zucker) und Mineralwasser. Letzteres sollte vor allen Dingen wenig Natrium und Chlor enthalten, da es sich bei beiden zusammen um Kochsalz handelt. Dafür sollte das Wasser reich an Magnesium und Kalium sein. Es sollte nicht mehr als 0,2 mg /l Nitrat enthalten und Nitrit überhaupt nicht nachweisbar sein (siehe Analysenangabe auf dem Etikett). Auf gezuckerte Limonaden und Colagetränke sollten Sie verzichten.

Ist grüner Tee gesünder als schwarzer?

Die reichlich im Tee enthaltenen sekundären Pflanzeninhaltsstoffe verringern sowohl das Auftreten von Herz- Kreislauferkrankungen als auch das Krebsrisiko schlechthin. Verantwortlich dafür sind die im Tee enthaltenen Catechine und Phenole. Zwischen grünem und schwarzem Tee gibt es in jeder Hinsicht erhebliche Unterschiede. So konnten in einer Untersuchung an der Jenaer Universität für grünen Tee eine zwei- bis zehnfach höhere Catechinkonzentration gegenüber schwarzem Tee nachgewiesen werden, während der Gehalt an Phenolen nur geringfügig über denen des schwarzen Tees lag. Grüner Tee verbessert nachweislich die Leberfunktion und beugt damit chronischen Leberentzündungen vor. Außerdem senkt er die Blutfettwerte. Sein hoher Fluoridgehalt härtet den Zahnschmelz und hemmt durch die Wirkung der Theaflavine die Vermehrung der Kariesbakterien. Zu den großen Differenzen an sekundären Pflanzeninhaltsstoffen kommt es durch das unterschiedliche Herstellungsverfahren der beiden Teearten.

Bei grünem Tee werden die Blätter lediglich blanchiert, wobei ihre enzymatische Aktivität gebremst wird. Ganz anders bei Schwarztee. Hier wird der Tee neben den üblichen Trocknungsvorgängen zusätzlich fermentiert. Durch diesen Vorgang werden besonders die Catechine enzymatisch abgebaut, wodurch seine bräunliche Farbe und sein typisches Aroma entstehen. Bei beiden Teearten werden mit zunehmender Aufbrühtemperatur mehr sekundäre Pflanzeninhaltsstoffe extrahiert. Um bei grünem Tee einen bitteren Geschmack zu vermeiden, wird zum Aufbrühen eine Wassertemperatur von 80° Celsius empfohlen.

Frühstück, ein „Stiefkind" der Deutschen!

Nach Erhebungen der Zeitschrift „Young Look" der Berufsgenossenschaft für Gesundheitsdienst und Wohlfahrtspflege beginnen die meisten Deutschen den Tag ohne zu frühstücken. 43 Prozent der Männer und sogar 59 Prozent der Frauen verlassen das Haus frühmorgens mit leerem Magen. Etwa ein Drittel der Männer und Frauen hätten morgens zwar Hunger, würden aber nur wenig auf die Schnelle essen. Was der Gesundheit zuträglich wäre, ein ausgewogenes Frühstück in Ruhe, das gönnen sich nur 27 Prozent der befragten Männer und bloß 14 Prozent der Frauen, Das Null-Acht-Fünfzehn-Frühstück besteht dann in der Regel aus Kaffee, Weißbrot mit Butter, Marmelade, Honig, aber auch Wurst und Käse, dazu kommt bei jedem vierten Mann und jeder fünften Frau ein gekochtes Ei auf den Frühstückstisch. Müsli und Obst isst morgens nur jeder zehnte Mann und jede fünfte Frau.

Wie könnte eine gesunde Ernährung aussehen?

Zum Frühstück ein Müesli mit Joghurt, Obst und Vollkornbrot oder –brötchen. Das Mittagessen sollte ebenfalls kohlenhydratreich und fettarm sein. Gerichte aus Fisch, magerem Fleisch, fettarmen Soßen, Kartoffeln, Vollkornnudeln und –reis, kombiniert mit Gemüse und frischem Salat. Als Abendessen empfehlen sich warme Speisen wie zum Beispiel Kartoffel- oder Getreidegerichte, Teigwaren, Reisspeisen, Gemüse oder eine kalte Mahlzeit mit Vollkornbrot. Um den kleinen Hunger zwischendurch zu stillen, sollte man zu Obst oder Vollkornkeksen greifen.

Mangelernährung und Austrocknung im Alter

Hauptgründe, warum ältere Menschen sich oft mangelhaft ernähren, sind verminderter Appetit, schlechter Zustand der Zähne, reduzierte Geschmacksempfindung, Erkrankungen im Mund und Hals und eventuelle Schluckstörungen. Bei rund einem Drittel aller Pflegeheimbewohner seien Ernährung und Flüssigkeitsaufnahme unzureichend, so der Verein zur Förderung der gesunden Ernährung und Diätetik. Austrocknung führt zu massiven Verdauungsstörungen, schlechtem Allgemeinzustand und erheblichen Hirnleistungsstörungen. Wer regelmäßig zu wenig trinkt, altert insgesamt schneller. Dabei sollte man bedenken, dass Bohnenkaffee, schwarzer Tee und Alkohol keine Durstlöscher sind.

Verdauungsleukozytose

Nach dem Verzehr unserer üblichen gekochten und gebratenen Kost fühlt man sich oft nicht nur unbehaglich, voll und müde, sondern es kommt regelmäßig zur sogenannten

Verdauungsleukozytose. Es handelt sich dabei um eine physiologische (?) Vermehrung der weißen Blutkörperchen, so wie sie sonst bei jedem Entzündungsgeschehen im Körper festzustellen ist.

Die weißen Blutkörperchen treten als eine Art Gesundheitspolizei immer nur dann auf, wenn es gilt, für den Körper schädliche Keime zu bekämpfen. Man hat festgestellt, dass beim Genuss von Rohkost diese Reaktion des Körpers ausbleibt, woraus man schließen kann, dass mit unserer Wohlstandsnahrung für den Organismus schädliche Substanzen aufgenommen und durch die Leukozyten vernichtet werden.

Die Verdauungsleukozytose ist demnach nichts anderes, als eine Abwehrreaktion des Körpers auf für ihn schädliche Stoffe! Besteht ein Essen aus gekochten Speisen und Frischkost, so bleibt dann die Vermehrung der weißen Blutkörperchen aus, wenn man mengenmäßig genügend Rohkost vor der gekochten Nahrung zu sich nimmt. Dieser Versuch ist jederzeit wiederholbar und kann daher als Beweis für das Vorhandensein von Schadstoffen in gekochter beziehungsweise gebratener Nahrung gelten. Der Autor ist der Meinung, dass dieser Vorgang durch das beim Koch- und Bratvorgang denaturierte Eiweiß beziehungsweise chemisch veränderte Fett und Acrylamid entsteht.

Fette und Öle werden bei zu hohen Temperaturen in Trans-Fettsäuren umgewandelt, die nachgewiesenermaßen gesundheitsschädlich sind. Beim Braten, Grillen und Backen bei zu hohen Temperaturen bildet sich ein weiteres schädigendes Gift, das krebserregende Acrylamid. Schwedische Forscher wiesen im April 2002 diesen Stoff in stärkehaltigen Lebensmitteln nach. Betroffen davon sind gebratene, frittierte und gebackene Kartoffel- und Getreideprodukte. Dazu gehören Bratkartoffeln, Pommes frites, Kartoffelchips, Kartoffelpuffer, Lebkuchen, Spekulatius, Cornflakes, aber auch zu stark geröstete Zwiebeln. Schwedische Wissenschaftler konnten einige Monate später den Verdacht bestätigen.

Acrylamid entsteht immer, wenn Kartoffelstärke bei großer Hitze mit dem Eiweißbaustein Aspagin zusammentrifft. Naturgemäß sind alle Kartoffelprodukte stark betroffen, weil das in der Kartoffel enthaltene Eiweiß besonders viel Aspargin enthält.

Fazit: Alle braun gebratenen, gegrillten und gebackenen Nahrungsmittel meiden, da ihr Acrylamidgehalt mit zunehmender Bräunung steigt. Wenn man auf keinen Fall auf derartige Produkte verzichten will, dann sollten sie höchstens goldgelb gefärbt sein. Auch die Spitzen bei den Pommes sollten nicht dunkel gebräunt sein.

Wenn es auch nicht unseren Tischsitten entspricht, sollte man aus diesen Gründen einen Teller Salat oder Rohkost vor und nicht zur Hauptspeise essen.

Warum ist Eiweiß so wichtig?

Bei dem Gedanken an Eiweiß denkt man unwillkürlich an Hühnereiweiß. Proteine finden sich als lebenswichtige Bausteine in jeder menschlichen, tierischen und pflanzlichen Zelle. Alle Hormone, Enzyme und der Blutfarbstoff bestehen aus komplizierten Eiweißverbindungen. Ohne Eiweiß ist jegliches Leben unmöglich. Daher muss es in einer bestimmten Menge mit der Nahrung dem Organismus zugeführt werden.

Der tägliche Bedarf hängt eng mit der Qualität und Zusammensetzung der in der Nahrung enthaltenen Eiweißsubstanzen zusammen und liegt beim Erwachsenen bei mindestens 38 Gramm.

Wertigkeit von tierischem und pflanzlichem Eiweiß

Die landläufige Meinung geht dahin, dass tierisches Eiweiß für den menschlichen

Körper hochwertig, pflanzliches dagegen von minderer Qualität sei. Allenthalben wird jedoch die alte Erfahrung bestätigt – der gute Ernährungszustand rein vegetarisch lebender Menschen ist ein Beispiel dafür – dass pflanzliches Eiweiß ebenfalls von hoher biologischer Wertigkeit ist.

Was versteht man überhaupt unter biologischer Wertigkeit? Man versteht darunter den Prozentsatz der Ausnutzung beziehungsweise der Umwandlung von tierischem oder pflanzlichem, also körperfremdem, in menschliches Eiweiß, was über den Abbau zu Aminosäuren vor sich geht. Von den im menschlichen Körper bekannten 25 lebensnotwendigen Aminosäuren sind 10 essentiell, das heißt, sie können vom Körper nicht selbst gebildet und müssen zugeführt werden. Sie sind die einfachsten Bausteine der Eiweißkörper. Zwei davon bilden ein Dipeptid und drei ein Tripeptid. Wenn bis zu 10 Aminosäuren beteiligt sind, spricht man von Oligopeptiden, sind es mehr als 10 von Polypeptiden und bei über 100 von hochmolekularen Proteinen, den Eiweißen.

Als ein Eiweiß von hoher biologischer Wertigkeit, nämlich 100 %, ist zum Beispiel das Eiprotein anzusehen. Das bedeutet, dass das gesamte Fremdeiweiß umgewandelt wird. Die biologische Wertigkeit von pflanzlichem Eiweiß ist dagegen mit 65 % geringer, so dass, um den eigenen Eiweißbedarf zu decken, mit der Nahrung im Verhältnis mehr pflanzliches Eiweiß zugeführt werden müsste, als bei tierischem Eiweiß allein erforderlich wäre.

Ideal für den Menschen ist eine Mischung aus verschiedenen Eiweißarten. Milch beziehungsweise ihre Produkte oder Eier zusammen mit Lebensmitteln pflanzlicher Herkunft ergeben Eiweißkombinationen von so hoher Wertigkeit, dass es zum Beispiel genügen würde, nur eine Portion Kartoffeln mit einem Hühnerei zu sich zu nehmen, um den Tagesbedarf an Proteinen zu decken.

Man könnte, wie die Vegetarier beweisen, sogar auf Kombinationen von tierischem und pflanzlichem Eiweiß ganz verzichten, um eine hohe Proteinwertigkeit zu erreichen. Mit einer Mischung auf rein pflanzlicher Basis kann man den gleich guten Effekt erzielen, wie das auch Teile der Urbevölkerung Südamerikas mit einem Nahrungsgemisch, bestehend aus Mais und Bohnen, bewiesen haben. Die Mischung der in beiden pflanzlichen Lebensmitteln enthaltenen Eiweißstoffe entspricht in ihrer Wertigkeit der Kartoffel-Hühnereikost. Es genügt demnach vollends eine Mischung verschiedener Eiweiße pflanzlichen Ursprungs wie Getreide und Hülsenfrüchte, um eine Aufwertung zu erreichen. Dies ist die Erklärung dafür, warum rein pflanzliche Kost, wie bei den eingangs erwähnten Vegetariern, in jeder Hinsicht eine vollwertige Nahrung ist.

Diese Ansicht deckt sich vollkommen mit der Erfahrung, die an der Bircher-Benner-Klinik gemacht wurde: <u>Ein Patient, dessen Nahrung zu vier Fünftel aus pflanzlicher Frischkost besteht und fast nur pflanzliches Eiweiß enthält, magert weder im Laufe der Monate völlig ab, noch kommt er von Kräften, sondern fühlt sich frischer und leistungsfähiger denn je.</u>

Diese Art der Ernährung ist schlechthin die Vorbeugung gegen Wohlstandskrankheiten und Krebserkrankungen.

Fleisch isst man in der Regel nicht roh, sondern gekocht, gebraten oder gegrillt. Bei der Erhitzung werden die Eiweißmoleküle verändert, denaturiert. Unser Körper hat zwar im Laufe der Entwicklung gelernt, eine gewisse Menge denaturiertes Eiweiß zu verwerten, würde aber dann mehr davon brauchen, um die für den Körper erforderliche Eiweißmenge zu erhalten. Man müsste daher unverhältnismäßig mehr Fleisch essen als bei einer Kost, die unveränderte Proteine enthält.

Der Mensch ist von seiner Entwicklungsgeschichte her ein Allesfresser, aber kein

Raubtier, was schon durch den Aufbau und die Form seiner Zähne und die Darmlänge im Verhältnis zur Körpergröße bewiesen ist. Seine Nahrung bestand über die Jahrmillionen überwiegend aus Produkten pflanzlicher Herkunft. Fleischkost war die Ausnahme. Der menschliche Körper ist auch nicht auf eine nur aus Fleisch allein bestehende Dauerernährung eingerichtet. Unser Stoffwechsel würde diese Einseitigkeit über längere Zeit nicht durchstehen, da es durch den chronischen Eiweißüberschuss zu hohen Harnsäure- und Harnstoffspiegeln im Blut und den Geweben käme, was eine Gichterkrankung auslösen würde, mit Ablagerung von Harnsäurekristallen in Gelenken und Schleimbeuteln, Harnsteinbildung und Gichtniere. Zudem ist Fleisch nicht gleich Fleisch. Es besteht ein großer Unterschied zwischen dem Fleisch sich frei bewegender, etwa wilder Tiere, oder Schafen und den mit Hormonen, modernen Beruhigungsmitteln und Antibiotika traktierten, in Massentierställen unbeweglich gehaltenen „Stromlinienschweinen“. In diesem Zusammenhang ist vielleicht noch erwähnenswert, dass sich Raubtiere in freier Wildbahn niemals einseitig von Muskelfleisch ernähren, wie das die landläufige Meinung ist. Sie lecken nicht nur das Blut auf, sondern fressen Magen und Eingeweide samt vorverdautem Inhalt und obendrein noch Knochenteile. Jedes Raubtier sorgt so instinktiv für eine vollwertige Nahrung.

IX Fettsucht – Adipositas – Übergewicht, eine Folge falscher Ernährung

Rund 40 Millionen Deutsche sind übergewichtig, beziehungsweise leiden an Fettsucht! Sie ist der Risikofaktor schlechthin für fast alle Wohlstandkrankheiten, wobei man der Meinung sein kann, ob sie nicht selbst eine ist.

Ist Adipositas mit Diabetes, Bluthochdruck und hohen Blutfettwerten gepaart, spricht man vom *„Tödlichen Quartett"*.

Übergewicht könnte man als eine „milde" Form der Fettsucht bezeichnen. Abnehmen kann auf Dauer nur der- beziehungsweise diejenige, der / die weniger isst als er / sie braucht, was Disziplin, Willenskraft und Eigeninitiative verlangt. Jeder Betroffene sollte bemüht sein, überflüssige Pfunde abzubauen, auch wenn er „nur" übergewichtig ist. Automatisch werden Lebensqualität und Lebenserwartung erhöht. In den folgenden Abschnitten soll auf die zentrale Rolle, welche Übergewicht, beziehungsweise Fettsucht als Hauptverursacher von Wohlstandskrankheiten spielen, näher eingegangen werden.

Früher war jemand „normalgewichtig", wenn zum Beispiel bei einer Größe von 170 cm die Zentimeter über 100 in Kilogramm dem tatsächlichen Gewicht entsprachen. Bei unserem Beispiel 70 kg. Diese Berechnung geschieht nach dem Broca-Index. Neuerdings wird das Körpergewicht in Body-Mass-Index (BMI) beschrieben: Gewicht in Kilogramm geteilt durch das Quadrat der Körperlänge in Metern ergibt $70 : 1{,}7^2 = 24{,}2$. Als normal gelten Werte zwischen 18,5 – 24,9, bei Übergewicht beträgt der BMI 25 – 34,9 und steigert sich auf über 40,0 bei Fettleibigkeit dritten Grades. Was nach dem Broca-Index noch als Normalgewicht eingestuft wurde, liegt nach dem BMI bereits im oberen Normalbereich.

Als guter Maßstab für die Erkennung künftiger Komplikationen wird neuerdings der Taillenumfang angesehen: Über 94 bei Männern und über 80 cm bei Frauen gilt als erhöhtes Risiko für Stoffwechselerkrankungen. Das im Bauchbereich liegende Fett wirkt sich besonders ungünstig auf den Fettstoffwechsel aus. Weniger schwerwiegend für das Herzinfarktrisiko und für den Stoffwechsel gilt das im Bereich der Oberschenkel und Hüften abgelagerte Fett.

Bei Übergewicht beziehungsweise Fettsucht besteht immer ein Missverhältnis zwischen Nahrungsbedarf und Nahrungszufuhr. Dick wird man immer nur dann, wenn man mehr Kalorien in sich hineinstopft, als der Körper für die Unterhaltung aller lebensnotwendigen Funktionen benötigt. Wenn der Adipöse alles aufschreiben würde, was er so tags- und nachtsüber zu sich nimmt, wäre er überrascht, welche Mengen da zusammenkommen! Die Gefahr des Übergewichtes liegt darin, dass es fast immer mit anderen Risikofaktoren wie etwa Rauchen und vermehrtem Alkoholkonsum verbunden ist. Bluthochdruck, hohe Blutfett- und Harnsäurewerte, Zuckerkrankheit, Gicht, Herzkranzgefäßerkrankungen einschließlich Herzinfarkt und Hirnschlag sind die Folgen des Übergewichtes.

Fettsüchtige erkranken dreimal häufiger an Diabetes, Gicht, Asthma, viermal häufiger an Gallensteinen und gar sechsmal häufiger an Nierensteinen. Außerdem ist das Risiko für Gelenkserkrankungen (Rückenschmerzen) und nicht zuletzt das bösartiger Tumore erhöht.

Nach dem Motto „Essen und Trinken hält Leib und Seele zusammen" verhalten sich viele Übergewichtige. Auf diese Weise werden seelische Konflikte bewältigt und im wahrsten Sinne des Wortes heruntergeschluckt und –gespült.

Fast alle Dicken stammen aus Familien, deren Eltern selbst dick sind und schon immer gern und gut gegessen haben. Dies hat nichts mit Vererbung zu tun. Aber es ist die landläufige Meinung der Adipösen, was sie auch als Entschuldigung für ihre Fettsucht anführen. Bei jeder Fettsucht nimmt das gesamte Unterhautfettgewebe an Dicke zu. Sie führt obendrein zu einer Fettdurchwachsung der Skelettmuskulatur und des Herzmuskels. Das permanente Überangebot an Kalorien führt aber auch zu einer Zunahme des Fettgewebes an oft recht unterschiedlichen Körperpartien. Wohl am bekanntesten ist der Speckbauch. Extremer Fettansatz an dieser Stelle führt zur so genannten Fettschürze, der schlaff bis über das äußere Genitale herabhängenden ganz besonders fettreichen Bauchdecke.

Es scheint so zu sein, dass bei Frauen bevorzugt an Hüfte, Oberschenkeln und Gesäß als so genannter Reithosenspeck das Fett eingelagert wird, während Männer üblicherweise mehr dazu neigen, Fettdepots in der Bauchwand und am Genick als Stiernacken einzulagern. Im Unterschied zu diesen äußeren mehr oder weniger sichtbaren Fettablagerungen kommt es natürlich auch zu derartigen Ansammlungen im Inneren des Körpers. Bevorzugte Stellen als Fettdepot sind das Gekröse, der Raum zwischen dem eigentlichen Bauchraum und der hinteren Leibeswand, und die Nierenkapseln.

Neuere Erkenntnisse über das Körperfett und seine Zellen

Noch vor nicht allzu langer Zeit glaubte man, dass das Fett unseres Körpers lediglich ein Energiespeicher sei, und dass die Zahl der Fettzellen bereits in der Kindheit festgelegt worden sei. Diese Ansicht hat sich völlig geändert. Wir wissen heute, dass sich Fettzellen neu bilden, dass sie Hormone produzieren und den Stoffwechsel beeinflussen. Das Fettgewebe produziert nämlich selbst Östrogen, woraus sich ein erhöhtes Risiko für Brustkrebs ergibt. Dieser Zusammenhang zwischen Hormonfabrikation im Fettgewebe und Brustkrebsentstehung ist wissenschaftlich erwiesen. Durch das Unterhautfettgewebe ziehen Blutgefäße und Nervenfasern. Die Fettzellen, Adipozyten (von Adipositas = Fettsucht), enthalten einen, vor allem aus Triglyzeriden bestehenden Fetttropfen. Kurz nach einer reichhaltigen Mahlzeit entstehen aus überschüssigen Kalorien Neutralfette, die in den Adipozyten eingelagert werden. Verbraucht der Körper Energie durch körperliche Betätigung, gibt die Zelle entsprechende Mengen von Fettsäuren frei, wobei sie schrumpft.

Nimmt ein Mensch mit der Nahrung gerade so viele Kalorien zu sich wie er benötigt, schwillt zuerst sein Fettgewebe bei Aufnahme von Fett in den Zellen und schrumpft, wenn Fett gebraucht wird. Bei überkalorischer Ernährung werden die Adipozyten immer dicker und praller, sie werden bei zuviel Fett und Zucker geradezu gemästet. Zusätzlich bildet sich neues Fettgewebe, um die überschüssige Energie speichern zu können. Hinzu kommt, dass Nikotin, Alkohol und Kaffee das Bindegewebe schwächen. Alles gute Voraussetzungen für die Entstehung der Orangenhaut (Cellulite, Matratzenphänomen). Man weiß heute, dass jeder Mensch ein Reservoir an Stammzellen besitzt, die sich bei Bedarf in Adipozyten verwandeln können. Werden sie nicht mehr gebraucht, können sie absterben oder sich sogar zu Stammzellen zurückentwickeln.

Übergewicht führt durch Druck des eingelagerten Fettes zu einer Widerstandserhöhung in den Gefäßen des Unterhautfettgewebes, wodurch das Herz mehr belastet wird. Bei Fettsucht kann überdies durch den erhöhten Sauerstoffverbrauch die Gesamtblutmenge bis zu 2 Litern erhöht sein, was eine Herzvergrößerung zur Folge hat. Bei unkontrollierter Gewichtsabnahme nimmt umgekehrt die Dicke des zuvor durch vermehrte Beanspruchung vergrößerten Herzmuskels durch Eiweißverlust ab, was bei Nulldiät lebensbedrohliche Zustände nach sich ziehen kann. Auch die Pulsfrequenz nimmt zu. Es entsteht der so genannte Minutenvolumenhochdruck. Nicht nur eine Herzschwäche kann das Resultat dieser chronischen Belastung sein, sondern auch ein akuter Herztod. Schließlich wird auch die Lungenfunktion krankhaft verändert und die Leber durch Fetteinlagerungen (Fettleber) vermindert funktionsfähig.

Eine vernünftige Gewichtsreduktion führt beim übergewichtigen Hypertoniker (Hochdruckkranken) zu einer Normalisierung des gesteigerten Herzminutenvolumens und trägt damit zur Senkung des Blutdrucks bei, wodurch der Gesundheitszustand nicht unerheblich gebessert wird, verbunden mit einer Hebung der Lebensqualität und höheren Lebenserwartung.

Wenn es gelingt, 50 % des Übergewichtes abzubauen, sinkt nicht nur der Blutdruck. Auch die Herzhypertrophie bildet sich zurück. Früher glaubte man, sie ließe sich durch die Gewichtsabnahme nicht beeinflussen. Als zusätzliche Kalorienquellen, die häufig nicht erkannt werden, gelten Süßigkeiten, Zwischenmahlzeiten (Snacks), versteckte Fette und Alkohol in jeder Form. Fett enthält pro Gramm doppelt so viele Kalorien als Kohlenhydrate, nämlich 9,3 kcal, gegenüber Eiweiß und Stärke mit je 4,1 kcal. Dabei macht Fett nicht einmal satt. Das Gegenteil ist der Fall. Da Fett ein Geschmacksträger ist, verlangt der Körper nach mehr. Überdies nimmt die intellektuelle Leistungsfähigkeit, Schlagfertigkeit und geistige Frische bei überhöhtem Fettverzehr kontinuierlich ab. Eine verminderte Kalorienzufuhr geht in der Regel auch mit einer Einschränkung der Kochsalzzufuhr einher, was ebenfalls zur Blutdrucksenkung beiträgt. Schließlich kommt es unter der Gewichtsabnahme zu einer Verminderung des so genannten Plasmakatecholaminspiegels mit einer blutdrucksenkenden Wirkung in den Arteriolen. Durch herabgesetzte Ausschüttung des gefäßaktiven Angiotensins II und des natriumzurückhaltenden Aldosterons wird der Blutdruck zusätzlich herabgesetzt.

Jede Abmagerungskur muss so gestaltet sein, dass es zu keiner Unterversorgung an lebenswichtigem Eiweiß kommt!

Eine unvernünftige Gewichtsreduktion kann zu unerwünschten Nebenwirkungen führen. Am schwersten wiegt der Verlust an Körpereiweiß, wodurch die Immunabwehr geschwächt und die Infektanfälligkeit erhöht wird. Der Mindestbedarf an Eiweiß muss daher sichergestellt sein, was bei der überholten Nulldiät nicht der Fall ist. Alle lebenswichtigen Organe und Gewebe wie Blutzellen, Knochenmark, Nerven, Nieren und Gehirn hängen von einem intakten Zuckerstoffwechsel ab. Sie bringen, falls von außen keine Kohlenhydrate zugeführt werden, nach Abbau des Glykogenspeichers (Stärkespeichers), die eigene Glukoseherstellung aus Eiweiß in Gang, um den Energiebedarf zu decken,

F. D. H. = „Friss die Hälfte“, davor sollte gewarnt werden!

Einem Übergewichtigen den Rat zu geben, nach der Methode „F. d. H.“ abzunehmen, ist grundsätzlich falsch und gefährlich; denn wenn sich die betroffene Person tatsächlich danach hält, wird sie mit der auf die Hälfte reduzierten Nahrungsmenge wahrscheinlich auch nur die Hälfte der vorher mit der Kost zugeführten lebensnotwendigen Stoffe zu sich nehmen, was, ganz abgesehen von den Ballaststoffen, nach einiger Zeit zwangsläufig zu einem Defizit beziehungsweise einer Unterversorgung mit Vitaminen, Spurenelementen, Mineralstoffen, SPI und sicher auch Eiweiß führen muss, was äußerst bedenklich ist. Spätestens nach 1 bis 2 Wochen treten herabgesetztes Allgemeinbefinden, Kopfschmerzen, Konzentrationsschwäche, rasche Ermüdbarkeit, eingeschränkte Leistungsfähigkeit, Erschöpfungszustände, Schlaflosigkeit, Zungenbrennen und raue Hände als Folge der Unterversorgung mit lebenswichtigen Stoffen auf, was fast regelmäßig den Abbruch der Abmagerungskur Marke „Eigenbau" zur Folge hat. Die betreffende Person kehrt zu den alten Eßgewohnheiten zurück, oft mit dem Erfolg, dass nach einigen Tagen das ursprüngliche Gewicht sogar überschritten ist.

Über den Jo-Jo-Effekt

Ehe der Mensch begann, Ackerbau und Viehzucht zu betreiben, war er auf das angewiesen, was er in der Natur als Nahrungsmittel vorfand. Noch heute kommen in unserer zivilisierten Welt Hungersnöte größeren Ausmaßes vor. Wie mühselig muss es da gewesen sein, wenn sich unsere Vorfahren in grauer Vorzeit ihre Nahrung beschaffen mussten. Sie waren den Launen der Natur ausgesetzt und mussten, in Zeiten der Fülle, sozusagen auf Vorrat essen, das heißt, sich ein gehöriges Fettpolster anschaffen, um in der Not zu überleben.

Was über die Jahrtausende galt, kann in der Neuzeit in ein paar Jahrzehnten nicht geändert werden. Von der Entwicklungsgeschichte her sind wir noch immer aufs Überleben eingestellt. Das heißt, bei geringerer Nahrungsaufnahme stellt der Körper automatisch auf Sparflamme um, die Stoffwechselprozesse werden drastisch reduziert, der Grundumsatz wird gesenkt. Das angesammelte Fett ist jetzt der hauptsächliche Energielieferant. Stehen wieder mehr Nahrungsmittel zur Verfügung, bleibt der Stoffwechsel noch einige Zeit auf erniedrigter Basis, bis schließlich, bei normalem Essen, für künftige Notzeiten, wieder Fett angesetzt wird. Genau dies ist der Punkt, warum Übergewichtige nach Beendigung ihrer Abmagerungskur in fast 100 Prozent der Fälle wieder zunehmen und bald sogar mehr wiegen als vor der Diät. Man nennt das „Jo-Jo-Effekt". Jeder Übergewichtige, der abnehmen will, sollte diese Zusammenhänge kennen; denn nur dann ist eine Abmagerungskur auf die Dauer erfolgreich. Ursache einer erneuten Gewichtszunahme ist immer neben einer gesteigerten Fettzufuhr der Verzehr raffinierter Kohlenhydrate. Von einer Kost, die neben magerem Fleisch und Fisch aus Gemüse, Salaten, Obst, Vollkorn- und Milchprodukten besteht, kann man nicht dick werden. Nur der Rückfall in alte Eßgewohnheiten macht es!!

Körperliche Aktivitäten sind bei Übergewicht beziehungsweise Adipositas unverzichtbar

Unter der Gewichtsabnahme reduzieren körperliche Aktivitäten den unerwünschten Verlust an fettfreier Körpermasse (z.B. Eiweiß) etwa auf die Hälfte und dabei hält sich das Ausmaß der gleichzeitigen Absenkung des Grundumsatzes in Grenzen. Mit anderen Worten: Körperliche Betätigung fördert die Fettverbrennung! Außerdem ist sie unverzichtbar für die Stabilisierung des Gewichtserfolges. Daraus geht hervor, dass dauerhafte Kalorienbegrenzung und regelmäßige körperliche Betätigung den Therapieerfolg bestimmen, die Lebenserwartung erhöhen und das Sterberisiko vermindern. Anfangs genügen einfache körperliche Aktivitäten wie Gehen, Schwimmen, Radfahren, die schrittweise gesteigert werden können. Da durch jede körperliche Betätigung hauptsächlich Fettsäuren aus dem Fettgewebe mobilisiert und verbrannt werden, nimmt erstere in der Vorbeugung und Behandlung der Adipositas einen hohen Stellenwert ein.

Dicke Menschen, die sich körperlich nicht betätigen, verbrennen fast nur noch Kohlenhydrate, von denen das einzelne Individuum lediglich 500 Gramm im ganzen Körper gespeichert hat. Laufen beispielsweise ändert das Enzymsystem jeder Muskelzelle. Fett wird verbrannt anstelle von Zucker. Durch Bewegung entstehen zusätzlich neue Blutgefäße, die ihrerseits eine optimalere Versorgung aller Zellen mit Nährstoffen und Sauerstoff bewirken. Durch sportliche Betätigung wird bei bereits verkalkten Gefäßen sogar die Bildung neuer Gefäße angeregt, was wiederum der Entstehung von Herzinfarkten vorbeugt.

Bei Abmagerungskuren muss immer die Nierenfunktion beachtet werden

Sie ändert sich bei stark eingeschränkter Energiezufuhr in zweifacher Hinsicht: **1.** ist die glomeruläre Filtrationsrate um 50 % eingeschränkt und **2.** wird die Harnsäureausscheidung über die Nierentubuli vermindert, und dadurch der Harnsäurespiegel angehoben. Letzteres kommt zustande, weil durch die gesteigerte Lipolyse (Mobilisation von Triglyzeriden aus dem Fettgewebe) vermehrte Ketonkörper (Oxydationsprodukte) gebildet werden, die ebenfalls über die Nieren ausgeschieden werden. Durch zusätzliches Dursten würde es zu einer Verminderung der Nierendurchströmung kommen, was eine weitere Herabsetzung der glomerulären Filtrationsrate zur Folge hätte. Eine lebensbedrohliche Verminderung der Harnmenge könnte so ausgelöst und noch weiter durch vermehrtes Schwitzen begünstigt werden, da dies das Harnvolumen weiter herabsetzt. Um derartige Komplikationen zu vermeiden, muss während einer Abmagerungskur, die immer unter ärztlicher Kontrolle erfolgen sollte, ausreichend getrunken werden, etwa drei Liter pro Tag.

Um die positive Wirkung der Ballaststoffe optimal zu nutzen, muss unbedingt *reichlich Flüssigkeit* zu sich genommen werden. Andernfalls können sie als Quell- und Füllsubstanz ihre Funktion nicht erfüllen. Sie sollten die Flüssigkeitszufuhr über den Tag gut verteilen und nie mehr als einen halben Liter auf einmal trinken, da Sie sonst Ihren Magen überfordern. Nützliche Durstlöscher sind Leitungswasser, Mineralwässer, Fruchtsäfte, Schorlen und Kräutertees.

Koffeinhaltige Getränke (Bohnenkaffee und Tee) und alkoholhaltige können Sie zu der empfohlenen Trinkmenge nicht hinzurechnen, weil sie die Wasserausscheidung fördern. In folgenden Fällen kann der Flüssigkeitsbedarf erheblich höher liegen: Bei Fieber, Schwitzen, Erbrechen, Durchfall, hoher Lufttemperatur, salzhaltiger Kost und bei jeder sportlichen Betätigung.

Die überflüssigen Fettpolster können nur abgebaut werden, wenn reichlich Wasser im Gewebe vorhanden ist. Bei der Verbrennung von Fett entstehen nämlich Schlacken. Diese giftigen Abbauprodukte müssen über die Nieren, den Darm und auch durch Verdunstung über die Haut ausgeschieden werden. Unter Einschränkung der Kalorienzufuhr wird der Energieverbrauch innerhalb von 3 bis 4 Tagen automatisch bis auf 50 % herabgesetzt. Dies ist die Erklärung dafür, warum sich beim Abnehmen der tägliche Gewichtsverlust rasch verringert, man nimmt dann nur noch langsam ab. Auffallend ist, dass viele Dicke obstipiert sind, was in erster Linie mit der falschen Ernährung zusammenhängt und erst in zweiter Linie mit dem Bewegungsmangel, der ja durch die Fettsucht bedingt ist. Unabdingbar ist, dass der Übergewichtige selbst den festen Willen zur Gewichtsreduktion hat, dass die Angehörigen ihm helfen und der behandelnde Arzt ihm beratend und kontrollierend zur Seite steht.

Wenn jemand abnehmen will, darf er nicht an Orte gehen, wo es lecker angerichtete

Speisen zu sehen gibt; denn der Anblick steigert das Hungergefühl, regt die Speicheldrüsenfunktion und damit die Esslust an. Über einen Nervenreiz (des Vagus) kommt es zur Freisetzung von Insulin, bei Übergewichtigen übrigens stärker als bei normalgewichtigen Personen, wodurch die Ansicht bestätigt wird, dass die Dicken in hohem Grade in ihrem Essverhalten von Außenreizen abhängig sind, was durch entsprechende Versuche bei Dünnen und Dicken bestätigt werden konnte.

Zusätzliche gesundheitliche Risiken durch Übergewicht

Abgesehen von einer eingeschränkten Leistungsfähigkeit der Adipösen (Übergewichtigen) ist das Operationsrisiko bei solchen Menschen erhöht und ein ungestörter postoperativer Verlauf durch etwaige Komplikationen gefährdet. Es kommt verhältnismäßig oft zu Narbenbrüchen. Auch Leisten- und Nabelbrüche findet man bei Dicken häufiger. In diesem Zusammenhang soll auch das erhöhte Unfallrisiko mit möglichen Knochenbrüchen nicht unerwähnt bleiben, nicht selten als unmittelbare Folge eines Kreislaufkollapses. Durch die Gewichtsreduzierung werden sowohl die gesamte Wirbelsäule als auch Hüft-, Knie- und Fußgelenke merklich entlastet und das Fortschreiten von Verschleißerscheinungen zumindest gebremst. Die durch das Übergewicht bedingten Schmerzen des Rückens und der Gelenke bessern sich, und die Zahl orthopädischer Folgeoperationen ließe sich zudem reduzieren.

An der Haut kommt es bei Übergewichtigen zur Bildung von Narbenstreifen ähnlich den Schwangerschaftsstreifen. Pilzinfektionen und „Wolf“ sind keine Seltenheit, begünstigt durch Feuchtigkeit in den Hautfalten. Es ist erwiesen, dass bei dicken Frauen Brustkrebse und solche des Gebärmutterkörpers vermehrt vorkommen.

Periodenstörungen und Unfruchtbarkeit bei übergewichtigen Frauen

Bekannt ist, dass übergewichtige Frauen sehr oft unter Menstruationsstörungen leiden und sich eine ersehnte Schwangerschaft oft nicht einstellt. Hier wäre eine Hormonbehandlung völlig fehl am Platze. Es hilft nur eine konsequente Gewichtsabnahme als ursächliche Behandlung. Eine ausgeprägte Fettsucht kann nämlich zu Störungen führen, die sich in einer Überproduktion von Östrogenen äußert. Die körpereigene Östrogenbildung läuft über androgene Vorstufen sowohl adrenalen als auch ovariellen Ursprungs ab. So kommt es zu Menstruationzyklen, bei denen kein befruchtungsfähiges Ei gebildet wird. Eine Befruchtung ist daher nicht möglich. Bei bestehendem Kinderwunsch hilft, wie eingangs bereits erwähnt, nur eine Gewichtsabnahme.

Um Ihnen das Abnehmen zu erleichtern, empfehle ich Ihnen, den Inhalt der folgenden Seiten besonders aufmerksam zu lesen!

Psychische Probleme bei Übergewichtigen beziehungsweise Adipösen

Seit Jahren leben wir in unserer Wohlstandsgesellschaft im Überfluss. Sichtbare Zeichen des Überflusses und der Unkenntnis über eine gesundheitsbewusste Ernährung sind die überflüssigen Pfunde, die wir mit uns herumtragen.

Wenn Sie ehrlich sind, haben Sie sich früher bei niedrigerem Gewicht körperlich und auch seelisch, was nicht unwesentlich ist, viel wohler und selbstsicherer gefühlt. Das seelische Gleichgewicht eines Übergewichtigen gerät bei jeder Gelegenheit ins Wanken. Aus einem Gefühl der Unzulänglichkeit kann resignierend Gleichgültigkeit seinem Äußeren gegenüber entstehen. Mit anderen Worten, man lässt sich treiben und geht den bequemen Weg des geringsten Widerstandes, der in den meisten Fällen zu Behäbigkeit und Fettsucht führt.

In meiner langen Tätigkeit als Arzt habe ich mich oft und sehr ausgiebig mit dem Problem des Übergewichts befasst, vor allem mit den psychischen Hintergründen. Ein Fettsüchtiger bewegt sich gleichsam in einem Teufelskreis: Weil man dick ist, ist man unzufrieden, und weil man unzufrieden ist, isst man, und weil man isst, wird man noch dicker. Der Kreis schließt sich, der Hund beißt sich sozusagen in den Schwanz. Je dicker man wird, desto unzufriedener wird man. Unzufriedenheit wird durch so genanntes „gutes Essen" befriedigt, was aber falsches Essen ist. Man wird auch sich selbst gegenüber phlegmatisch und verliert jedes Maß an gesunder Selbstkritik! Jede kleinste Anstrengung, ob Treppensteigen oder Bergangehen, bedeutet Schwerstarbeit und körperliche Qual. Schlecht ist aber trotzdem die allgemeine Bewegungsarmut. Wie machen wir es denn? Jede, auch noch die kleinste Besorgung, muss mit dem Auto erledigt werden. Selbst zum Zeitung holen wird mit dem Wagen gefahren, auch, wenn es nur um die Ecke ist. Es ist halt so bequem! Dabei sollte ein jeder von uns, sei es durch körperliche Arbeit, sei es durch sportliche Betätigung, wenigstens einmal am Tage leicht ins Schwitzen kommen. Das regt die Herztätigkeit und den gesamten Kreislauf an. Das uralte Sprichwort „Wer rastet, der rostet" hat bis heute nichts von seiner Gültigkeit verloren.

Sie haben sicher einen großen Spiegel, vielleicht im Schlafzimmer. Bitte stellen Sie sich einmal nackt davor, am besten bei guter Beleuchtung. Sehen Sie das Doppelkinn und die Speckfalten am Körper, vielleicht gleich drei, unter den Brüsten, am Bauchansatz und – oh je – auch einen Hängebauch! Auch die Oberschenkel sind dicker geworden, und da und dort zeigen sich Krampfadern. Beglückend und erfreulich ist das nicht, was man da so im Spiegel sieht! Ob mein Mann beziehungsweise meine Frau sich wohl auch Gedanken macht?

Ein ganz wichtiger Punkt in diesem Zusammenhang ist die Sauberkeit. Einem Teil der Übergewichtigen, durch Körperfülle unbeweglich und schwerfällig geworden, ist es häufig nicht möglich, sich so sauber zu halten, wie sie es gerne möchten. Denken wir an die Füße, wo ein dicker Bauch ins Gehege kommt und stört, an die Falte unter dem Hängebauch oder die Falten unter den Brüsten. Wenn nun der oft unerfreuliche Anblick eines dicken Menschen mit Unsauberkeit einhergeht, ist es für den Partner doppelt schwer. Es kommt zu Rissen oder gar zum endgültigen Bruch. Der Teufelskreis beginnt von Neuem.

Ein Punkt, der oftmals unterschätzt wird, ist die ungeheure, zum Teil übersteigerte Empfindlichkeit des Übergewichtigen. Man darf ihn nicht mit normalen Maßstäben messen. Jeder Tag, an dem er sich den Blicken und dem Gerede seiner Mitmenschen zwangsläufig aussetzen muss, wird zu einem unerträglichen Spießrutenlaufen und endet zu Hause im Teufelskreis, das heißt in der Stille der eigenen Wohnung, in der einen keiner beobachten kann und verächtlich zuschaut, mit einem ausgiebigen Essen.

Das Abspecken braucht nicht in einer teuren Privatklinik als Privileg der Reichen vonstatten zu gehen, aber es sollte vernünftig unter ärztlicher Beratung und mit den dazugehörenden Laborkontrollen gemeinsam mit dem Partner in die Hand genommen werden; denn die wichtigste Hilfe für den Abnehmenden ist das Gefühl, dass jemand unerschütterlich an ihn glaubt, ihn unterstützt und zur Not auf ihn aufpasst und auch, wenn es sein muss, einmal etwas von den früher geliebten Kalorienbomben verbietet. Sie werden sehen, was es für ein herrliches Gefühl ist, abgenommen zu haben, sich rundherum wohler zu fühlen und wieder Kleidung tragen zu können, die monate- oder jahrelang unbenutzt und wieder en vogue im Kleiderschrank hing.

Gängige Abmagerungskuren

Nun möchten Sie natürlich nach so langer Vorrede endlich wissen, wie Sie am besten abnehmen, ohne gesundheitlichen Schaden zu erleiden. Zuvor sei kurz auf die verschiedenen Möglichkeiten, abzunehmen, mit den daraus resultierenden Folgen eingegangen:

1. Mittel, die zur Entwässerung dienen, und alle Abführmittel bewirken keine echte Gewichtsabnahme.
2. Appetitzügler können wohl das Gewicht reduzieren, führen aber zur Gewöhnung und sind mit unerwünschten Nebenwirkungen behaftet. Zudem wird durch die unphysiologisch erzwungene Gewichtsabnahme ein Lern- und Umdenkungsprozess bei Adipösen verhindert. Sie sind demnach als Abmagerungsmittel ungeeignet.
3. Medikamente, mit welchen man durch Steigerung des Stoffwechsels eine Gewichtsabnahme erreichen will, können eine stark ausgeprägte motorische Unruhe hervorrufen und den gesamten Symptomenkomplex der Schilddrüsenüberfunktion auslösen.
4. Nulldiät bedeutet eine noch erheblichere Umstellung des Stoffwechsels. Wenn Sie nicht wissen sollten, was Nulldiät ist, so sage ich Ihnen, dass diese so genannte Diät nur aus Flüssigkeit besteht. Jedwede Nahrung ist untersagt. Wegen ihrer Gefährlichkeit sollte man sie in modifizierter Form mit Eiweiß-, Vitamin-, Mineralstoff- und Spurenelementzusatz nur stationär durchführen.

   Fasten ist wie jede Wunderdiät gesundheitsschädlich und zum Abnehmen ungeeignet. Nach wenigen Tagen stellen sich Mundgeruch, Kopfschmerzen, Schlafstörungen, Schwindelgefühl, Erschöpfung und Schweißausbrüche ein. Zudem nimmt die Hirnleistung ab, Stresshormone (Adrenalin und Cortisol) werden ausgeschüttet, Angstgefühle, Verwirrtheitszustände und depressive Verstimmungen können die Folge sein. Nach einer Woche Nulldiät sind Glykogen und Eiweiß so weit aufgebraucht, dass jetzt erst die Fettreserven angegriffen werden. Es ist Raubau an der Gesundheit! Bei längerer unkontrollierter Anwendung dieser „Diät“ kann es zu schwerwiegenden Herz- und Kreislaufstörungen und Stoffwechselentgleisungen kommen. Sie erzeugt wegen Angriffs auf das Körpereiweiß immer hohe Harnsäurespiegel im Blut, die innerhalb dreier Tage um 50 % und mehr ansteigen können, mit Gichtanfall und Nierensteinkolik sogar kombiniert.

   Das normale Herzgewicht eines erwachsenen Menschen beträgt etwa 350 Gramm. Unter Nulldiät kommt es, da nicht nur Fett abgebaut wird, auch zur Proteineinschmelzung des Herzmuskels. Er wird in Extremfällen sogar bis zur Hälfte dünner und kann an Gewicht ebenfalls um die Hälfte abnehmen. Todesfälle durch irreversible Herzrhythmusstörungen (Kammerflimmern), die auf eine zusätzliche Kalium- und Magnesiumverarmung des Herzmuskels zurückgeführt werden konnten, sind oft die Folge. Prominente Mitglieder unserer Gesellschaft sind Opfer dieser strengen Nulldiät geworden.

   Bei Kindern und Jugendlichen, stark Adipösen mit Leberschäden, und über 40jährigen sollte auch die modifizierte Form nicht angewandt werden.
5. Finger weg von gewissen Schlankheitspillen! Jahr für Jahr werden mehrere hundert Millionen Euro für wirkungslose Schlankheitspillen ausgegeben. Die Stiftung Warentest hat 40 verschiedene derartige Mittelchen untersucht, deren Preisspanne für Kapseln zwischen 0,90 Euro (Fastentee) und etwa 100 Euro liegt.

   In den meisten Fällen wurden folgende Inhaltsstoffe festgestellt: Vitamine, Mineralstoffe, Maisstärke, diverse Kräuter und Auszüge, sekundäre Pflanzenstoffe (Flavonoide), Joghurt-Kulturen, Enzyme, Blasentang in homöopatischer Dosierung,

Pu-Erh-Tee-Pulver, Kombucha-Extrakt und Faserstoffe. Alle diese Mittel haben kaum einen Einfluss auf das Stoffwechselgeschehen und Wunder gibt es nicht. Weiter wurden Mittel mit Ephedrin, das den Appetit mindern soll, angeboten. Bei den untersuchten Präparaten war die Dosierung so gering, dass sie weder den Appetit reduzieren noch den Stoffwechsel anregen. In höheren Dosierungen wirkt das Mittel zwar, hat aber dann gefürchtete Nebenwirkungen wie Herzjagen, Hochdruck und psychische Störungen. Bei neun Präparaten handelte es sich um Quellmittel (Ballaststoffe und Kohlenhydrate). Bei etlichen trat auch ein Sättigungsgefühl ein, und verminderte Nahrungsaufnahme wurde beobachtet. Sie haben den Nachteil, dass sie sogar in der Speiseröhre stecken bleiben, wenn nicht sehr viel getrunken wird oder dass der aufgequollene Pfropf, wenn er zum Beispiel im Darm stecken bleibt, die Ursache eines Darmverschlusses ist. Möglich ist das, wenn sich nach Operationen im Bauchraum Verwachsungen gebildet haben, die keine Beschwerden machen, aber das Darmlumen einengen.

Entwässernde Medikamente schwemmen zwar Wasser und Mineralstoffe aus, aber kein Gramm Fett (s.o.).

Mit enzymhaltigen Medikamenten aus Papaya, Ananas oder Mango kann man zwar das Eiweiß aus der Nahrung gut aufspalten, aber Fett geht auch hier nicht verloren. Als Schlankheitsmittel für die äußere Anwendung wird der Vital-Schlank-Chip angeboten. Er überträgt „ununterbrochen Schlankheitsinformationen an das Unterbewusstsein". Dann gibt es die Atlantis-Selbsthypnose-CD. Dort klingt es: "Im günstigsten Fall wird Ihnen übel, wenn Sie zu viel essen". Die Zeitschrift „test" warnt, keine Sensationspillen über Postfachfirmen, Telefonhotlines oder einen unbekannten Versandhandel zu bestellen. Schlank wird nur Ihr Geldbeutel!

Um es noch einmal zu wiederholen: Vor Wunderdiäten kann nicht eindringlich genug gewarnt werden. Sie nützen nur dem Geldbeutel des Anbieters. Purzeln nämlich die Pfunde innerhalb weniger Tage, kommt es zuerst zu einem rasanten Wasserverlust. Da durch die zweifelhafte Diät dem Körper mit der Nahrung kaum Energie zugeführt wird, nimmt er sie sich durch Eiweißabbau aus der Muskelmasse. Diese Energie steht anfänglich rascher zur Verfügung. Kaum Fettdepots werden abgebaut, wie eigentlich erwünscht. Nach kurzer Zeit fühlen sich die Betroffenen, ähnlich wie bei der Nulldiät oder beim Fasten schlapp, elend und hungrig. Der Körper übersäuert, Atemluft, Urin und Schweiß riechen übel, als äußerst unangenehmer Nebeneffekt dieser Crash-Diäten. Dies wird durch den veränderten Stoffwechsel ausgelöst, ähnlich wie bei schlecht eingestellten Zuckerkranken. Als Ersatz für die fehlenden Kohlenhydrate produziert der Adipöse Ketonkörper, die als unangenehm riechendes Azeton mit Atemluft, Urin und Schweiß ausgeschieden werden. Der Erfolg der Zauberdiät ist, dass Sie wieder zu essen beginnen und nachher mehr wiegen als vor der Diät. Der Jo-Jo-Effekt ist perfekt!

Durch das ewige Ab- und Zunehmen wird die Haut buchstäblich ausgeleiert. Alle oben genannten Reduktionsdiäten bergen bei längerer konsequenter Durchführung außerdem die Gefahr einer fatalen Hypovitaminose in sich, und es besteht die Wahrscheinlichkeit, dass bei jeder unkontrollierten und falschen Gewichtsabnahme die Widerstandskraft des Körpers gegenüber dazukommenden Erkrankungen durch ein möglicherweise auftretendes Defizit an Vitalstoffen vermindert wird.

6. Operative Methoden zur Gewichtsreduktion.

a) Das *Magenband* führt durch Verkleinerung des Magens zu einer Einschränkung der Nahrungsaufnahme. Dabei bleibt die

Verdauungsfunktion voll erhalten. Mittels Bauchspiegelung wird um den oberen Magen ein verstellbares Silikonband gelegt, wodurch bei reduzierter Nahrungsaufnahme ein rasches Sättigungsgefühl erreicht wird. Innerhalb des ersten Jahres soll der Patient 50 – 60 % seines Übergewichtes verlieren. Je nach Erfordernis lässt sich das Band auch nach der Operation weiter oder enger stellen. Nachteile: es liegen noch keine Langzeiterfahrungen vor. Kann es durch das Silikonband zur Bildung von Fremdkörpergranulomen kommen? Kann man ausschließen, dass sich durch das Silikon ein bösartiger Tumor bildet? Wenn trotz des Magenbandes keine grundlegende Ernährungsumstellung vorgenommen wird, und die alten Ernährungsgewohnheiten beibehalten werden, muss es, wie bei der noch immer praktizierten aber gesundheitswidrigen Methode „Friss die Hälfte", über kurz oder lang unweigerlich zu einer Unterversorgung mit Vitaminen, Mineralstoffen, Spurenelementen und SPI kommen. Da sich auch die in der Regel erhöhten Blutfettwerte nicht ändern, besteht ein Risiko für Gallensteine.

b) *Bauchfett absaugen* (Liposuktion) ist für stark Übergewichtige sicher keine Lösung. Man hat zwar in aller Kürze ein paar Pfunde Bauchspeck los, wobei nur Fett des Unterhautfettgewebes abgesaugt wird. Aber jenes Fett, das eine besonders gefäßschädigende Wirkung hat, sitzt in unveränderter Menge in der Bauchhöhle. Neben Fettembolien besteht das Risiko schwerer Wundinfektionen.

c) Eine weitere Alternative ist der *Magenschrittmacher*, ähnlich einem Herzschrittmacher. Dieses Gerät, ein elektrischer Impulsgeber, so groß wie eine Streichholzschachtel, wird entweder unterhalb des Brustkorbs oder in der Bauchdecke implantiert. Er gibt schwache Stromstöße ab, wodurch die Dehnungsreize des Magens während des Essens früher wahrgenommen werden, und somit ein rascheres Sättigungsgefühl signalisiert wird. Durch den Arzt wird die richtige Impulsrate von außen ferngesteuert programmiert. Dieses Verfahren ist relativ neu, und erst wenige Patienten haben sich dieser Operation unterzogen. Die Wirksamkeit der Methode wird noch getestet, daher fehlen noch Langzeitergebnisse.

Eine Kost zum Abnehmen muss immer ballaststoffreich und gleichzeitig fettarm sein

Um während der Abmagerungskur der Gesundheit nicht zu schaden und während dieser Zeit voll leistungsfähig zu bleiben, kann auch hier wieder nur eine ballaststoffreiche, aber in diesem speziellen Falle fettarme Kost empfohlen werden, über deren Zusammensetzung im nachfolgenden Kostplan noch ausführlich eingegangen wird.

Ich kann mir denken, dass Sie jetzt Angst haben; denn Sie befürchten, dass ich nun mit der Kalorienrechnerei beginne und alles und jedes abgewogen werden muss, möglichst mit der Briefwaage. Nichts von alledem! Warum dies bei der von mir vorgeschlagenen Kost nicht nötig ist, ist ganz einfach zu erklären: Unser raffinierter Zucker und unser raffiniertes Mehl sind neben Fett die großen Kalorienträger und Dickmacher. Wenn Sie bedenken, dass es weder unter der sich noch natürlich ernährenden Bevölkerung Afrikas und Asiens dicke Menschen gibt, noch unter den in freier Wildbahn lebenden Tieren fette Exemplare, so ist es verständlich, dass nur bei chronischer Falschernährung Mensch und Tier dick und krank werden müssen. Ist der Fettverzehr bei ballaststoffreicher Kost eingeschränkt, muss der Betreffende abnehmen; denn allein durch Aufnahme von Ballaststoffen dick zu werden, das geht nicht.

Wichtig und nicht zu unterschätzen ist jede Art vernünftiger körperlicher Betätigung wie Morgengymnastik, Wandern, Radfahren, Schwimmen, Skiwandern und Tanzen, weil neben der den Kreislauf anregenden Wirkung nicht nur das Abnehmen unterstützt wird, sondern, was besonders wichtig ist, neben dem Fettabbau die schlaffe und ungeübte Muskulatur gekräftigt wird und obendrein an Masse zunimmt, was für die Körpermuskulatur ebenso wie für die Herzmuskeln gilt (s.w.o.).

Schließlich sollten alle diejenigen, die es betrifft, mit einer liebgewordenen Gewohnheit brechen: Sie sollten das Alkoholtrinken aufgeben, wobei gelegentlich ein Glas Wein, Apfelwein oder Bier sicher nichts schadet, wohl aber mehr davon. Die „kurzen Sachen“ sollte man lassen. Zu viele Kalorien sind darin enthalten, abgesehen davon, dass sich Ihre Leber freuen würde, einmal Urlaub vom Alkohol zu haben!

Das Rauchen sollten Sie unbedingt sein lassen. Es hat direkt nichts mit dem Abnehmen zu tun, aber Sie schalten einen ganz wichtigen weiteren Risikofaktor, alle Lungen-, Herz- und Kreislauferkrankungen betreffend, aus.

Nicht vergessen sollten Sie, sich regelmäßig zu wiegen. Die Feststellung, wieder soundsoviel abgenommen zu haben, exakt in Pfunden oder Kilos ausgedrückt, stärkt Ihr Durchhaltevermögen und hebt Ihr Selbstvertrauen.

Um Kalorien einzusparen, greifen viele Übergewichtige zu Light-Produkten. Die Auswahl reicht von Milch, Butter, Pudding, Käse, Wurst, Cola, Limo über Kaffee und Bier bis hin zu Schokomousse. Die Produkte können sowohl weniger Fett und Zucker, als auch weniger Coffein oder Alkohol enthalten. Die Ausdrücke „light“, „leicht“, „lite“ oder „extra-leicht“ sind nicht gesetzlich geschützt, und was „leicht“ ist, bleibt dem Produzenten überlassen. Ersetzt man in den Nahrungsmitteln Fett durch Wasser oder Zucker durch Süßstoff, werden sie „leichter“. Nur der Nachteil für den Verbraucher dieser Light-Produkte ist der, dass er sich gern selbst zu einer zweiten „leichten“ Portion verleitet, weil jede ja weniger Kalorien hat. Der Traum vom Abnehmen bleibt dann ein Wunsch. Bedenken Sie, dass Obst und Gemüse echte Light-Produkte sind.

Kostplan für Übergewichtige

der natürlich nach Belieben variiert werden kann.

Zu beachten ist:

1. Alle Speisen mit Gewürzen und Kräutern, zum Beispiel Petersilie, als einem der wichtigsten Vitamin- und Mineralstoffträger, zubereiten und **kein** Salz verwenden, allenfalls ein natriumfreies wie Ambisal oder Sina-Salz.
2. Jedwede Rohkost möglichst **vor** der anderen Nahrung und nicht 2 x viel, sondern öfter wenig essen.
3. Bei aufkommendem Hungergefühl zwischendurch eine Kleinigkeit essen, zum Beispiel Obst und außerdem reichlich trinken (natrium- und kohlensäurearme Wässer).
4. Langsam und ohne Hast essen und lange kauen. Mit dem ersten Bissen oder Schluck fängt die „Sättigungsuhr“ an zu laufen.

1. Frühstück:

1 Tasse Kaffee (koffeinfrei) oder Kräutertee mit etwas Milch, nicht gezuckert, selbst hergestellter gekeimter Weizen, Müesli, Haferflocken, Vollkornbrot oder Knäckebrot, dazu Joghurt oder ähnliches und eventuell 1 Ei (ohne Salz).

Falsch ist es, wenn Übergewichtige ohne gefrühstückt zu haben, morgens das Haus verlassen. Ein gesundes Frühstück ist die Basis für körperliche und geistige Leistungsfähigkeit und nicht die Ursache, weiteres Fett anzusetzen. Auch zum Frühstücken sollten Sie sich Zeit lassen. Essen

Sie langsam, denn das Signal „ich bin satt“ kommt erst mit 20minütiger Verspätung.

An dieser Stelle drängt sich ein Vergleich auf: 100 Gramm Schokolade enthalten neben Zucker 30 Gramm Fett. Das ist der halbe Tagesbedarf. 5 Scheiben Vollkornbrot, das sind etwa 250 Gramm, enthalten bei gleichem Kaloriengehalt dagegen nur ganze drei Gramm Fett und keinen Zucker.

2. Frühstück

Eventuell 1 Apfel oder sonstiges Obst (es ist eine irrige Annahme, dass Bananen dick machen). Wenn vorhanden, 1 Tasse Fleischbrühe.

Mittagessen

Je nach Belieben Rohkost, Gemüse ohne Einbrenne, mageres Fleisch (nicht paniert), Geflügel, Wild, Fisch, gegarte Kartoffeln, Vollkornreis, Vollkornnudeln.

Nachmittag

1 Tasse Kaffee (coffeinfrei) oder Tee, eventuell Obst

Abendessen

1 Scheibe Vollkornbrot, etwas Butter, magerer Käse, Magerquark, angemacht mit Schnittlauch, Kräutern, Zwiebeln oder Paprika oder wahlweise Obst oder Beeren

Verboten:

Übliches Brot, Brötchen, Zucker, alle Arten von Süßigkeiten, fette Soßen, Bratkartoffeln, Kartoffelchips, Nüsse (hier nur wegen des hohen Kaloriengehaltes, ansonsten sind die ungeröstet und ungesalzen ein hervorragendes Lebensmittel), Spiegeleier, Paniertes, Frittiertes, Torten, Kuchen, diese Liste kann man beliebig fortsetzen. Grundsätzlich gilt, Speisen und Getränke mit hohem Fettanteil, hohem Zuckeranteil, hohem Kaloriengehalt und Alkohol haben auf einem ausgewogenem Speisezettel zur Gewichtsreduktion nichts zu suchen.

Erlaubt:

Rohkost in jeder Form und Zubereitung, Salate, Pilze, Gemüse, ganz besonders Sauerkraut, am besten roh, sauer eingelegtes Gemüse, Magermilch, Buttermilch, Dickmilch, Kefir, Magerjoghurt, Magerquark, Eier roh, Eier gekocht, alle Sorten Obst, in begrenzten Mengen Feigen und Datteln (hoher Kaloriengehalt), Vollkornprodukte, neben Vollkornbrot gibt es auch Vollkornbrötchen, Knäckebrot, Vollkornreis und Vollkornnudeln (nur geringe Mengen, da sehr kalorienreich), mageres Fleisch vom Rind, Kalb, Wild oder Geflügel, Fisch, magerer Käse, wenig Butter oder Reformhausmargarine.

Achtung:

In rohem Schinken ist immer, im gekochten fast immer und in Konserven oft sehr viel Salz enthalten. Ebenfalls viel Salz enthalten Speisewürzen. In Mineralwässern finden sich Kochsalzkonzentrationen in unterschiedlichster Höhe, weswegen beim Kauf dieser Wässer die auf dem Etikett der Flasche verzeichnete Analysenangabe unbedingt beachtet werden sollte.

Mineralwasser sollte bei einer Abmagerungskur nicht nur als Flüssigkeitsauffüller gesehen werden. Im Mineralwasser kommen, wie der Name ja sagt, Mineralstoffe und Spurenelemente in gelöster Form vor, die im Organismus insbesondere bei einer Schlankheitskur für einen geregelten Ablauf aller Stoffwechselvorgänge unerlässlich sind.

Um das Hungergefühl zu überlisten, kann man etwa $^1/_2$ Stunde, und nicht unmittelbar vor dem Essen 1 oder 2 Gläser Mineralwasser trinken. Der Appetit wird auf diese Weise gut und gern um 10 % verringert.

Unabhängig von diesem Kostplan für Übergewichtige finden Sie ergänzend in dem Kapitel „Wie ernähre ich mich richtig“ eine detaillierte Aufstellung über eine vitalstoffreiche Nahrung, wie man sie, um seine Gesundheit zu erhalten, zu sich nehmen sollte. *Dau-*

erhaft Abnehmen ist nur dann möglich, wenn Sie sich an folgenden, vom Deutschen Institut für Ernährungsmedizin und Diätetik, Bad Aachen, aufgestellten Ernährungsplan halten: Täglich mindestens vier Scheiben Vollkornbrot, zwei Teelöffel Halbfettmargarine oder ein Teelöffel Diätmargarine, eine Portion Konfitüre oder Honig, eine Scheibe rohen Schinken, zwei Esslöffel Hüttenkäse, 1 Apfel, eine Banane, fünf hühnereigroße Kartoffeln, eine große Portion Gemüse, eine große Portion Blattsalat mit Joghurtdressing , ein kleines Schweineschnitzel in einem Teelöffel Maiskeimöl gebraten, ein fettarmer Früchtejoghurt und ein gemischter Salat mit einem Teelöffel Walnussöl . Dazu reichlich Kräuter, Gewürze und nur etwas fluoridiertes Jodsalz. Dazu mindestens 2 Flaschen Mineralwasser, zwei Tassen Kaffee und zwei Tassen Tee. Der Speiseplan enthält 1350 Kilokalorien, 67 Gramm Eiweiß, 25 Gramm Fett, reichlich 45 Gramm Ballaststoffe, nur 90 Milligramm Cholesterin. Der Bedarf an Vitaminen und Mineralstoffen ist gedeckt, allerdings empfehlen Ernährungsexperten die tägliche Einnahme eines Multivitamin- und Mineralstoffpräparates, um Mangelzuständen vorzubeugen. Werde diese Ernährungsweise von ausreichender Bewegung begleitet, sinke das Gewicht, ohne dass Hunger gelitten werden muss, so die Fachleute.

Was noch wissenswert ist

Alle Übergewichtigen, die abnehmen wollen, sollten möglichst wenig süßstoffhaltige Produkte zu sich nehmen, da auch Süßstoff die Bauchspeicheldrüse anregt, vermehrt Insulin auszuschütten, was dick macht. Personen, die täglich mehr als einen Liter Light-Produkte trinken, oder reichlich Kaffee oder Tee mit Süßstoff gesüßt, zu sich nehmen, nehmen an Gewicht zu.

Wie lassen sich Kalorien sparen?

Es ist erstaunlich, welche Kalorienmenge nur durch kleine Veränderungen pro Tag eingespart werden können. Ersetzt man die gleichen Lebensmittel und die gleichen Mengen durch kalorienärmere Produkte, wie zum Beispiel durch mageres Fleisch, mageren Käse, Magerquark und Magerjoghurt, lassen sich etwa 500 Kalorien täglich einsparen. Demnach sollte man kein fettes Fleisch, sondern mageres und keinen fetten Käse, sondern fettarmen kaufen und Magerquark statt Sahnequark.

Hier eine Aufstellung der in einigen Nahrungsmitteln enthaltenen „versteckten Fette“:

In 100 Gramm	*Mettwurst*	*finden sich etwa*	*52*	*Gramm Fett*
"	*Leberwurst*		*41*	"
"	*Bratwurst*		*33*	"
"	*Erdnüsse*		*47*	"
"	*Emmentaler Käse*		*28*	"
"	*Schlagsahne*		*30*	"
"	*Räucheraal*		*26*	"
"	*Milchschokolade*		*33*	"

Weitere versteckte Fette sind noch in sämtlichen Backwaren und Süßigkeiten wie Kuchen, Torte, Teilchen, Eis, Milchprodukten und weiteren Wurstwaren. Der Vollständigkeit halber noch einige Angaben über den Kaloriengehalt einzelner alkoholfreier und alkoholhaltiger Getränke:

1 Tasse	Tee ungesüßt	0	Kalorien
	Kaffee mit Milch, ungesüßt	10	"
	Instant-Tee mit Zitrone	45	"
	Instant-Kakaogetränk	150	"
1 Glas	Mineralwasser	0	"
	Limonade	100	"
	Apfelsaft	58	"
1 Liter	Cola	~ 500	"
	Pils	480	"
	Bockbier	600	"
	Berliner Weiße mit Schuss	600	"
	Apfelwein	400	"
	Weißwein	700	"
2 cl	Likör oder Schnaps	40 – 75	"

Während 1 Gramm Fett 9,1 Kalorien und Eiweiß und Kohlenhydrate je 4,5 Kalorien haben, entspricht 1 Gramm reiner Alkohol 7,1 Kalorien! Manche glauben, dass Flüssigkeiten, nur weil sie flüssig sind, keine Kalorien enthalten!

Es gibt auch „versteckte Zucker":

Laut einer Veröffentlichung der Verbraucherzentrale Hessen finden sich in 0,2 Liter Cola die Kalorienmenge von 8 Stückchen Würfelzucker,

in 100 Gramm Ketchup ***51 Gramm Zucker***

in 100 Gramm Joghurt ***16,5 Gramm Zucker***

1 Dose Pfirsiche enthält den Gegenwert von ***50 Stück Würfelzucker***

4 Esslöffel kakaohaltiger Instantgetränke enthalten ***3 Esslöffel Zucker****, und sogar in den meisten Fertig-Müesli und im Knäckebrot ist Zucker enthalten.*

Es dürfte Ihnen bereits aufgefallen sein, dass bei meinen Ernährungsvorschlägen, sei es zur Behebung der Stuhlverstopfung oder zur Gewichtsreduktion, das Wort Diät überhaupt nicht vorkommt; denn es handelt sich um unsere normale Kost, bei der je nach Bedarf lediglich die Fettzufuhr geändert wird. Eine Diät im wahrsten Sinne des Wor-

Abb. 1: Vormals stark übergewichtige Patientin (rechts, 60 Jahre alt) vor und nach Kostumstellung. Das Körpergewicht betrug zur Zeit der Aufnahmen 87,5 (links) und 57 kg.

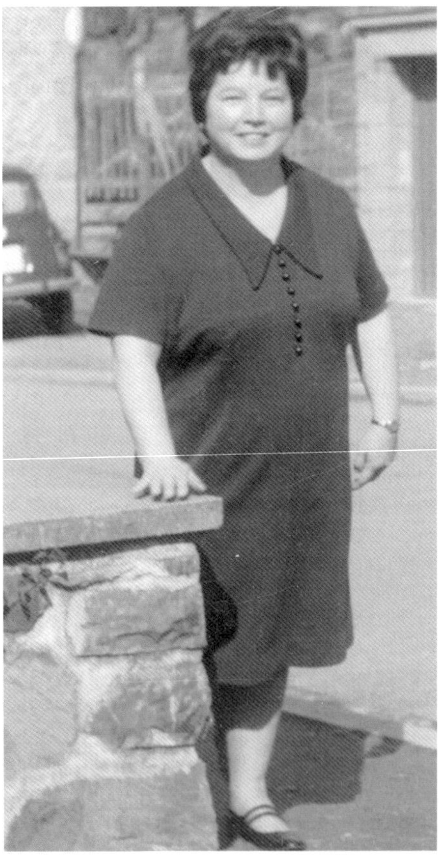

Vorher ***87 Kilogramm***

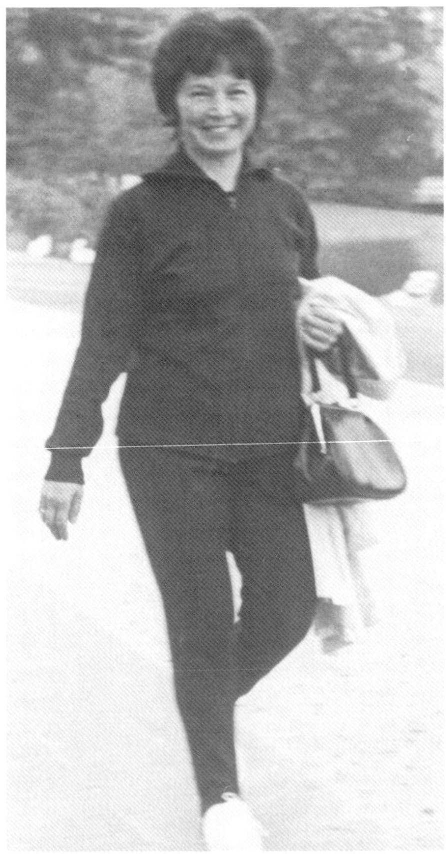

Nachher ***57 Kilogramm***

tes gibt es nur noch bei Nahrungsmittelallergien oder –intoleranzen durch meist angeborene Enzymdefekte. Bei der Milcheiweißallergie zum Beispiel müssen sämtliche Milchprodukte weggelassen werden, und dies ist eine Diät!

Aus Lehnert, Karl, Chronische Darmleiden: Essen wie zu Urzeiten! Ärztliche Praxis 75, 2512-2517, 1982

Beide Fotos sollen veranschaulichen, was man bei exakter Einhaltung dieser Reduktionskost, ohne gesundheitlichen Schaden zu nehmen, erreichen kann. Diese Bilder sollen für Sie ein Ansporn sein, abzunehmen. Nebenbei bemerkt: Die Patientin hatte einen Blutdruck von über 200, der sich allein unter der Gewichtsreduktion, ohne Einnahme von zusätzlichen Medikamenten, völlig normalisierte. Meiner ehemaligen Patientin danke ich für die Genehmigung, die beiden Bilder veröffentlichen zu dürfen.

Sie werden sich bei Befolgung dieser Ratschläge schon nach kurzer Zeit insgesamt wohler fühlen. Beschwerden körperlicher und seelischer Art, welche Sie jahrelang plagten, werden nachlassen, wenn nicht völlig verschwinden. Sie werden sich sicherer und ausgeglichener fühlen. Ihr verloren gegangenes Selbstbewusstsein gegenüber den Mitmenschen werden Sie zurückerlangen. Ihr ganzes Auftreten wird bestimmter, und Sie werden die lange vermisste Freude am Leben zurückgewinnen, nicht zuletzt dadurch, weil, wie ganz selbstverständlich, sexuelle Aktivitäten wiederkehren, welche längst nicht mehr vorhanden waren. Mit einem Wort, Sie werden ein anderer Mensch und Sie werden es bedauern, diesen Entschluss, abzunehmen, nicht schon viel früher gefasst zu haben. Nur müssen Sie an sich selbst und an die Mitmenschen, die Sie lieben und Sie unterstützen, unerschütterlich glauben. Dann wird Ihrem Tun Erfolg beschieden sein.

X Auch der Krebs ist eine Wohlstandskrankheit

Nach Expertenmeinung werden in zehn Jahren die Krebserkrankungen die Todesstatistik anführen und die bislang an erster Stelle stehenden Herz-Kreislauferkrankungen ablösen. Ein erschreckender Ausblick!

Vorbeugung ist möglich! Hier eine Aufstellung der neuesten Zahlen, die Häufigkeit der Krebs-Neuerkrankungen betreffend.

Männer		***Frauen***	
Prostatakrebs	*18,7 %*	*Brustdrüse*	*26,4 %*
Lungenkrebs	*16,6 %*	*Dick- und Mastdarmkrebs*	*15,9 %*
Dick- und Mastdarmkrebs	*16,1 %*	*Leukämien, Lymphome*	*9,6 %*
Harnblasenkrebs	*6,2 %*	*Gebärmutterkörper*	*5,8 %*
Magenkrebs	*5,6 %*	*Lunge*	*5,1 %*
Nierenkrebs	*4,9 %*	*Magen*	*4,8 %*
		Eierstock	*4,7 %*
		Gebärmutterhals	*3,3 %*

Allgemeine Ausführungen zur Vorbeugung

Volksgruppen, die noch unberührt von unserer modernen Zivilisation leben, kennen kaum oder überhaupt keine Krebskrankheiten. Früher erkrankten auch bei uns nur wenige Menschen an Krebs.

Was hat sich an unserem Leben geändert, dass die Krebserkrankungen seit Ende des 19. Jahrhunderts angestiegen sind? Zweifellos ist der Krebs eine Krankheit, die etwas mit unserer Zivilisation zu tun haben muss. Unsere Lebensgewohnheiten haben sich gegenüber früher auf allen Gebieten grundlegend geändert. Am einschneidendsten ist das mit unserer Ernährungsweise geschehen. Die Ernährung wird, obwohl wir im Überfluss leben, immer mehr zur Mangelernährung!

In diesem Zusammenhang stellt sich auch die Frage, ob eine mangelnde, körpereigene Widerstandskraft nicht vererbt werden könnte. Dagegen spricht die Feststellung, dass es Völkerstämme gibt, in denen Krebs unbekannt ist, und wenn Angehörige von ihnen in Länder mit „modernen" Ernährungsgewohnheiten auswandern, die Zahl der Krebserkrankungen bei den neu Zugewanderten sich parallel mit den veränderten Lebensgewohnheiten der einheimischen Bevölkerung angleicht.

Wenn Krebserkrankungen in Familien gehäuft vorkommen, liegt eine Veranlagung vor, die vererbt wird, was in zehn bis fünfzehn Prozent der Fall ist. Inzwischen wurden etwa 20 Gene bestimmt, die für die Entstehung gewisser erblicher Krebserkrankungen verantwortlich gemacht werden. Die Disposition zum Krebs beruht demnach teilweise auf einer ererbten, in erster Linie aber erworbenen Krebsbereitschaft, wobei die Schwächung der Widerstandskraft die entscheidende Rolle spielt. Stoffwechselstörungen, Organdysfunktionen und Drüsenstörungen sind immer nur eine Folge davon. Vielerorts hört man, dass Krebs eine Alterskrankheit ist und die Menschen mancher Volksgruppen auf Grund anderer Krankheiten nicht so alt werden, um einen Krebs zu bekommen. Dies stimmt jedoch nur bedingt. Es gibt viele Langlebige, die nie an einem Krebs erkranken, weil ihr

Immunsystem bis ins hohe Alter intakt ist. Grundbedingung für die Entstehung einer bösartigen Erkrankung ist immer eine krankhafte Voralterung des Organismus oder Teilen davon, wobei stets eine Minderung beziehungsweise der Verlust der körpereigenen Abwehrkräfte die Voraussetzung dafür ist.

In einem gewissen Sinne ist Krebs allerdings doch eine Krankheit des Alters, nämlich als das Produkt aus biologischer Alterung und pathologischer Voralterung. Alle Organe des menschlichen Körpers altern nicht gleichzeitig. Zu ganz verschiedenen Zeitpunkten werden von einem Organ oder Organsystem Höchstleistungen gefordert und erbracht, die später, je älter der Organismus wird, in diesem Maße nicht mehr erforderlich sind. Daher ist ein Organ dann am anfälligsten, wenn es seinen funktionsmäßigen Höhepunkt erreicht, beziehungsweise überschritten hat, „verbraucht" ist und gleichzeitig krankhaft zu altern beginnt.

Der biologischen Alterung, die von Organ zu Organ und von Mensch zu Mensch verschieden ist, kann man nicht entgehen, wohl der pathologischen Voralterung! Jedes Organ macht seine eigenen ihm typischen Alterungsprozesse durch. Daher treten die verschiedenen Krebsarten bei den durch krankhafte Voralterung betroffenen Organen zu unterschiedlichen Zeitpunkten auf. Im Kindesalter kommen Blut-, Lymphdrüsen- und Krebs des Zentralnervensystems gehäuft vor, weil diese Organsysteme zuerst ausgereift sind. Später, bei Jugendlichen, folgen die bösartigen Knochengeschwülste mit, beziehungsweise nach dem Abschluss des Längenwachstums. Ab dem dritten Lebensjahrzehnt, auf der Höhe der Fortpflanzungsfähigkeit, sind die Geschlechtsorgane beim Mann die vom Krebs am häufigsten befallenen Organe. Als Beispiel sei hier der Hodenkrebs angeführt. Der Brust- und die Unterleibskrebse der Frauen folgen zu einem späteren Zeitpunkt, Krebse des Magen-Darm-Kanals und der Luftwege, wenn die Zeitpunkte der Höchstleistungen dieser Organe Überschritten sind, was meist nach dem 50. Lebensjahr der Fall ist. Dass es bei dieser Aufzählung keine feste Regel und Ausnahmen gibt, ist selbstverständlich.

Jährlich erkranken in Deutschland etwa 350 000 Menschen neu an Krebs, und 210 000 sterben daran. Bei den Männern sind in etwa 51 % aller Krebstodesfälle Prostata-, Darm- und Harnblasenkrebs, bei den Frauen in rund 47 % Brust-, Darm- und Gebärmutterkörperkrebs, abgesehen von Leukämien (Blutkrebs), die drei häufigsten Krebsformen.

Man darf nie vergessen, dass alle therapeutischen Maßnahmen, ob Operation, Bestrahlung oder Chemotherapie, letzten Endes immer nur eine Behandlung des Symptoms „Krebsgeschwulst" darstellen. Um keine Missverständnisse aufkommen zu lassen, muss an dieser Stelle festgestellt werden, dass dank der verbesserten Behandlungsmöglichkeiten 100-prozentige Heilungen möglich und auch erfolgt sind. Es soll nur hervorgehoben und unterstrichen werden, dass eine solche Behandlung, trotz der unbestrittenen Erfolge, eben nur das sichtbare Zeichen und das Ergebnis der Allgemeinkrankheit Krebs ist als Folge eines völlig durcheinander geratenen Zellstoffwechsels und einer daniederliegenden Immunabwehr.

Die beste Krebsvorbeugung scheint daher in einer optimalen Versorgung des menschlichen Organismus mit allen lebensnotwendigen Stoffen zu bestehen. Nur auf diesem Wege kann garantiert sein, dass die Stoffwechselvorgänge aller Organe, ja jeder einzelnen Zelle normal ablaufen und die Widerstandskraft gegen etwaige Krankheiten, insbesondere gegen Krebs erhalten bleibt.

Umweltfaktoren sind wahrscheinlich der Hauptauslöser aller Krebserkrankungen. Unter ihnen versteht man alles, was von außen auf den Organismus einwirken kann. Das sind neben der Nahrung, den Genussmitteln wie Nikotin, Alkohol und Drogen,

Luft, Wasser, Sonnenstrahlen, aber auch chemische Substanzen, Medikamente, Röntgenstrahlen und schließlich Lebensstil und Lebensumstände.

An der Spitze der karzinogenen Risiken stehen Ernährung und Tabak! Der falschen Ernährung werden nicht weniger als 35 % (!) aller Krebstodesfälle zugeschrieben, wobei die Angaben in den verschiedenen Veröffentlichungen zwischen 10 und 75 % schwanken.

Zahlreiche in Amerika durchgeführte epidemiologische Studien haben einen Zusammenhang zwischen Ernährung und Krebsrisiko erbracht. Bei mehr als einem Drittel könnte durch geänderte Eßgewohnheiten der Entstehung von Krebs vorgebeugt werden.

Bei dicken Frauen ist der Krebs doppelt so häufig wie bei normalgewichtigen und bei adipösen Männern kommt er immerhin um ein Drittel öfter als bei solchen mit Normalgewicht vor. Die Ursache scheint hier darin zu liegen, dass sich dicke Menschen mehr „falsch" ernähren – denn sonst wären sie ja nicht dick – und es durch die Falschernährung zu einer weiter reduzierten körpereigenen Abwehrkraft kommt, was die Krebsentstehung begünstigt.

Anscheinend besteht auch ein Zusammenhang zwischen dem Risikofaktor Kochsalz bei Bluthochdruck und Krebs, zumal eine Wechselbeziehung zwischen Bluthochdruck und Krebs nachgewiesen ist. Wahrscheinlich hängt das ebenfalls mit der Ernährung zusammen, da Hypertoniker meist übergewichtig sind und mit jedem Zuviel an Nahrung automatisch mehr Kochsalz zu sich nehmen. Bei Japanern ist der Zusammenhang zwischen hohem Kochsalzkonsum und Magenkrebs erwiesen.

So gesehen ist die Krebskrankheit eine Krankheit der Wohlstandsgesellschaft, deren Entstehung durch chronische Falschernährung bei manchen Krebsarten erwiesen ist, bei manchen mit Sicherheit begünstigt wird.

Bei vernünftiger Kost vermeidbare Krebse:

Krebslokalisation	*Vermeidbare Krebserkrankungen allein durch Umstellung der Ernährung in %*
Mundhöhle und Rachen	*zwischen 33 und 50 %*
Kehlkopf	*zwischen 33 und 50 %*
Speiseröhre	*zwischen 50 und 75 %*
Magen	*zwischen 66 und 75 %*
Dickdarm (Kolon + Rektum)	*zwischen 66 und 75 %*
Schilddrüse	*zwischen 10 und 20 %*
Bauchspeicheldrüse	*zwischen 33 und 50 %*
Lunge	*zwischen 20 und 33 %*
Leber	*zwischen 33 und 66 %*
Gallenblase	*keine Daten*
Brust	*zwischen 33 und 50 %*
Niere	*zwischen 25 und 33 %*
Blase	*zwischen 10 und 20 %*
Gebärmutterhals	*zwischen 10 und 20 %*
Gebärmutterkörper	*zwischen 25 und 50 %*
Eierstöcke	*zwischen 10 und 20 %*
Prostata	*zwischen 10 und 20 %*

Rauchen und andere Krebsauslöser

Der bekannteste Risikofaktor ist das Rauchen! Wissenschaftlich am besten nachgewiesen ist der Zusammenhang zwischen Krebs und Tabakgenus, wobei eine deutliche Korrelation zwischen der Zahl der täglich gerauchten Zigaretten und der Häufigkeit der Sterbefälle an Lungenkrebs besteht. Zwischen 25 und 40 % aller Krebstodesfälle sind diesem Laster zuzuschreiben. Über 90 Prozent aller Lungenkrebse verdanken ihre Entstehung den im Rauch enthaltenen giftigen Substanzen.

Amerikanische Wissenschaftler der Uni New York haben herausgefunden, dass Inhaltsstoffe des Zigarettenrauchs zu einer Genmutation führen können. Gene steuern das Zellwachstum und ihre Entwicklung. Verändern sich die Gene durch Mutation, bewirkt das ein unkontrolliertes Zellwachstum. Da die Forscher dies an Zellen des menschlichen Lungengewebes nachweisen konnten, ist der konkrete Beweis erbracht, dass Zigarettenrauch Lungenkrebs verursacht.

Enzyme verwandeln beispielsweise das im Zigarettenrauch enthaltene Benzpyren in eine krebserregende Substanz. Gibt ein Raucher das Rauchen auf, unterbleibt der chronische Reiz. Aber das Risiko eines solchen Menschen, an Lungenkrebs zu erkranken, wird erst nach einer Zeitspanne von etwa 10 Jahren dem eines Nichtrauchers gleich.

Belegt ist, dass bei den amerikanischen Adventisten, die alle Nichtraucher sind, kaum Sterbefälle, deren Ursache der Lungenkrebs ist, vorkommen. Es darf aber nicht verschwiegen werden, dass 10 % aller Lungenkrebse nicht eindeutig zu Lasten des Rauchens gehen.

Bei chronischem Alkoholgenuss zum Beispiel werden durch eine gesteigerte Enzymtätigkeit die intrazellulären Stoffwechselvorgänge beschleunigt, was zu einer vermehrten Umwandlung bestimmter Substanzen in krebserregende Stoffe führt. Daher erhöht starker Alkoholkonsum das Risiko, an einem

Dickdarm-, Bauchspeicheldrüsen-, Leber- oder Lungenkrebs zu erkranken.

Bei der Entstehung von Krebs spielen alle anderen äußeren Einflüsse eine geringere Rolle, wobei jedoch meist mehrere Faktoren gleichzeitig an seiner Entstehung beteiligt sein dürften.

Eine Infektion als Ursache von Krebstodesfällen spielt in 10 % eine Rolle, in etwa 7 % das sexuelle Verhalten, wie zum Beispiel bei der Entstehung des Muttermundskrebses. So kommt dieser Krebs bei Frauen mit selten wechselnden Partnern und bei solchen, deren Männer beschnitten sind, wie bei Juden und Mohammedanern viel weniger häufig vor. Allein unter den in der Natur vorkommenden Stoffen hat man über 30 krebserregende Substanzen festgestellt, etwa die gleiche Anzahl noch einmal in Nahrungszusätzen und Kosmetika, fast 200 in industriellen Chemikalien, und an die 40 in Pestiziden. Zu den krebsauslösenden chemischen Stoffen zählt man kanzerogene Kohlenwasserstoffe = polyzyklische aromatische Kohlenwasserstoffe wie Benzpyren, ferner die in verschimmelten Lebensmitteln vorkommenden Aflatoxine (Schimmelpilzgifte), N-Nitrosoverbindungen und in Herbiziden enthaltenes Amitrol, Buttergelb, aromatische Amine, Mustards, halogenisierte, aliphatische und makromolekulare Substanzen wie Kunststoffe und Asbest, anorganische Verbindungen (Arsen, Blei, Nickel), Hydrazine und Triazine.

Bewertet man das Risiko für Brust-, Darm-, Bauchspeicheldrüsen- und Prostatakrebs, sollte man die krebserregenden Substanzen (heterozyklische Amine aus Aminosäuren und dem Kreatinin des Muskelfleisches), die bei der Fleischzubereitung durch hohes Erhitzen beim Grillen und Braten entstehen, berücksichtigen. Diese krebserregenden Verbindungen entstehen **nicht** bei der Zubereitung pflanzlicher Lebensmittel. Aus diesen Gründen empfiehlt das National Cancer Institute der US-Regierung, den Bratensatz wegzugießen!

Bei uns lassen sich an feucht gelagerten Erdnüssen, Paranüssen und Pistazien, aber auch an feuchtem Getreide, an altem Brot und auf alter Marmelade Aflatoxine, Stoffwechselprodukte von Schimmelpilzen nachweisen. Besonders belastet sind Pistazien aus dem Iran. Das Bundesinstitut für Verbraucher und Veterinärmedizin (BgVV) warnt vor dem Verzehr! Jedes angeschimmelte Nahrungsmittel sollte man wegwerfen und keinesfalls verschimmelte Stellen im Brot nur ausschneiden und den Rest noch verwenden, da die Aflatoxine, wie viele andere Mykotoxine auch, bereits weiter, für uns unsichtbar, in die Tiefe eingedrungen sind. Schließlich lassen sich in alter Milch so genannte polychlorierte Biphenyle nachweisen, bei denen eine krebserregende Wirkung festgestellt wurde.

Nitrate, Nitrite, Nitrosamine, was ist das eigentlich?

Nitrate sind nichtkanzerogene Stoffe und in der normalerweise vorkommenden Konzentration nicht giftig. Unsere Nahrung enthält nur wenig Nitrite, aber die reichlich in der Mundhöhle vorhandenen Bakterien können Nitrate genauso zu Nitriten reduzieren, wie die bei Salzsäuremangel den Magen besiedelnden Bakterien das tun können. Die vielfach im Gemüse und anderen Lebensmitteln enthaltenen Nitrate werden, wie bereits erwähnt, durch Bakterien, welche nitratreduzierende Enzyme besitzen, zu Nitriten abgebaut. Es gilt als erwiesen, dass Bevölkerungsgruppen, in deren Nahrung mehr Nitrate enthalten sind, eher zu Speiseröhren-, Magen-, Nieren- und Leberkrebs neigen. Hauptquelle krebserregender Nitrosoverbindungen sind neben dem Gemüse und Trinkwasser geräucherte und aufgefrischte Fleischwaren.

Heute werden im Gegensatz zu früher, wo es fäkale Verunreinigungen waren, durch intensive Stickstoffdüngung der Böden große Nitratmengen in das Grundwasser gewaschen. Dazu kommen noch nitratspeichernde Pflanzen wie Spinat, Kopfsalat, Radieschen und rote Beete, wobei nicht nur innerhalb derselben Art, sondern auch besonders bei unsachgemäßer und zu intensiver Düngung große Unterschiede im Nitratgehalt festzustellen sind. Auch die entgiftende Umwandlung des Nitrates zu Aminosäuren ist beim Salat, zum Beispiel an einem lichtarmen Standort gepflanzt, erschwert. Daher sollte auch eigenes Gemüse aus dem Garten vorzugsweise am späten Nachmittag geerntet werden, da tagsüber durch die Lichteinwirkung niedrigere Nitratgehalte entstehen. Hohe Nitratkonzentrationen können im Treibhaus gezogene Gemüsearten aufweisen, da hier die Sonneneinstrahlung fehlt. Es handelt sich vor allem um Fenchel, Feld- und Kopfsalat, rote Rüben, Rettich und Spinat. Im Gegensatz dazu sind bei Bohnen, Erbsen, Gurken, Rosenkohl und Tomaten die Nitratgehalte nicht oder nur unwesentlich erhöht. Weil in den Stielen, Stängeln und Strünken der Nitratgehalt höher ist, sollte man bei der Zubereitung von Speisen auf ihre Verwendung verzichten. Bevorzugt man Gemüse mit niedrigem Nitratgehalt, kann man dadurch die durch den Körper aufzunehmende Menge senken. Bei nitratreichen Gemüsesorten sollte man das Kochwasser weggießen.

Eine wesentliche Rolle spielen Bakterien und verunreinigtes Trinkwasser. Bereits bei Säuglingen kann es dann zu Nitritvergiftungen kommen, wenn nitrathaltiges und mit Bakterien verseuchtes Leitungswasser zur Zubereitung der Säuglingsnahrung verwendet wird. Es besteht ein epidemiologisch gesicherter Zusammenhang zwischen Nitratgehalt im Trinkwasser und der Magenkrebsrate.

N-Nitrosoverbindungen setzen sich aus einem Nitrit und einem Amid beziehungsweise Amin zusammen und werden zu Nitrosamiden und Nitrosaminen, die beide kanzerogen wirken, umgewandelt. Auch nitrose Gase, wie sie in Ballungsgebieten vorkommen, wandeln Amine in Nitrosamine um. Dieser Aufnahme von außen über den Atmungs- und Verdauungstrakt und über die Haut steht die Bildung von Nitrosaminen im Körper selbst gegenüber. Weiter oben wurde bereits gesagt, dass durch Mikroorganismen der Mundhöhle und des Darmes aus Nitrat Nitrit gebildet wird, aus dem mit Aminen Nitrosamine entstehen können. Bei durch Bakterien bedingten Harnwegsinfektionen werden sie ebenfalls gebildet. Diese so genannte Nitrosierung kann demnach im Körper zum Beispiel im Magen oder außerhalb desselben stattfinden.

In den meisten Nahrungsmitteln sind diese Stoffe in so geringer Konzentration enthalten, dass die einzelnen Nitrosaminmengen unbedenklich sind. Allerdings addieren sie sich aus den diversen Nahrungsmitteln so, dass Vorsicht geboten ist. In mit Pökelsalz konservierten Fleischprodukten werden relativ hohe Nitrosaminkonzentrationen festgestellt, was besonders hervorgehoben werden sollte. Es wird speziell zur Verhinderung von Giftbildung (Botulinustoxine) verwendet.

Benzpyren entsteht beim Grillen, scharfen Braten, beim Räuchern und Frittieren von Fleisch- und Wurstwaren. Krebserregende Stoffe konnten ferner auf der Oberfläche angebrannter Fleisch- und Fischprodukte nachgewiesen werden. Daher sollte der Genuss derartiger Nahrungsmittel tunlichst vermieden werden! Wichtig ist noch, gepökelte Fleischerzeugnisse nicht zusätzlich braten, da sich beim Bratvorgang, zum Beispiel von Frühstücksspeck, weitere kanzerogene Verbindungen bilden.

Im Verhältnis zu den normalerweise mit der Nahrung konsumierten Mengen an krebserregenden N-Nitroso-Verbindungen beträgt die Aufnahme dieser Giftstoffe beim Rauchen ein Vielfaches! Benzpyren ist, wie schon ausgeführt, im Zigarettenrauch der wohl wichtigste Krebsverursacher.

Die langjährige Einnahme von *Abführmitteln* kann zu bösartigen Tumoren führen, so Wissenschaftler der Universität Jena. Bei einer Fünf-Jahres-Studie fanden sie heraus, dass die Einnahme dieser Mittel (auch mit pflanzlichen Wirkstoffen) über lange Zeit, besonders bei Frauen, welche sie zur Gewichtsabnahme (!) schlucken, zu Krebs an Nieren, Nierenbecken und Harnleiter führen kann.

Papillom-Viren und Krebsentstehung

Bis heute kennt man etwa 100 verschiedene Typen von Papillomviren. Sie spielen eine wichtigere Rolle als man bisher angenommen hat. In etwa 20 % der Fälle sind Virusinfektionen, die oftmals Jahre zurückliegen, für eine Entstehung von Krebskrankheiten verantwortlich. Gesichert ist dies beim Leberzellkrebs. Ein möglicher Zusammenhang besteht beim Lungen-, Kehlkopf- und Mundhöhlenkrebs. Der Zusammenhang zwischen Papillom-Viren und Krebs am Gebärmutterhals konnte ebenfalls gesichert werden. In über 90 % dieses Krebses ließen sich solche Viren nachweisen. Krebsauslösende Viren unterscheiden sich von den Schnupfen- und Masernviren. Letztere werden durch Tröpfcheninfektion, Händeschütteln oder über Nahrungsmittel weitergegeben, erstere nur nach engerem Körperkontakt mit Austausch von Körperflüssigkeiten wie Blut und Sperma.

Spielt die Psyche bei der Krebsentstehung eine Rolle?

Auf den ersten Blick sollte man annehmen, dass beides nichts miteinander zu tun hat. Aber Dauerstress, sei es in der Familie oder im Beruf, in Form ständiger seelischer Belastungen, mit Gefühlen der Verzweiflung, depressiven Verstimmungslagen, Passivität und Hoffnungslosigkeit gepaart, kann zu Krebskrankheiten führen.

Bei Krebspatienten wird immer wieder eine depressive Verstimmungslage mit Neigung zu Fatalismus festgestellt, und nicht selten überwiegt die Unfähigkeit, Aggressionen zu äußern und Emotionen und Konflikte abzubauen. Bei einer derartigen zur Krebserkrankung neigenden Persönlichkeit sind die körpereigenen Widerstandskräfte, die ja bei der Entstehung von Krebs eine erhebliche Rolle spielen, unzweifelhaft beeinträchtigt, ja sogar zum Erliegen gekommen. Eine solche Person geht nach

Möglichkeit jedem Konflikt aus dem Wege, wodurch psychische Spannungen wie Angst und Wut „in sich hineingefressen" werden. Der „Dampf", etwas salopp ausgedrückt, wird nicht abgelassen, und hinter der scheinbar ruhigen Fassade bestehen die bohrenden Konflikte weiter. Solche Personen, die ein derartiges unterwürfiges und selbstverleugnendes Verhalten an den Tag legen, gelten bis zu einem gewissen Grade als krebsgefährdet. Unter dauerndem Stress werden nämlich vom Organismus solche Hormone im Übermaß produziert, welche bei der Entstehung von Krebs mitwirken. Im Unterschied davon wird ein seelisch ausgeglichener Mensch, der mit sich und der Umwelt in Einklang lebt, nicht nur den Belastungen im Alltag, sondern auch gegenüber Krankheiten mehr Widerstandskraft entgegensetzen können.

Dem Leben positiv gegenüber stehende Menschen mit starkem Lebenswillen und Personen, die inbrünstig auf irgendjemanden oder irgendetwas hoffen, erreichen in der Regel ein besonders hohes Alter. Um herauszufinden, welche Zusammenhänge zwischen seelischer Verfassung und Krebserkrankungen bestehen, wurde eine so genannte prospektive Studie, die sich über einen Zeitraum von 10 Jahren erstreckte, gestartet: Bei einer derartigen Studie wird ein bestimmter Personenkreis vorher ausgewählt und jahrelang beobachtet und kontrolliert, wodurch möglichst objektive Ergebnisse zu erwarten sind.

Es wurde einer Gruppe von Kontrollpersonen eine solche gegenübergestellt, die unter Depressionen mit chronischer Hoffnungslosigkeit litten und den Wunsch hatten, bald zu sterben. In dieser Gruppe stieg die Krebshäufigkeit bereits nach 3 Jahren auf das 3 – 3,5 fache an. Um weiter zu ermitteln, inwieweit neben seelischen Faktoren auch die körperliche Verfassung eine Rolle spielt, wurde eine zweite ebenfalls über 10 Jahre laufende Studie begonnen: 100 depressive, besonders krebsgefährdete Patienten wurden in zwei gleiche Gruppen eingeteilt, von denen die eine unbehandelt blieb, während die andere Gruppe neben Psychotherapie und Waldspaziergängen, Vitamin A- und C-Gaben erhielt und auf eine gezielte Senkung des Cholesterinspiegels Wert gelegt wurde (Anmerkung des Verfassers: Ob letztere Maßnahme sich positiv ausgewirkt hat, sei zumindest dahingestellt). Das Ergebnis nach 10 Jahren war beeindruckend: Von den 50 unbehandelt gebliebenen Personen waren zwischenzeitlich 24 verstorben, davon 15 an Krebs und 8 an anderen Krankheiten. Bei einem Todesfall konnte die Ursache nicht geklärt werden. Daneben fand sich in dieser Gruppe noch eine an Krebs erkrankte Person. In der behandelten Gruppe verstarben während dieser Zeit nur 5 Personen, darunter keine an Krebs. Allerdings wurden hier 7 Krebserkrankungsfälle diagnostiziert.

In einer amerikanischen Studie, an der 4 825 ältere Frauen und Männer beteiligt waren, konnte nachgewiesen werden, dass die Krebsgefahr für ältere Menschen um 88 Prozent ansteigt, wenn sie an einer Depression erkrankt waren, die 6 oder mehr Jahre bestanden hatte. Das erhöhte Krebsrisiko galt für alle Tumorarten, unabhängig davon, ob die Patienten rauchten oder nicht.

Durch diese ausgedehnten Untersuchungen, die an ihrer Objektivität keine Zweifel aufkommen lassen, wird verdeutlicht, dass die Wahrscheinlichkeit, an Krebs zu erkranken, durch die Ausschaltung krebsbegünstigender Faktoren eindrucksvoll gesenkt werden kann.

Die Art der Ernährung als Krebsprävention – Krebs entsteht immer nur bei herabgesetzter Widerstandskraft

Die Immunabwehr ist ein komplexes Geschehen und verläuft mehrgleisig. Krebs entsteht immer nur dann, wenn die körpereigene Widerstandskraft vermindert ist, wobei der Zustand der Lymphozyten maßgebend ist (s. S. 24).

Als statistisch gesichert gilt, dass die Tumorhäufigkeit steigt, je mehr die körpereigenen Abwehrkräfte daniederliegen, wobei das gesamte Netzwerk der Immunantwort besonders dann betroffen ist, wenn Defekte im T-Zellsystem bestehen.

Die karzinogene Wirkung hängt demnach entscheidend vom Zustand der Immunabwehr und der Aktivität des Enzymsystems ab. Die Enzyme, von denen bis heute einige Tausend bekannt sind, sind die Garanten für einen reibungslosen Zellstoffwechsel, der durch sie gesteuert und kontrolliert wird. Voraussetzung dafür ist die regelrechte Zusammensetzung jedes einzelnen Enzyms. Bei der Krebsentstehung kommt es zu einer krankhaften Entgleisung der Zellvermehrung, deren Folge eine gestörte Organfunktion ist. Durch mechanische und chemische Einflüsse wird das Erbmaterial einer Zelle verändert, die Zelle entartet. Das Immunsystem erkennt in den allermeisten Fällen diese entarteten Zellen und beseitigt sie. Versagt aber das Schutzsystem, können sich die Zellen ungehindert vermehren, eine bösartige Geschwulst entsteht. Die Krebsgeschwulst wächst und dringt in die gesunde Umgebung ein. Wenn sich dann obendrein veränderte Zellen lösen und in die Blutbahn gelangen, ohne vom Abwehrsystem beseitigt zu werden, können sie sich in einem anderen Gewebe, zum Beispiel in Leber, Knochen, Lunge oder Gehirn festsetzen. Eine Metastase ist entstanden.

Nach den heutigen Erkenntnissen tragen verhaltens- und umweltbedingte Faktoren hauptsächlich zur Krebsentstehung bei, wobei die Auswahl der Lebensmittel letztere negativ oder positiv beeinflussen kann. Mit anderen Worten: Durch die richtige Ernährung lässt sich die Entstehung von bösartigen Geschwülsten zumindest in einem hohen Prozentsatz verhindern: 35 Prozent aller Krebstodesfälle lassen sich auf falsche Ernährung zurückführen! Wissenschaftliche Studien haben ergeben, dass sich durch eine gesundheitsbewusste Ernährung, Vermeidung von Übergewicht und körperliche Aktivitäten allein in Deutschland jährlich 97 000 bis 132 000 Krebsfälle verhindern lassen würden. Bei der Entstehung bösartiger Zellen steht die Bildung von giftigen Stoffwechselprodukten im Vordergrund, die durch spezielle Nahrungsbestandteile verhindert werden kann. Dabei spielen hinsichtlich der Geschwulstbildung ernährungsabhängige Stoffwechseleffekte, die einen Einfluss auf das Wachstum der Krebszelle nehmen, eine wichtige Rolle. Nach heutigem Wissensstand kann man sagen, dass die krebsschützende Wirkung der Lebensmittel nicht auf einzelne Inhaltsstoffe, sondern auf die Gesamtauswahl zurückzuführen ist, wobei die Lebensmittelauswahl, ihre Lagerung, Konservierung und die Art ihrer Zubereitung eine große Rolle spielen. Leicht verderbliche Lebensmittel sollten stets kühl gelagert werden, um sie vor der Entstehung hochgiftiger Schimmelpilze (Aflatoxine) zu schützen. Salzkonservierung und Räuchern sind wegen der Bildung von N-Nitrosoverbindungen nicht gesundheitsfördernd.

Neben den Vitaminen A, C und E ist von den Mineralstoffen unter anderem Zink und Kalzium bei der Bildung von Zellenzymen von Bedeutung. Nicht zu vergessen sind auch die Spurenelemente, wie Selen und die sekundären, bioaktiven Pflanzeninhaltsstoffe (SPI), die zur Stärkung der körpereigenen Abwehrkräfte von großer Wichtigkeit sind.

Zusammenfassend kann gesagt werden, dass man **Krebsprävention** betreiben kann, indem man möglichst viel Obst und Gemüse isst. In den pflanzlichen Lebensmitteln finden sich vier vor Krebs schützende Substanzgruppen, so genannte Antioxidantien (auch Radikalenfänger genannt).

1. Vitamine und Provitamine
2. Mikronährstoffe wie Selen, Zink und Kalzium

3. Ballaststoffe
4. Sekundäre, bioaktive Pflanzeninhaltsstoffe (SPI), die man als Anti-Karzinogene bezeichnen kann. Von den SPI hemmen einige komplett die Aufnahme krebserregender Stoffe, andere verhindern Entzündungsprozesse und wieder andere stoppen die Aufnahme kanzerogener Substanzen in die Körperzellen oder schützen das Erbmaterial, die Desoxyribonukleinsäure (DNS).

Dieses Zusammenspiel der verschiedenen Schutzstoffe lässt sich nicht durch das Schlucken von ein paar Vitamintabletten ersetzen!

Hinweise auf einen vorbeugenden Effekt pflanzlicher Kost ergab eine Langzeitstudie an 1 904 Vegetariern. Das Risiko, an Herz-Kreislauf-Erkrankungen oder an Krebs zu versterben, sank um mehr als die Hälfte. Der gesundheitliche Nutzen war umso größer, je länger man sich vegetarisch ernährte. Obst und Gemüse spielen als Schutzfaktor bei fast allen Krebsarten eine überragende Rolle. Das ist wissenschaftlich erwiesen!

Krebs durch Sport vorbeugen

Wer über relativ lange Zeit regelmäßig Sport betreibt, kann der Entstehung von Krebsgeschwülsten vorbeugen, da Bewegungsmangel eine mögliche Ursache verschiedener Krebsarten ist. Sport verbessert die Ventilation und Durchblutung der Lungen. Dadurch werden krebserregende Stoffe wesentlich rascher ausgeatmet, so dass auf diese Weise das Bronchialkrebsrisiko vermindert werden kann. Es konnte nachgewiesen werden, dass zum Beispiel das Brustkrebsrisiko um 30 Prozent sinkt, wenn drei Mal in der Woche mindestens jeweils 1 Stunde Sport getrieben wird. Bei Dickdarm, Prostata- und Hodenkrebs gibt es ähnlich positive Effekte, je nach Studie liegen sie zwischen zehn und siebzig Prozent. Bei sportlich sehr aktiven Männern nahm das Dickdarmkrebsrisiko um 40 Prozent ab.

Eine andere Art der Vorbeugung ist die Wahrnehmung aller angebotenen Krebsvorsorgeuntersuchungen. Hier eine Zusammenstellung:

Bei Frauen

ab dem 20. Lebensjahr	*Gebärmutterhalskrebs*
ab dem 30. Lebensjahr	*Brustkrebs*
ab dem 45. Lebensjahr	*Darmkrebs*

Bei Männern

ab dem 45. Lebensjahr	*Darmkrebs & Untersuchung der Prostata*

Sichtcheck beim Hausarzt (Hautkrebsscreening bei Frauen ab dem 30. und bei Männern ab dem 45. Lebensjahr. Bei Auffälligkeiten Überweisung zum Hautarzt. Zum Schluss dieses Kapitels noch ein Hinweis: Jeder Krebskranke sollte reichlich Flüssigkeit zu sich nehmen, weil die anfallenden Abbauprodukte bei der Strahlen- und Chemotherapie leichter über die Nieren ausgeschieden werden können.

Wohlstandskrankheiten und ihre Ursachen

Wie kann man vorbeugen?

XI Oberer Verdauungstrakt und Magen-Darmkanal

Durch Kauen setzt im Mund die Vorverdauung bereits ein. Die tägliche Speichelproduktion von 1 bis 2 Litern wird in den vier Kiefer- und den beiden Ohrspeicheldrüsen gebildet. Der Speichel löst aus der in der zerkleinerten und eingespeichelten Nahrung enthaltenen Stärke durch Enzyme bereits Zucker heraus. Die Stärke wird zu Zucker abgebaut, was Sie selbst feststellen können: Je länger sie einen Bissen Brot kauen, umso süßlicher schmeckt er. Wird zu hastig gegessen und zu wenig gekaut, fällt die Vorverdauung weg. Ist die zerkleinerte Nahrung im Magen angelangt, sorgt der Magenpförtner am Magenausgang dafür, dass der Nahrungsbrei nur in kleinen Portionen in den Zwölffingerdarm gelangt. Wird kaum gekaut und zu hastig gegessen, kann das der Magen schlecht verkraften, er antwortet mit Völlegefühl. Der Magen muss jetzt die Speise selbst regelrecht „zermahlen".

Was Sie über die Zähne wissen sollten

Nach einer Studie der Berliner Universitätsklinik Charité putzt sich nur jeder vierte Deutsche ordentlich die Zähne, nur drei Prozent verwenden Zahnseide, um die Zahnzwischenräume zu reinigen und 1,5 Zahnbürsten werden im Jahr verbraucht. Zahnärzte empfehlen, alle drei Monate eine neue Zahnbürste zu verwenden.

Zu starkes horizontales Zähneputzen schadet! Das Zahnfleisch schwindet, es kommt zu Defekten an den Zahnhälsen und schließlich können die Zähne ausfallen. Zahnärzte empfehlen daher, die Zähne nur unter leichtem Druck immer von „rot nach weiß", also senkrecht zu putzen. Um die Zähne vor Karies zu schützen, brauchen nicht nur Kinder, sondern auch Erwachsene Fluoride. Sie lagern sich in den Zahnschmelz ein und sorgen für eine dauernde Remineralisierung des Zahnschmelzes. Ein zuverlässiger Schutz gegen Säuren wird gebildet und die Säureproduktion durch Bakterien verringert. Eine regelmäßige Fluoridversorgung kann über fluoridhaltige Zahnpasten und Speisesalz erfolgen. Besseren Schutz bietet eine Behandlung mit fluoridhaltigen Lacken und Gelen durch den Zahnarzt.

Zahnfleischentzündung – Parodontitis (Parodontose: Schwund von Zahnfleisch und Wurzelhaut, ohne Entzündung).

Mehr als 80 Prozent der Erwachsenen in der Bundesrepublik leiden an einer behandlungsbedürftigen Zahnfleischentzündung, 15 % von ihnen so stark, dass der Erhalt einzelner Zähne gefährdet ist. Unbehandelt führt die Entzündung des Zahnhalteapparates zu einem Abbau des Weichgewebes und im weiteren zum Verlust von Knochensubstanz.

Wie entsteht eine Parodontitis? Zuerst entzündet sich das Zahnfleisch (Gingivitis). Schlechte Mundhygiene führt zu Zahnbelegen (Plaques), für Bakterien ein idealer Nährboden. Giftstoffe der Bakterien strömen in das Zahnfleisch ein, es rötet sich. Das Zahnfleisch blutet beim Essen, es entstehen tiefe Taschen zwischen Zähnen und Zahnfleisch, in denen Essensreste hängen bleiben, eine Brutstätte für die Bakterien. Zähne werden locker und können schließlich ausfallen. Nicht Karies, sondern entzündetes Zahnfleisch ist der häufigste Grund für Zahnverlust. Problematisch wird die Angelegenheit dadurch, dass Parodontitis verursachende Bakterien und ihre giftigen Stoffwechselprodukte in den Kreislauf gelangen und ihn überschwemmen. Ein Auslöser für Arterienverkalkung und Folgekrankheiten wie Herzinfarkt und Schlaganfall. Das Risiko für Herzinfarkte und Schlaganfälle wird dadurch drastisch erhöht. Nach Wolfgang **Koch**, Präsident der Deutschen Parodontosehilfe sind etwa 30 Prozent der Frühgeburten auf Parodontitis-Bakterien zurückzuführen!

Bei einem Kongress der Zahnärztekammer Nordrhein in Düsseldorf Anfang März 2002 wurde darauf hingewiesen, dass Personen, die über einen längeren Zeitraum hinweg bis zu zehn Zigaretten täglich rauchen, ein dreifach erhöhtes Parodontoserisiko haben. Da das Immunsystem der Mundhöhle zerstört würde, entstehen tiefere Taschen im Zahnfleisch, ein stärkerer Abbau des Kieferknochens mit erheblich schlechteren Heilungschancen! Darüber hinaus steigt bei Rauchern das Risiko, an Mundhöhlenkrebs zu erkranken auf das Vierfache im Vergleich zu Nichtrauchern. Wird obendrein Alkohol konsumiert, steigt das Risiko auf das Fünfzehnfache, so Prof. **Noack** vom Zentrum für Zahnheilkunde der Universität Köln. Außerdem wisse kaum ein Mensch, dass er vom Rauchen Zahnschmerzen bekommen und seine Zähne verlieren kann. Bereits nach wenigen Monaten der Nikotinabstinenz hat sich das Immunsystem der Mundhöhle so weit regeneriert, dass die Heilungsprognose ehemaliger Raucher identisch mit der von Nichtrauchern ist.

Zähne und „Pille“

Es ist kaum bekannt, dass es unter Pilleneinnahme vermehrt zu Zahnfleischentzündungen kommen kann. Ursache ist die erhöhte Hormonkonzentration im Körper. Dadurch werden das parodontale Gewebe und die Mikroflora des Zahnfleisches nachteilig verändert, was zu einer erhöhten Plaques-Bildung und Zahnfleischentzündungen führen kann. Die Mundhygiene sollte bei Pilleneinnehmerinnen besonders sorgfältig betrieben und eventuell einmal mehr der Zahnarzt zur Kontrolle aufgesucht werden.

Mundgeruch

Eine repräsentative Umfrage des „Kuratorium perfekter Zahnersatz“, Marburg, besagt, dass in 86 Prozent der Fälle von Mundgeruch die Ursache im Mund selbst gefunden wurde, wobei es sich hauptsächlich um mangelnde Mundpflege handelt. Nur bei zwei von 406 Patienten lag eine Erkrankung des Magen-Darmkanals vor. 8 Prozent wiesen Erkrankungen in Hals-Nasen-Ohrenbereich (meist Mandel- und Nasennebenhöhlenentzündungen) auf. Übler Mundgeruch entsteht den Fachleuten zufolge fast ausschließlich durch Fäulnisprozesse im Mund, wobei mit 41 Prozent von Zungenbelägen am häufigsten der Geruch ausgehe, gefolgt von Zahnfleischentzündungen in 31 % der Fälle. Entzündungen des Zahnhalteapparates waren in 28 Prozent Ursache des Mundgeruches. Abhilfe schafft regelmäßiges Zungen- und Zähneputzen, Pflege des Zahnersatzes und eventuell Zahnreinigungen durch den Zahnarzt.

Verantwortlich für den typischen Mundgeruch sind rund 80 verschiedene Arten von Fäulniserregern, berichtet S. Zimmer vom Zentrum für Zahnmedizin der Berliner Charité in der Zeitschrift „Gesundheit“. Durch eiweißhaltige Reste von Käse, Milchspeisen, Fleisch und Fisch im Mund finden die Bakterien einen idealen Nährboden. Der Geruch erinnert an faule Eier, was durch die entstandenen Schwefelverbindungen bedingt ist. Eine belegte Zunge kann der Zahnarzt mit Hilfe einer Spezialbürste reinigen. Mundspülungen nach dem Zähneputzen mit Wirkstoffen, welche das Wachstum der Bakterien hemmen, sind ebenfalls wirksam, genau so wie zuckerfreier Kaugummi, der den Speichelfluss anregt. Beginnende Stoffwechselentgleisungen bei Nulldiät können üblen Mundgeruch verursachen, genau so wie eine schlechte Blutzuckereinstellung bei Diabetikern. Die Atemluft weist dann den typischen Azetongeruch auf. Auch Stoffwechselveränderungen durch Leber- und Nierenerkrankungen können einen „muffigen" Mundgeruch verursachen. Übler Mundgeruch kann auch entstehen, wenn die Bronchien von Infektionen betroffen sind.

Eine weitere Ursache von üblem Mundgeruch kann eine zu geringe Speichelbildung sein. Besonders bei älteren Menschen ist dies der Fall, da sie in der Regel ein vermindertes Durstgefühl haben, was einen trockenen Mund zur Folge hat. Nimmt man pro Tag etwa zwei Liter Flüssigkeit zu sich, kann dieses Problem überhaupt nicht auftreten.

Speichel übt eine leicht desinfizierende Wirkung aus und spült überdies durch Bakterien zersetzte Abbauprodukte weg.

Personen, die viel Kaffee trinken oder / und Alkohol zu sich nehmen und / oder rauchen, leiden ebenfalls unter Mundtrockenheit. Kaffee und Alkohol sind, obwohl es sich ja um Flüssigkeiten handelt, keine Durstlöscher, da sie die Nierentätigkeit anregen und somit die Urinproduktion steigern. Negativer Stress kann übrigens auch eine Ursache von Mundgeruch sein.

Mundhöhlenkrebs

Er stellt in Deutschland mit jährlich rund 5 000 Todesfällen die siebthäufigste Krebsform dar. Die Tendenz ist steigend!

Da sich der Krebs durch weiße Flecken (Leukoplakien) an der Mundschleimhaut ankündigt, ist die Möglichkeit der Früherkennung durch den Zahnarzt bei einer Kontrolluntersuchung gegeben. Rund 15 Prozent dieser weißen Flecken sind Krebsvorstufen, von denen sich jede fünfte zum Krebs entwickeln kann.

Das Deutsche Krebsforschungszentrum in Heidelberg berichtete von einer italienischen Studie, die zum Nachdenken zwingt: Die Wissenschaftler hatten 274 Männer mit Mundhöhlenkrebs und 364 Männer mit Rachenkrebs nach ihren Rauch- und Trinkgewohnheiten befragt. Es zeigte sich, dass das Risiko für Mundhöhlenkrebs um das 228 fache steigt, wenn pro Woche mehr als 77 Drinks (1 Drink entsprach einem Achtel Liter Wein oder 0,33 Liter Bier) konsumiert und mehr als 25 Zigaretten pro Tag geraucht werden.

Der Vollständigkeit halber muss noch erwähnt werden, dass Dauergebrauch von Kau- und Schnupftabak neben Mundhöhlenkrebs auch Ursache von Rachenbeziehungsweise Kehlkopfkrebs sein kann und dass jahrelanges Pfeiferauchen das Risiko für Zungenkrebs erhöht.

Aufstoßen – Sodbrennen und was dahinter stecken kann

Gelegentliches saures Aufstoßen kann nach einer opulenten Mahlzeit oder übermäßigem Alkoholgenuss vorkommen und ist nicht tragisch. Ernst wird die Angelegenheit dann, wenn das Sodbrennen zwei- bis dreimal wöchentlich oder sogar täglich auftritt. Dann ist das Abdichtungssystem zwischen Magen und Speiseröhre defekt. Meist behandeln sich die Betroffenen selbst mit so genannten Antazida, die zwar momentan eine rasche Wirkung zeigen, indem sie die überschüssige Magensäure binden, aber keine Heilung bringen. Die Nahrung wird im Magen mit Hilfe des Magensaftes zu einem verdaubaren Brei zerkleinert. Die im Magensaft enthaltene Salzsäure verdaut die Speisen mit dem Enzym Pepsin vor und desinfiziert sie. Die ätzende Salzsäure würde die Magenschleimhaut sogar selbst verdauen, wenn sie nicht mit einer schützenden Schleimschicht umgeben wäre.

Unangenehm ist das saure Aufstoßen, da die Salzsäure in die Speiseröhre gelangt und dort die Schleimhaut der Speiseröhre angreift und verätzt. Da die Salzsäure zurückfließt, wird von „Refluxkrankheit" gesprochen. In den letzten Jahren kam es zu einer dramatischen Zunahme dieses Krankheitsgeschehens, unter dem besonders Übergewichtige leiden. Ursache der Zunahme ist wohl in erster Linie die Änderung des Ernährungsverhaltens der Bevölkerung. Hinzu kommen Stress und Reizüberflutung.

Während in Deutschland etwa jeder Vierte Bundesbürger unter Sodbrennen leidet, kommt diese Krankheit in Afrika und Asien noch so gut wie gar nicht vor.

Da es beim Sodbrennen durch die chronische Verätzung des unteren Teiles der Speiseröhre auf die Dauer zu Schleimhautveränderungen kommen kann, besteht die Möglichkeit, dass sich eine bösartige Geschwulst bildet. Um dies auszuschließen, muss eine Spiegelung der Speiseröhre und des Magens durchgeführt werden.

Besser als die Behandlung mit Antazida ist die Einnahme von so genannten Protonenpumpenhemmern. Das sind neuere Medikamente, die weitgehend die Produktion von Magensäure blockieren, wodurch die Beschwerden besser gelindert werden können. Eine ursächliche Behandlung ist das aber auch nicht. Da die eigentliche Ursache des sauren Aufstoßens der defekte Schließmuskel am Mageneingang ist. Als Alternative kommt ein operativer Eingriff am Übergang zwischen Speiseröhre und Magen in Betracht.

Um dem Sodbrennen vorzubeugen, sollte man weitgehend auf Alkohol in jeder Form, Nikotin, Kaffee, fette und reichhaltige Mahlzeiten und auf Süßigkeiten verzichten. Das Abendessen sollte nicht zu spät eingenommen werden, damit beim Zubettgehen der Magen möglichst leer ist. Treten nachts trotzdem Beschwerden auf, sollte man mit erhöhtem Oberkörper schlafen, wodurch der Rückfluss des Mageninhalts erschwert wird. Die Beschwerden lindern kann Kamillentee und das Trinken von reichlich Wasser, da es die Salzsäure verdünnt.

Bei der Refluxösophagitis versucht der Organismus durch vermehrte Speichelproduktion die Säurelast in der Speiseröhre zu vermindern. Um diesen physiologischen Vorgang zu verstärken, wurde Refluxpatienten empfohlen, nach dem Essen Kaugummi zu kauen. Die Forscher stellten fest, dass die Säurelast der Speiseröhre sowohl bei Refluxpatienten als auch bei Gesunden reduziert wurde, wobei bei ersteren der Effekt stärker ausgeprägt war.

Ösophaguskarzinom – Speiseröhrenkrebs

Die Zahl der Speiseröhrenkrebse hat in den letzten Jahren signifikant zugenommen. Es besteht ein enger Zusammenhang mit dem Alkoholkonsum, wobei Bier und ganz besonders Spirituosen eine große Rolle spielen. Das Risiko ist bei Weinkonsum deutlich geringer. In den Trauben ist Resveratol enthalten, das vermutlich antikanzerogen wirkt.

Kommen Alkohol- und Tabakmissbrauch zusammen, potenziert sich das Risiko für Speiseröhrenkrebs um ein Vielfaches. Daneben wird für die Entstehung von Speiseröhrenkrebs der Genuss zu heißer Speisen verantwortlich gemacht, wobei ein Vitamindefizit, Eisenmangel, Nitrosamine und Mykotoxine (Stoffwechselprodukte von Pilzen) ebenfalls eine Rolle spielen.

Als weiteres Risiko für Speiseröhrenkrebs gilt ein Zustand nach Laugenverätzung, was besonders bei Kindern vorkommen kann. Zweifelsohne wird das Risiko für Speiseröhrenkrebs durch den Genuss von eingesalzenen, gepökelten, salzsauren und geräucherten Speisen erhöht, wie das in Japan, China, aber auch in Irland und in Tirol der

Fall ist. In Japan hat man mittlerweile die Zusammenhänge erkannt. Aber auch in Tirol ist man der Ursache auf die Spur gekommen: Der reichlich genossene, am offenen Feuer geräucherte Speck ist dort der Übeltäter. Ist die Schleimhaut der Speiseröhre vorgeschädigt und chronisch gereizt, vergehen etwa 20 Jahre, bis sich ein Ösophaguskarzinom entwickelt. Bei den Mormonen und Adventisten ist es übrigens unbekannt. Auch Juden erkranken relativ selten daran, was mit dem geringen Alkoholkonsum zusammenhängen könnte.

Der Speiseröhrenkrebs der Refluxkrankheit (Barrett-Karzinom), eine „neue" Wohlstandskrankheit, oder wie Prof. Jörg Rüdiger **Siewert** vom Klinikum rechts der Isar der TU München meinte: Das Barett-Karzinom entwickelt sich zur Zivilisationskrankheit des 21. Jahrhunderts. Allein in Deutschland hat sich die Zahl der Neuerkrankungen in den letzten 10 Jahren vervierfacht!

Als Risikofaktoren für diese Krebsart gelten Lebensstil (Alkohol, Rauchen), falsche Ernährung und Übergewicht.

Viele Dicke leiden unter regelmäßigem Sodbrennen. Seine Ursache ist der saure Magensaft, der in die untere Speiseröhre gelangt und für eine Entzündung sorgt. Geschieht dies jahrelang, kann sich ein Krebs entwickeln.

Bei bestehender Reflux-Ösophagitis gilt zum Ausschluss eines Krebses beziehungsweise seiner Früherkennung die Speiseröhren- und Magenspiegelung als Methode der Wahl. Bei Früherkennung ist es möglich, die Fünfjahresüberlebensrate von sieben bis 20 auf bis zu 50 Prozent zu erhöhen.

Magen – Darmkanal

Eine gute Verdauung ist lebenswichtig, *denn unser Wohlbefinden ist in nicht geringem Maße von der Gesundheit von Magen und Darm abhängig.*

Die Aufgabe des gesamten Verdauungstraktes ist es, die Speisen biologisch aufzuschließen, indem sie in niedere Bausteine aufgespalten und in eine lösliche Form gebracht werden. Die für den Organismus lebenswichtigen Bestandteile werden herausgefiltert, zu körpereigenen Stoffen umgebaut, um dem Organismus zugänglich gemacht zu werden. Der Rest wird aus dem Körper über die Ausscheidungsorgane Enddarm, Nieren und Haut als Stuhl, Urin und Schweiß ausgeschieden, in ganz geringem Umfang gasförmig auch abgeatmet.

Wenn in einem Abschnitt des Verdauungstraktes etwas nicht in Ordnung ist, ist es das nächstliegende, dass mit der Zusammensetzung der Nahrung etwas nicht stimmt.

Ähnlich diesen Verdauungsprozessen im Darm sind die Stoffwechselvorgänge in Körperzellen aller Gewebe und Organe und den Zellen des Blutes, nur, dass sie dort noch viel differenzierter, exakter und noch mehr aufeinander abgestimmt ablaufen müssen. Wenn man sich diese Tatsache vor Augen hält, kann man verstehen, dass der Stoffwechsel in allen Zellen des Körpers durch die Ernährung positiv oder negativ beeinflusst werden kann.

Etwa 3 Liter Magensaft werden von den nach Millionen zählenden Drüsen produziert. Dazu kommt noch die Salzsäure, die aus den Belegzellen der Magenwand stammt. Der zähflüssige Magenschleim und die gute Durchblutung schützen die Magenschleimhaut vor Selbstverdauung. Magensaft, Salzsäure und das für die Eiweißverdauung wichtige Pepsin leiten die Verdauung der Speisen ein, sieht man einmal von der Vorleistung der Enzyme des Speichels ab.

Eventuell vorhandene Krankheitserreger werden bekämpft. Die Verweildauer der Nahrung im Magen ist von ihrer Zusammensetzung abhängig. Während Eiweiß (zum Beispiel gekochter Fisch oder ein weich gekochtes Ei) in ein bis zwei Stunden verdaut wird, brauchen viel Fett enthaltende Speisen wie Schweinebraten oder Ölsardinen neun Stunden.

Mit Sicherheit schützt eine ballaststoffreiche Nahrung vor Magengeschwüren. Man nimmt an, dass auch eine eiweißreiche Kost einen ähnlichen Effekt hat. Dass sich bei den Magen- und Zwölffingerdarmgeschwüren eine Abhängigkeit von den Eßgewohnheiten zeigt, gilt als erwiesen: So gab es in japanischen Kriegsgefangenenlagern keine Ulcera, wenn ungeschälter Reis die Hauptnahrungsquelle bildete. Die Zahl der Ulcuskranken stieg jedoch in den Lagern, wo raffinierter Reis verwendet wurde. Belegt ist ferner, dass bei deutschen Soldaten vor Stalingrad die Ulcuskrankheit immer seltener auftrat, je mehr sie gezwungen waren, rohe Steckrüben und rohe Kartoffeln zu essen. Schließlich führt im „Ulcusgebiet" von Indien die Raffinierung von Reis und Maniok zu Zwölffingerdarmgeschwüren von äußerst chronischem Charakter. Dieser positive Zusammenhang zwischen ballaststoffreicher Kost und Ulcusinzidenz konnte übrigens durch eine norwegische Studie bestätigt werden.

Am Magenausgang überwacht der Pförtner, ein Schließmuskel, den weiteren Verdauungsprozess, indem er den nunmehr sauren Nahrungsbrei portionsweise in den Zwölffingerdarm übertreten lässt. Hier wird der Brei durch die Verdauungssäfte der Bauchspeicheldrüse und Gallenblase weiter aufgeschlossen. Das Bauchspeicheldrüsensekret neutralisiert die Salzsäure, wodurch die Darmschleimhaut nicht angetaut werden kann. Fett, fettlösliche Vitamine, Eiweiße und Kohlenhydrate werden durch den enzymhaltigen Dünndarmsaft weiter aufgespalten. Dadurch ist es möglich, dass die Vitalstoffe über die Zotten der Darmwand in den Kreislauf gelangen. Die Austauschfläche des Dünndarms, wo unter anderem Nährstoffe vom Körper aufgenommen werden, beträgt etwa 200 Quadratmeter! Bis die Nahrung den rund sechs Meter langen Verdauungstrakt passiert hat, dauert es im Schnitt etwa 24 Stunden, wobei der Verdauungsbrei um etwa 1 bis 4 cm pro Minute befördert wird. Durch die wellenartigen, rhythmischen Bewegungen des Dünndarms gelangt der flüssige Inhalt in den 1,5 Meter langen Dickdarm.

Den Dickdarm besiedeln mehr als 400 unterschiedliche Bakterienarten. Besonders wichtig sind die Milchsäurebakterien, die oft durch falsche Ernährung, Medikamente, zum Beispiel Sulfonamide oder Antibiotika und Abführmittel zerstört werden, so dass sich Pilze und schädliche Bakterien im Darm ungehindert ausbreiten können. Dadurch werden Infektionen begünstigt, Durchfälle können auftreten. Um eine gesunde Darmflora aufzubauen, sollte man Milchsäurebakterien (Joghurt) zuführen.

Normalerweise dauert der Transport durch den Dickdarm 20 bis 70 Stunden, bei manchen Menschen allerdings bis zu 300 (!) Stunden, bei einer Transportgeschwindigkeit zwischen 0,04 bis 0,6 cm pro Minute.

Während der Verweildauer im Dickdarm wird dem Brei mineralstoffbeladene Flüssigkeit entzogen und durch Bakterien in Nahrungsbestandteile gespalten, die im Magen und Dünndarm wie besondere Kohlenhydrate in den Hülsenfrüchten, nicht verdaut werden können. Auch diese Nährstoffe gelangen über die Dickdarmschleimhaut in den Organismus. Der unverdauliche Rest landet im Mastdarm und wird über den After ausgeschieden.

Die weiter oben erwähnten, schwer verdaulichen Lebensmittel, dazu gehören Vollkornprodukte, Hülsenfrüchte, Gemüse und Obst, können zwar die Verursacher von Blähungen sein, sind aber gerade die Ballaststoffe, die lebenswichtig sind und die eine normale Darmbewegung anregen.

10 % der aufgenommenen Flüssigkeit verbleibt im Darm, die restlichen 90 % gelangen durch die Darmwand in den Körper.

Helicobacter pylori (H. p.)

Noch in den 80er Jahren glaubte man, dass ein Magengeschwür „ohne Säure“ nicht möglich sei und dass daher die Säuresekretion reduziert und die Stärkung der Schleimhautregeneration nötig sei.

Das änderte sich, als der australische Pathologe J. Robin Warren in den Jahren 1981/82 bei Untersuchungen von Magenschleimhaut auf der Oberfläche ein Bakterium entdeckte. Mit einem jungen Gastroenterologen, Barry J. Marshall, initiierte er eine Studie, die den Zusammenhang zwischen H.-p.-Infektion und Magenerkrankungen erbrachte, was in völligem Widerspruch zur damaligen Lehrmeinung stand. Die Widerstände gegen diese Hypothese waren beträchtlich. Marshall hatte sich seinerzeit einem Selbstversuch unterzogen, indem er eine Bouillon mit H.-p.-Bakterien trank. Postwendend bekam er einige Tage später Magenbeschwerden. Durch Magenspiegelung wurde eine Magenschleimhautentzündung mit Nachweis von H. p. festgestellt. Erst 1988 wurde die These der beiden Wissenschaftler akzeptiert.

Heute gilt als gesichert, dass 95 Prozent aller Zwölffingerdarmgeschwüre und 70 bis 80 Prozent aller Magengeschwüre auf dem Boden einer chronischen H.-p.-Gastritis entstehen.

Seit 1994 definiert die Weltgesundheitsorganisation Heliobacter pylori als krebserregend. Dementsprechend sollen alle an einem Magengeschwür erkrankten auf H.p. getestet und behandelt werden. Als Alarmsymptome gelten Gewichtsverlust, Erbrechen, Dysphagie (Schluckstörung), Blutung und Anämie (Blutarmut).

Chronische Magen-Darm-Erkrankungen wie Magenschleimhautentzündung oder Magen- und Zwölffingerdarmgeschwüre sind die Folgen einer H.-p.-Infektion. In der Bundesrepublik sind mehr als 33 Millionen Menschen infiziert. Über 50 Prozent der über 50-Jährigen haben eine H.-p.-Infektion. In den meisten Fällen bemerken die Betroffenen die Infektion überhaupt nicht, da sie symptomlos verlaufen kann. Andere dagegen klagen über Brechreiz, Übelkeit, Appetitlosigkeit und Schmerzen im Oberbauch. In schweren Fällen kommt es zu Magenblutungen.

Dank des Enzyms Urease, welches das Bakterium produziert, kann ihm die aggressive Magensäure nichts anhaben, sie wird einfach neutralisiert. Das Magenkarzinom-Risiko ist bei mit H.-p. infizierten Patienten um das Zweifache erhöht. Dabei ist entscheidend, in welchem Alter die Infektion erworben wurde. Je jünger der Patient bei der Infektion ist, desto größer ist das Krebsrisiko. Meist erfolgt im Kindesalter eine Ansteckung mit dem H.-p.-Bakterium. Die Übertragung geschieht über den Mund, zum Beispiel durch Küssen und Schmusen mit dem Baby und auch durch gemeinsam benutzte Essbestecke. Das Übertragungsmedium ist der Speichel. Ansteckungsgefahr besteht auch durch verunreinigtes Trinkwasser, Nahrung, Kontakt mit Erbrochenem oder Stuhl, wobei schlechte hygienische Verhältnisse eine Rolle spielen. So konnte ein Zusammenhang zwischen H.-p.-Infektionen und niedrigem sozioökonomischem Status und engen Wohnverhältnissen festgestellt werden. Hier kommt der Übertragung des Bakteriums innerhalb der Familie große Bedeutung zu.

Nach neueren Erkenntnissen (Deutsches Ärzteblatt vom 13. April 2001) besteht ein Zusammenhang zwischen der Häufigkeit kindlicher Infektionen mit dem H.-p., insbesondere bei Magengeschwüren der Mütter. So hatten Kinder an Magengeschwüren erkrankter Mütter ein mehr als zehnfach erhöhtes Risiko, selbst eine H.-p.-Infektion zu bekommen.

Wissenschaftler der Universität Ulm haben herausgefunden, dass bei Patienten, die

Alkohol in geringen Mengen zu sich nahmen – nicht mehr als 20 Gramm täglich, was einem Glas Bier oder zwei Gläsern Wein entspricht – das Bakterium Helicobacter pylori, die Ursache von Magengeschwüren und Auslöser von Magenkrebs, viel seltener nachgewiesen werden konnte, als bei Personen, die keinen Alkohol konsumieren.

Nachweisen kann man Helicobacter-pylori-Keime durch einen einfachen Test: Beim „13C-Harnstoff-Atemtest" lassen sich die Erreger durch einen Atemtest nachweisen. Ähnlich wie beim Alkoholtest wird in ein präpariertes Röhrchen gepustet und im Labor ausgewertet. Auf diese Weise wird dem Betroffenen eine Magenspiegelung erspart.

Eine ganze Reihe anderer Erkrankungen wie koronare Herzkrankheit, Raynaud-Phänomen (arterielle Verschlusskrankheit), chronische Urtikaria und Schuppenflechte werden mit der Besiedlung des Magens mit H.-p. in Verbindung gebracht. Wie italienische Wissenschaftler berichteten, konnte ein Zusammenhang zwischen H.-p.-Infektion und Migräne nachgewiesen werden. 40 Prozent der 225 untersuchten Patienten mit Migräne waren auf das Bakterium positiv getestet worden. In 83 Prozent der Fälle konnte nach erfolgreicher Behandlung Häufigkeit, Dauer und Intensität der Migräneanfälle signifikant verringert werden. Eine mögliche Erklärung ist, dass gefäßaktive Substanzen, wie sie bei einer chronischen Infektion freigesetzt werden, durch die Behandlung normalisiert werden.

Japanische Wissenschaftler stellten fest, dass sich nach erfolgreicher Behandlung einer H.-p.-Infektion bei 80 Prozent der Patienten hyperplastische Magenpolypen zurückgebildet hatten.

Zur Eradikation (Ausrottung) von Helicobacter pylori gelangt die Kombinationstherapie eines so genannten Protonenpumpenhemmers mit zwei geeigneten Antibiotika zur Anwendung. Mit einer siebentägigen Behandlung wird Helicobacter pylori in den meisten Fällen vollständig beseitigt. Das Risiko, an einem Magenkrebs zu erkranken, bei gleichzeitiger H.-p.-Infektion, liegt signifikant höher als bei Menschen, die H.-p. negativ sind. So findet sich bei 90 Prozent aller Magenfrühkrebse eine H.-p.-Magenschleimhautentzündung.

Magenkrebs

Pro Jahr erkranken etwa 20 900 Menschen an Magenkrebs, wobei die Heilungschancen, je nach Zeitpunkt der Diagnosestellung zwischen 100 und 30 Prozent schwanken.

Die Anwesenheit von Helicobacter pylori kann im Magen zu einer chronisch atrophischen Gastritis, das ist eine Magenschleimhautentzündung mit präkanzerösen Veränderungen, führen. Dieses Bakterium gilt als Risikofaktor Nummer 1 für Magenkrebs. Werden gepökelte Fleischwaren verzehrt, bilden sich aus Nitrat und Nitrit so genannte N-Nitroseverbindungen, die das Magenkrebsrisiko ebenfalls stark erhöhen (s. S. 100 u. ff.).

Andere Risikofaktoren für Magenkrebs sind perniciöse Anämie, chronisch-atrophische Gastritis bei jüngeren Personen, bei welchen sich nach etwa 20jähriger Ruhezeit ein Magenkrebs entwickeln kann, teilresezierter Magen mit einer möglichen Krebsentstehung etwa 15 – 20 Jahre nach der Operation, Magenpolypen und chronisch kallöses Magengeschwür.

Nitrosamine, höhere aromatische Kohlenwasserstoffe wie Benzpyren, Pyrolyseprodukte von Aminosäuren (verbranntes Eiweiß) begünstigen die Entstehung von Magenkrebs. Dabei spielt hoher Kochsalzkonsum eine wesentliche Rolle. Wahrscheinlich kommt es nach längerer Einwirkungszeit zu einer Schädigung der Magenschleimhaut, wodurch die Empfindlichkeit gegenüber krebsauslösenden Substanzen steigt. In Japan aber auch in Südkorea, in Chile und Kolumbien ist der Salzverbrauch ungewöhnlich hoch, entsprechend hoch ist auch die Wahrscheinlichkeit, an einem Magenkrebs zu erkranken. In Japan beispielsweise kommt der Magenkrebs viermal häufiger als bei uns vor, was auf die eingangs bereits erwähnten, stark gesalzenen, sehr scharf gewürzten, gepökelten, in Essig konservierten Nahrungsmittel und auf zu heiß gegessene Speisen zurückzuführen ist.

In den westlichen Industrieländern hat der Salzkonsum abgenommen. Parallel dazu sank auch die Zahl der Erkrankungen an Magenkrebs. Die Malaien verwenden reichlich Gewürze zum Kochen, aber kein Salz. Dort ist diese Krankheit selten. Bei den Amerikanern kommen doppelt so viele kolorektale Karzinome vor, wie bei den Japanern, aber letztere erkranken siebenmal häufiger an Magenkrebs als die Amerikaner. Diese Beobachtung, dass es beim Magenkrebs genau umgekehrt ist, spricht dafür, dass die Häufigkeit bösartiger Geschwülste durch spezifische und unspezifische exogene Ursachen entscheidend mitbestimmt wird.

Es wurde ja schon erwähnt, dass das Magenkrebs in Japan häufig ist. Aber bei den nach den Vereinigten Staaten von Amerika ausgewanderten Japanern ist dieses Karzinom in der zweiten Generation dann nicht mehr häufiger als bei den weißen Amerikanern, was auf die veränderten Ernährungsgewohnheiten zurückzuführen ist. Haben jedoch die Japaner bis zum 10. Lebensjahr in ihrer alten Heimat gelebt und sind erst danach ausgewandert, bleibt die Wahrscheinlichkeit, an einem Magenkrebs zu erkranken, bei ihnen unverändert hoch, weil die krebsauslösenden Stoffe ihre Magenschleimhaut bereits in der Kindheit nachhaltig geschädigt hatten. Aus der atrophischen Gastritis wird eine Präkanzerose (Krebsvorstadium), wonach der Übergang in Krebs erfolgt.

Nachzutragen wäre noch, dass Magenkrebs in Gegenden mit verbreitetem Eisenmangel etwa 4 – 5-mal häufiger vorkommt als in Gegenden, wo die Eisenversorgung gut ist.

Als gesichert gilt, dass eine ballaststoffreiche Nahrung die Gefahr eines Krebses des Verdauungstraktes verringert.

Was kann man zur Vorbeugung (primäre Prävention) tun?

1. Naturbelassene, ballaststoffreiche Kost mit reichlich Gemüse und Obst. Von den beiden letzteren drei bis fünf Portionen am Tag. Diese Art der Ernährung sollte von klein auf befolgt werden.
2. Einschränkung des Fleischverzehrs, dafür Geflügel, Wild und besonders Fisch.
3. Ersatz tierischer Fette durch pflanzliche
4. keine geräucherten und gepökelten Nahrungsmittel
5. Rauchen unterlassen, wenig Alkohol

In der oben empfohlenen Kost sind reichlich antioxidative Vitamine und bioaktive Pflanzeninhaltsstoffe, die eine antikarzinogene Wirkung besitzen. Sie können die Bildung von N-Nitrosoverbindungen vollständig blockieren.

Roher Knoblauch wirkt nachgewiesenermaßen antibakteriell. Amerikanische Wissenschaftler gingen daher der Frage nach, ob Knoblauch nicht auch gegen Helicobacter pylori eingesetzt werden könnte, da die Inzidenz (Anzahl der Neuerkrankungen des Magenkarzinoms) bei Völkern, die große Mengen Knoblauch zu sich nehmen, deutlich niedriger liegt. Mit anderen Worten: Der Verzehr frischen Knoblauchs schützt wahrscheinlich vor Magenkrebs.

Bauchspeicheldrüse – Pankreas, Bauchspeicheldrüsenentzündung –Pankreatitis

Die Bauchspeicheldrüse ist 15 bis 20 Zentimeter lang, liegt hinter dem Magen und zwischen Leber, Gallenblase und Zwölffingerdarm. Sie produziert Insulin und Glukagon, beides für die Regulierung des Blutzuckerspiegels lebenswichtig. Außerdem liefert sie Verdauungssäfte, welche Eiweiß, Fett und Kohlenhydrate aufspalten. Durch übermäßigen Alkoholgenuss, Fressorgien, Infektionen und seelischen Stress kann die Drüse aus dem Gleichgewicht geworfen werden. Wenn dann der Verdauungssaft nicht mehr richtig abfließen kann, dringt er in das Gewebe ein und beginnt, das Organ zu vernichten. Die Selbstverdauung der Bauchspeicheldrüse kann zu einem Kreislaufschock führen und lebensgefährlich sein. Bemerkbar macht sich die Entzündung durch starke Schmerzen zwischen Nabel und Brustbein.

Die Pankreatitis, die Entzündung der Bauchspeicheldrüse kann akut und chronisch verlaufen, wobei erstere lebensgefährlich ist und sich mit heftigen Schmerzen im Oberbauch, Übelkeit und Erbrechen ankündigt. Folgen sind Schock mit Blutdruckabfall, Atemnot und Herzjagen. Bei der selten vorkommenden chronischen Form der Entzündung, deren Entwicklung schleichend ist, sind die Symptome weniger ausgeprägt. Die Betroffenen klagen meist nur über Übelkeit und Verdauungsbeschwerden. Es kommt als Zeichen einer durch die Pankreasinsuffizienz (ungenügende Organleistung) bedingten fehlerhaften Fettverdauung zu breiigen und massigen Stühlen.

Krebs der Bauchspeicheldrüse – Pankreaskarzinom

Das Pankreaskarzinom ist die fünfthäufigste Krebserkrankung, und da die Behandlung recht problematisch ist, gehört es zu den „Sorgenkindern". Allein in der Bundesrepublik Deutschland erkranken jährlich mehr als 10 000 Mensche an einem Bauchspeicheldrüsenkrebs. Man unterscheidet zwischen exogenen Risikofaktoren und erblicher Veranlagung. Erblich bedingt sind etwa 3 bis 5 Prozent der Fälle.

Zu den Risikofaktoren gehören besonders das Rauchen und Alkoholkonsum. Rauchen erhöht das Risiko für Bauchspeicheldrüsenkrebs in Abhängigkeit von der Anzahl der gerauchten Zigaretten um das Zwei- bis Fünffache. Vermutlich könnte etwa ein Drittel aller Pankreaskarzinome durch Rauchverzicht vermieden werden.

Als weiterer Risikofaktor gilt hoher Alkoholkonsum. Häufiger Verzehr von tierischen Fetten und Fleisch kann das Risiko für Bauchspeicheldrüsenkrebs ebenfalls erhöhen.

Bislang wird noch diskutiert, inwieweit die Zuckerkrankheit und eine chronische Bauchspeicheldrüsenentzündung das Krebsrisiko erhöhen.

Es gibt Hochrisikopersonen aus Familien mit einer erblichen Veranlagung für diese Krebsform. Da die Heilungsaussichten des Bauchspeicheldrüsenkrebses vom Zeitpunkt der Diagnosestellung abhängen, ist eine frühzeitige Erfassung der Personen mit einem familiär bedingt erhöhten Risiko dringend nötig. Bei ihnen wird eine Stammbaumanalyse erstellt.

Ein familiäres Auftreten wird angenommen, wenn in einer Familie bei zwei oder mehr Verwandten ersten Grades ein Bauchspeicheldrüsenkrebs nachgewiesen wurde. Auch Familien, bei denen die Krankheit bei Verwandten zweiten Grades aufgetreten ist, und von denen eine Person bei Erkrankung jünger als 50 Jahre alt war, wird in das Vorsorgeprogramm aufgenommen. Ziel dieses Programms ist die Früherkennung.

Neuerdings entdecken Wissenschaftler, dass das Brustkrebs auslösende BRCA-2-Gen (s. S. 177) auch für etwa ein Fünftel der Fälle von erblichem Bauchspeicheldrüsenkrebs verantwortlich ist.

Angehörige von Pankreaskarzinomfamilien können im Internet Informationen einholen unter: http://www.uni-marburg.de/fapaca

Wie kann man vorbeugen?

Außer durch Rauch- und Alkoholverzicht lässt sich allein durch Umstellung der Ernährung auf eine ballaststoffreiche Kost, mit reichlich frischem Obst und Gemüse, wenig tierischen Fetten und Fleisch, aber mit Fischmahlzeiten, das Risiko für Bauchspeicheldrüsenkrebs um 33 bis 50 Prozent senken!

Chronische Stuhlverstopfung im Erwachsenenalter

Knapp ein Drittel aller Bundesbürger leidet unter chronischer Stuhlverstopfung! Allein diese Tatsache rechtfertigt die Notwendigkeit, auf diese Art „Volksseuche" ausführlich einzugehen.

Neben ballaststoffarmer Kost als Hauptursache gibt es noch andere Faktoren, die zu einer chronischen Stuhlverstopfung führen können: Stress führt zu einer Verlangsamung der Darmperistaltik (-bewegung) und damit zu Verstopfung. Hormone, etwa Gestagene, vermindern die Darmbewegung ebenfalls. Auch Medikamente, wie Schmerz- und Beruhigungsmittel, können die Darmbewegung beeinträchtigen.

Während eine *Schilddrüsenunterfunktion (Hypothyreose)* den Nahrungstransport verlangsamt, beschleunigt ihn eine *Schilddrüsenüberfunktion (Hyperthyreose)*. Im ersteren Falle schaffen Schilddrüsen-Hormonpräparate, die sowieso zur Behebung der Unterfunktion eingesetzt werden müssen, Abhilfe.

Eine Folge der Stuhlverstopfung können übler Mundgeruch, Völlegefühl, Blähungen, Müdigkeit, Unlust, Konzentrationsschwäche, Herzbeschwerden durch den Zwerchfellhochstand und sogar unreine Haut sein. Wie bereits im Kindesalter die krankhafte Erweiterung des unteren Mastdarmabschnittes das Endergebnis einer chronischen Stuhlverstopfung sein kann, ist es im Erwachsenenalter die Aufblähung des Mastdarms mit absoluter Darmlähmung, völliger Leistungsunfähigkeit und unheilbaren Schäden am dortigen Nervensystem mit einem Schwund seiner Zellen. Ein Dickdarm also, der, durch jahrzehntelangen Überdruck aufgebläht, für immer jede Kontraktionsfähigkeit verloren hat. Ein Transport des Stuhles ist nicht mehr möglich. Der befallene Dickdarmabschnitt muss operativ entfernt werden.

Chronischer Abführmittelmissbrauch kann auch zu bleibenden Nierenschäden und schwerwiegendem Mineralstoffmangel führen, sowie Krebserkrankungen auslösen.

Nur eine Umstellung auf ballaststoffreiche Kost kann helfen

Drastisch ausgedrückt: Man sollte oben nur solche Dinge hineinstecken, die dafür garantieren, dass unten auch etwas herauskommt!

An erster Stelle stehen die Ballaststoffe, die durch ihre Zellwandbestandteile (Zellulose, Hemizellulose, Pektin, letzteres zum Beispiel in Äpfeln enthalten) das Stuhlvolumen erhöhen. Gleiches gilt für das Kohlenhydrat Inulin, das sich unter anderem in der Weizenkleie findet.

Durch Umstellung auf diese schon mehrfach empfohlene faserreiche Kost, eventuell unter zusätzlicher Einnahme von Weizenkleie, Leinsamen, Guarmehl und Flohsamen bei reichlich Flüssigkeitszufuhr (Schwarzer Tee, Kakao und Rotwein wirken stopfend), da sie nur dann stark quellen – bis zum Vierfachen des Ausgangsvolumens –, ist jede, aber auch jede chronische Obstipation zu beheben, selbst wenn sie jahrelang bestanden hat, dies sogar nach Abführmittelmissbrauch. Hierbei wird jedoch vorausgesetzt, dass keine organische Krankheit, welche eine Stuhlverstopfung bedingen könnte, wie ein Tumor im Bereich des Dickdarms oder der bereits weiter oben erwähnte funktionslose Enddarm vorhanden ist.

Tritt eine Verstopfung ganz plötzlich auf (durch einen raumfordernden Prozess, wie weiter oben erwähnt), oder wenn die Verstopfung mit Durchfällen wechselt oder wenn zusätzlich starke kolikartige Schmerzen eventuell mit Erbrechen (Verdacht auf Darmverschluss) bestehen, sollte ein Arzt konsultiert werden. Wird der Rat, mit der Weizenkleie stets reichlich Flüssigkeit zu sich zu nehmen, nicht befolgt, kann es durch die Ansammlung trockener und harter Fasermassen im gesamten Mastdarm zu einer regelrechten Ausstopfung kommen, so dass diese paradoxe Obstipation, nur durch digitale Ausräumung des Enddarms behoben werden kann.

Manche Personen schwören nicht ohne Grund auch auf die gute abführende Wirkung von eingeweichtem Dörrobst, Datteln oder Feigen (wegen ihres hohen Zuckergehaltes sind sie jedoch von Diabetikern zu meiden). Bei der afrikanischen Landbevölkerung beträgt das durchschnittliche tägliche Stuhlgewicht etwa 470 Gramm, bei uns dagegen nur 150. Allein durch die Einnahme von einem Gramm Weizenkleie pro Kilogramm Körpergewicht ließe sich die durchschnittliche Stuhlmenge mehr als verdoppeln, von etwa 150 Gramm auf gut 300 Gramm.

Stuhlgangprobleme im Alter

Im Alter können übrigens Stuhlverstopfungen neben der Falschernährung durch zu geringe Flüssigkeitszufuhr, depressive Zustände, Abführmittelmissbrauch und durch die Einnahme bestimmter Medikamente, wie zum Beispiel Psychopharmaka, Diuretika, Codein in Hustensäften und den Kalziumantagonisten Verapamil bedingt sein.

Da Nervenzellen den Nahrungstransport steuern, können ihn neurologische Erkrankungen wie Multiple Sklerose und Schüttellähmung (Parkinson) verlangsamen. Hier ist allerdings eine langfristige Gabe von Stuhl regulierenden Mitteln nicht zu umgehen.

Ich halte es für verfehlt, wenn man gerade älteren Menschen den Rat gibt, seinen Darm zu erziehen. Meiner Meinung nach sollten obstipierte Menschen weder auf den Rat hören, zur Stuhlregulierung früher aufzustehen, um dann entsprechend lang auf der Toilette zu sitzen und solange zu drücken, bis einige trockene, übel riechende Kotballen abgehen, noch sollten sie sich einreden lassen, diese Prozedur, täglich zur gleichen Zeit vorgenommen, könnte den Darm zur Regelmäßigkeit erziehen.

Alle Tiere in freier Wildbahn sind auf Nahrungsmittel angewiesen, die sie zu ganz unregelmäßigen Zeiten auftreiben und erbeuten. Ähnlich erging es unseren Vorfahren, und den wenigen Naturvölkern geht es noch heute so. Gegessen wurde und wird bei ihnen noch heute nicht nach einem festen Stundenplan, sondern dann, wenn etwas zu essen da war beziehungsweise da ist. Infolgedessen gibt es auch keine bestimmte Uhrzeit, zu welcher die Stuhlentleerung stattfinden muss. Einzig und allein der Stuhldrang ist maßgebend. Alle morgendlichen Anti-Obstipations-Prozeduren sind unnötig. Warnen sollte man ausdrücklich vor dem „gutgemeinten“ Ratschlag, zum Zwecke der besseren und pünktlichen Stuhlentleerung frühmorgens eine Zigarette zu rauchen. Ein Glas Wasser am Morgen kann dagegen empfohlen werden. Allein das genaue Befolgen der Ernährungsratschläge ist wichtig, andernfalls kommt es wieder zur Obstipation. Und körperliche Bewegung bringt den Darm in Schwung!

Abführmittel – Laxantien

Gegen Stuhlverstopfung greifen viele Betroffene zu „bewährten“ Hausmitteln. Rizinusöl kann heftige Leibkrämpfe auslösen und zu Durchfällen führen. Dadurch verliert der Körper reichlich Wasser. Gleichzeitig gehen wichtige Vitamine und

Mineralstoffe verloren. Ähnlich verhält es sich bei der Einnahme von Glauber- und Bittersalz.

Abführmittel aller Art sind **der** Verkaufsschlager auf dem Medikamentenmarkt. Jährlich werden etwa 39 Millionen Packungen im Wert von circa 200 Millionen Euro verkauft, der weitaus größere Teil ohne Rezept. So eine Behandlung in Eigenregie und ohne Kenntnis der möglichen Ursache kann in vielen Fällen nicht nur überflüssig, sondern auch schädlich sein. Hinzu kommt noch ein Irrtum: Besonders Frauen leben in der irrigen Meinung, dass Abführmittel schlank machen, was, schlicht gesagt, falsch ist. Hinzu kommt, dass die ständige unkontrollierte Einnahme von Abführmitteln krank machen kann, denn Abführmittel erzwingen in der Regel eine Entleerung des Darmes, die Darmmuskulatur wird geschwächt und Flüssigkeit geht verloren.

Darmträgheit ist anerzogen und kann durch derartige Mittel, deren Dosis ständig erhöht werden muss, nicht behoben werden. Hier wird nur versucht, das Symptom zu bekämpfen, aber an die eigentliche Ursache, die falsche Ernährung wird nicht gedacht. Abführmittelmissbrauch ist ein Wohlstandsübel, und betroffen sind meist Frauen.

Wer zur Bekämpfung der Stuhlverstopfung die üblichen Abführmittel einnimmt, hat ein viermal höheres Risiko, im Laufe der Jahre an einem Dickdarmkrebs zu erkranken wie ein Mensch ohne derartige Probleme.

Hämorrhoiden und Krampfadern

Hierzulande leiden etwa 25 Millionen Menschen an Hämorrhoiden. Hämorrhoiden liegen grundsätzlich innen. Sie sorgen als ein schwammartiges Gebilde für die Feinabdichtung des Darmes. Flüssigkeiten und Blähungen werden zurückgehalten. Falls sich die Hämorrhoiden vergrößern, können Blutungen, Juckreiz, Brennen und Nässen auftreten.

In fortgeschrittenen Fällen bilden sich Ekzeme, Entzündungen im Bereich des Afters, Risse der Afterschleimhaut, gestielte Schleimhautgeschwülste (Polypen) und Blutpfropfbildungen in der Aftergegend, die den Betroffenen das Leben erschweren können. Bei verschleppten Fällen ist sogar ein Mastdarmvorfall keine Seltenheit.

Chronische Stuhlverstopfung mit erhöhtem Druck beim Stuhlgang, bedingt durch Falschernährung (auch hier wieder zu wenig Ballaststoffe, zuviel Fett, Zucker, Alkohol), ist die häufigste Ursache von Hämorrhoidalbeschwerden. Verstärkt werden letztere durch Bewegungsmangel, Übergewicht, aber auch durch eine bestehende Leberzirrhose.

Eine seit über zwei Jahren in Deutschland neu eingeführte Operations-Methode befreit die Betroffenen schneller und schmerzfreier von ihrem Leiden. Obendrein verkürzt sich der Klinikaufenthalt deutlich. Es handelt sich um die so genannte Stapler-Methode, ein 1981 von Dr. Koplandin in Kasachstan entwickeltes Verfahren. Dr. Longo aus Palermo stieß Mitte der 90er Jahre auf diese Operations-Methode und sorgte für die Verbreitung in Europa.

Lässt sich die Entstehung von Hämorrhoiden verhindern?

Rechtzeitige Vorbeugung durch Abbauen von Übergewicht, mehr Bewegung durch körperliche Aktivitäten, kein Abführmittelmissbrauch und weitgehender Verzicht auf Alkohol. Umsteigen auf eine wiederholt empfohlene ballaststoffreiche Kost, dazu reichlich Flüssigkeit zu sich nehmen.

Krampfadern an den Armen gibt es fast nicht. An den Beinen sind sie häufiger auf der linken Seite, da bei Obstipation der feste Stuhl im absteigenden Dickdarmast durch den gesteigerten Druck besonders beim Pressen auf die Beckenwand drückt.

Durchfall – Diarrhoe

Normalerweise befinden sich alle Darmbakterien, die Darmflora, in einem Gleichgewicht. Wird es gestört, kann es zu Durchfall kommen. Wässrige Stühle, begleitet von Darmkrämpfen, werden mehrmals täglich entleert. Durch verunreinigte oder ungewohnte Nahrungsmittel, aber auch durch verunreinigtes Wasser kommt es zur Besiedlung des Darmes mit krankheitserregenden Keimen. Auch Klimawechsel, verschiedene Arzneimittel und seelische Faktoren können das Dickdarmmilieu verändern. Sollten die Durchfälle länger als vier Tage dauern und schleimig oder gar blutig werden, muss ein Arzt aufgesucht werden, da eine ernsthafte infektiöse Krankheit ausgeschlossen werden muss.

In aller Regel ist ein Durchfall, der von Übelkeit und Mattigkeit begleitet sein kann, harmlos. Wichtig ist, den starken Wasser- und Mineralstoffverlust möglichst rasch zu ersetzen, was besonders bei Kindern und älteren Menschen unabdingbar ist, da ihre Körper relativ rasch austrocknen. Flüssigkeit mit Elektrolyten muss zugeführt werden. Letztere sind Mineralstoffe und Spurenelemente, die an allen Stoffwechselvorgängen beteiligt und für den Körper absolut lebenswichtig sind. Durch reichliches Trinken, bis zu fünf Liter am Tag, wird beides ersetzt.

Reizkolon – Kolopathie – Colon irritabile

Personen, die an einem Reizzustand des Dickdarms leiden, klagen immer über unbestimmte Beschwerden oder einen dumpfen Schmerz, meist im linken Unterbauch, „als ob dort etwas wäre“. Manchmal werden die Schmerzen aber auch im linken oder rechten Oberbauch oder im gesamten Bauchraum lokalisiert. Meistens wird über Stuhlverstopfung, Völlegefühl, Blähungen, manchmal auch über Durchfälle geklagt. Trotz über lange Jahre bestehenden Leibschmerzen sind die Betroffenen bei gutem Allgemeinzustand, klagen nicht über Gewichtsabnahme und haben keine Blutbeimengungen im Stuhl bemerkt. Auffallend ist auch, dass die Patienten regelmäßig nach dem Stuhlgang erleichtert sind, dass sie nachts und meist auch durch die Kostumstellung im Urlaub beschwerdefrei sind.

Durch die richtige Ernährung kann man viele Probleme in den Griff bekommen. Oft ist die Ursache der Beschwerden nach Ausschluss einer chronischen Falschernährung eine Laktose-Intoleranz. Milchzucker kann im Dünndarm nicht aufgespalten werden, was erst durch Bakterien im Dickdarm geschieht. Dabei entstehen Gase und Fettsäuren, die wiederum Blähungen und Durchfälle verursachen können. Werden Milchprodukte durch Sojaerzeugnisse ersetzt, nehmen die Beschwerden in der Regel deutlich ab. Eine britische Studie zeigte, dass 27 % der Patienten mit Symptomen eines Colon irritabile eine Laktose-Intoleranz aufwiesen. Bei einer laktosefreien Ernährung konnte ein Therapieerfolg erzielt werden.

Ähnliche Beschwerden verursacht die Sprue, bei Kindern Zöliakie genannt. Bei der Sprue handelt es sich um eine Überempfindlichkeit des Darmes gegenüber Gluten (Klebereiweiß, ein Getreideeiweiß). Übrigens kommt die Krankheit in Europa viel häufiger vor, als bisher angenommen wurde. Einerseits hängt das mit dem Wandel des Erkrankungsbildes zusammen, andererseits können heute atypische Verlaufsformen mit Hilfe von Antikörperbestimmungen früher erkannt werden als bisher. Wie wichtig es ist, eine Sprue auszuschließen, geht aus einer amerikanischen Studie hervor. Dort wurden bei 36 Prozent der Befragten Sprue-Patienten, bei denen anfangs ein Colon irritabile vermutet wurde, eine Sprue diagnostiziert.

Dem Reizdarmsyndrom können auch seelische Störungen zugrunde liegen. Ein zeitlicher Zusammenhang mit schwierigen Entwicklungen in gewissen Lebenslagen (Alter, Pubertät, Heirat, Kindererziehung, Wechseljahre, Berufsleben, Arbeitslosigkeit, Verlust eines nahen Verwandten, sozialer Abstieg) konnte immer wieder beobachtet werden.

Da die Erkrankung nur als Ausschlussdiagnose gestellt werden kann, sollten andere Leiden, außer den weiter oben beschriebenen, wie zum Beispiel Divertikulose und bösartige Erkrankungen des Darmes ausgeschlossen werden.

Eine Nahrungsumstellung unter Vermeidung von Süßigkeiten und blähenden Speisen (Hülsenfrüchte, Kohlsorten) ist jedenfalls immer richtig. Kaffee und Alkohol sollten ebenfalls gemieden werden. Nicht selten werden Patienten mit Reizkolon wegen „chronischer Entzündung" am Wurmfortsatz, an der Gallenblase oder am Unterleib operiert. Dass nach einem solchen Eingriff die Beschwerden nicht behoben sind, ist einleuchtend.

Blähungen

Was kann man dagegen tun? Es gibt einige Tipps, wie man Blähungen vorbeugen kann:

1. Blähende Lebensmittel sind in erster Linie Hülsenfrüchte, Kohl- und Lauchgemüse und Vollkornprodukte. Da sie alle dem Körper wichtige Nährstoffe liefern, sollten sie keineswegs gänzlich vom Speiseplan gestrichen werden. Sie sollten ein Tagebuch führen und notieren, nach welchen Speisen Blähungen auftreten. Dann sollten Sie das betreffende Lebensmittel zunächst ganz weglassen und die Zufuhr wieder langsam steigern. So können Sie feststellen, nach welchen Mengen Blähungen ausgelöst werden. Die „Dosis" macht es! Wenn sich herausstellt, dass ein Lebensmittel wirklich schlecht verträglich ist, sollten Sie es meiden.
2. Sie sollten langsam und bewusst essen. Essen Sie zu hastig, schlucken Sie doppelt so viel Luft wie sonst. Sie sollten mehrere kleinere Mahlzeiten, über den Tag verteilt, zu sich nehmen. Sie überessen sich dann nicht und entlasten den gesamten Verdauungstrakt.
3. Sie sollten kohlensäurehaltige Getränke (Mineralwasser – es gibt stille -, Limonaden und Colagetränke) meiden und möglichst vor, während und unmittelbar nach den Mahlzeiten nicht zu viel trinken, da durch die damit verbundene Verdünnung der Magensäfte die Verdauung erschwert und Blähungen begünstigt werden.
4. Sie sollten keine Zuckeraustauschstoffe wie Sorbit, die in Light-Getränken vorhanden sind, verwenden, da sie ebenfalls Blähungen auslösen.
5. Sie sollten sich möglichst viel, ausgiebig und regelmäßig bewegen. Verdauungsspaziergänge nach den Mahlzeiten fördern nicht nur das Wohlbefinden, sie bringen auch alle Verdauungsorgane in Schwung.
6. Finden Sie auf der Suche nach der Ursache Ihrer Blähungen heraus, dass immer Milch und ihre Produkte Blähungen auslösen, könnte es sich um eine Milchzuckerunverträglichkeit handeln. Lactase, ein Verdauungsenzym wird in solchen Fällen vom Körper nicht ausreichend gebildet, Milchzucker (Laktose) kann nicht gespalten werden! Hilfe bringen Lactasepräparate. Ehe Sie eine Eigenbehandlung beginnen, sollten Sie in einem solchen Falle einen Arzt zu Rate ziehen. Hilfreich sind in jedem Falle Sauermilchpräparate wie Joghurt, Quark und Kefir. In ihnen ist die ursprünglich enthaltene Laktose durch die Laktobazillen abgebaut.
7. In seltenen Fällen können Blähungen auch ein Hinweis auf Entzündungen,

Darmgeschwülste, Verengungen oder eine Leberfunktionsstörung sein

Divertikulose, Divertikulitis

Bei der Divertikulose handelt es sich um sackförmige Ausstülpungen, den sogenannten Divertikeln, vorkommend im Endteil des Dickdarms.

Vor einhundert Jahren wurde die Divertikulose noch extrem selten beobachtet. Heute findet sich diese Wohlstandskrankheit bei fast der Hälfte aller älteren Menschen über 60 Jahre. Auch sie ist auf die veränderten Ernährungsbedingungen (s. S. 49 u. ff.) zurückzuführen. Bei den Naturvölkern ist die Divertikulose praktisch unbekannt.

Bei ballaststoffarmer Kost kommt es durch die verlängerte Verweildauer im Darm und der damit verbundenen Obstipation zu einem gesteigerten Druck im Darminneren. Die Bedingungen für das Entstehen dieser Krankheit sind somit gegeben. Da das Sigmoid, als „S-Kurve" engster Darmabschnitt, den höchsten Innendruck auszuhalten hat, ist es zur Entstehung von Pulsationsdivertikeln prädestiniert. Es handelt sich bei letzteren um den Puls entsprechend schwellende und abschwellende Ausstülpungen des Dickdarms. Auch hier gilt ballaststoffreiche Ernährung nicht nur als sichere Therapie, sondern kann von vornherein die Bildung derartiger Ausstülpungen verhindern. In Ländern, deren Bevölkerung sich von je her ballaststoffreich ernährt, ist dieses Leiden eine Seltenheit.

In einem Fünftel der Fälle entwickelt sich aus einer Divertikulose eine Divertikulitis, eine Entzündung der Darmausstülpungen mit ihren gefürchteten Komplikationen, die fast immer eine Entfernung von Teilen des Dickdarmes erforderlich machen.

Der folgende Fall aus der Praxis ist so eindrucksvoll, dass er etwas ausführlicher geschildert werden soll: Eine damals 63jährige Patientin hatte schon als Kind und später als Erwachsene gern und viel süß gegessen. Sie erkrankte plötzlich mit heftigen Schmerzen im linken Unterleib, mit Krämpfen und Durchfällen einhergehend. Der absteigende Dickdarmast war als walzenförmige Resistenz tastbar, im linken Unterbauch übergehend in einen faustgroßen unregelmäßigen, äußerst druckschmerzhaften Tumor. Die Ultraschalluntersuchung zeigte eine solide Raumforderung im linken Unterbauch, der Doppelkontrasteinlauf ausgeprägte Divertikulose im Sigma-Descendens-Übergang mit entzündlichen Veränderungen. Die Diagnose hieraus lautete: Divertikulitis bei ausgeprägter Divertikulose. Unter Flüssigkeitszufuhr und Nahrungsverbot kam es zum Rückgang der subjektiven Beschwerden und des Tastbefundes innerhalb weniger Tage. Danach erfolgte ein Übergang auf ballaststoffreiche Kost unter strikter Weglassung jeglicher raffinierter Kohlenhydrate. Es kam vier Monate später, nach Weihnachten, erneut zu plötzlich auftretenden Durchfällen mit heftigen Schmerzen im linken Unterbauch, mit Befund wie im August. Während der Feiertage wurden Christstollen, Plätzchen und andere Süßigkeiten gegessen, auf eine ballaststoffreiche Kost also verzichtet worden. Unter erneuter Nahrungsmittelkarenz mit reichlich Flüssigkeitszufuhr trat innerhalb von 8 Tagen erneut Beschwerdefreiheit ein. Nach Abklingen der akuten Beschwerden erfolgte wieder der Übergang auf faserreiche Kost. Ein später durchgeführter Doppelkontrasteinlauf bestätigte die Diagnose einer ausgeprägten Divertikulose, Zeichen einer Divertikulitis konnten jedoch keine festgestellt werden. Die Patientin ist weiterhin ohne Beschwerden.

Morbus Crohn – Ileitis terminalis (Narbenbildende Darmentzündung)

Morbus Crohn kann alle Darmabschnitte betreffen, vom Mund bis zum After. Der Morbus Crohn, in den dreißiger Jahren des vergangenen Jahrhunderts von dem amerikanischen Arzt Burrill B. **Crohn** beschrieben, ist eine entzündliche Erkrankung hauptsächlich des Dünndarms, und tritt heute in den Industrieländern etwa viermal so häufig auf wie noch vor 30 Jahren. In den Entwicklungsländern ist sie so gut wie unbekannt.

Charakteristisch für das Krankheitsbild sind Geschwüre, die sich auf der erkrankten Schleimhaut bilden und im Laufe der Zeit auf immer tiefere Schichten der Darmwand übergreifen. Narben, Fisteln und Verwachsungen mit benachbarten Darmabschnitten entstehen. Krampfartige Leibschmerzen mit gelegentlichen blutig-schleimigen Durchfällen quälen die Betroffenen. Die Beschwerden gehen in der Regel mit Gewichtsverlusten einher.

Neben einer gewissen Veranlagung, die vorhanden sein muss, tragen Infektionen, mit Sicherheit bestimmte Nahrungsmittel, in ihnen eventuell enthaltene chemische Substanzen und möglicherweise psychische Faktoren zur Entwicklung dieses Krankheitsbildes bei. Bekannt ist, dass an dieser Krankheit leidende Patienten überdurchschnittlich viel Zucker verbrauchen, und dies schon vor Ausbruch der Krankheit getan haben. Bereits 1976 wurde die Meinung geäußert, dass wahrscheinlich bei der Entstehung dieser Krankheit der Zucker eine Rolle spielen könnte. Von allgemeinem Interesse dürften die Zusammenhänge zwischen den in der Jugend begangenen chronischen Essensünden und dem Auftreten dieser Darmerkrankung sein. Im Verlaufe einer Studie, den Morbus Crohn betreffend, wurde festgestellt, dass bei seit Jahren an dieser Erkrankung leidenden Menschen der Verbrauch an Zucker ungleich größer und der Verzehr faserreicher Kost wie Obst und Gemüse vergleichsweise gering war. Bei der Kontrollgruppe war die Relation zwischen Zuckerkonsum und Anteil von Obst und Gemüse in der Nahrung genau umgekehrt. Da nicht anzunehmen ist, dass die Kranken und die gesunde Kontrollgruppe sich früher einmal anders ernährten, es aber Jahre dauert, bis auch diese Krankheit manifest wird, ist es wahrscheinlich, dass bei den Morbus-Crohn-Kranken bereits in der Kindheit der Verzehr raffinierten Zuckers und Mehles unverhältnismäßig höher lag als in der Gruppe der Gesunden.

40 % der an Morbus Crohn Erkrankten haben einen chronischen Zinkmangel, der sich in einer Unterentwicklung der Geschlechtsorgane, in herabgesetzter Geruchsempfindung, bei Jugendlichen im Zurückbleiben im Wachstum und als Akrodermatitis äußert. Zu einem Zinkmangel kommt es bei unverhältnismäßig hohem Verbrauch raffinierter Kohlenhydrate.

Erwähnenswert sind die Ergebnisse einer Langzeitbehandlung. Den Patienten wurden alle Nahrungsmittel und Getränke, die raffinierte Kohlenhydrate enthielten, verboten und statt dessen eine Kost mit ballaststoffreichen Kohlenhydratträgern wie Vollkornbrot, frischem Gemüse und Salaten bei unbegrenzter Kalorienzufuhr gestattet. Die Behandlungserfolge waren weitaus besser als mit der üblichen medikamentösen Therapie. Diese Ergebnisse stützen die These von den raffinierten Kohlehydraten als wesentliche Krankheitsursache.

Es gilt als erwiesen, dass Morbus-Crohn-Kranke, die ihre Kost radikal umstellen, das heißt auf Zucker und Nahrungsmittel, die raffiniertes Mehl enthalten, verzichten, von dem Leiden geheilt werden können, oft sogar ohne Einsatz von Medikamenten.

Bei dieser Erkrankung ist eindeutig gesichert, dass Tabakkonsum die Rezidivrate erhöht. Eine französische Studie, an der 474 Raucher mit Morbus-Crohn beteiligt waren, ergab, dass bei denjenigen, welche das Rauchen einstellten, das Risiko eines Rezidivs deutlich niedriger lag, als bei denen, die weiter rauchten.

Colitis ulcerosa

Bei colitis ulcerosa beschränkt sich die Erkrankung auf den Dickdarm, wobei die Entzündung im Enddarm beginnt und sich nach „oben" ausbreitet. Häufig findet sich Blut im Stuhl. Ihre Entstehungsursache ist bislang nicht geklärt. Eine Vererbung spielt offenbar eine gewisse Rolle, aber auch Umwelteinflüsse und Rauchen können einen Krankheitsschub auslösen. Bei Patienten mit Colitis ulcerosa besteht im Vergleich zur Normalbevölkerung ein 11-fach höheres Risiko an einem Dickdarm- oder Mastdarmkrebs zu erkranken, wobei gemäß einer über 25 Jahre laufenden englischen Studie solche Personen das höchste Risiko trugen, deren Erkrankung sich bereits in einem Alter unter 30 Jahren entwickelte. Je länger die Erkrankung dauert, umso mehr steigt das Risiko für Darmkrebs.

Das Risiko für Leber- und Lungenkrebs steigt ebenfalls, wie schwedische Wissenschaftler feststellten. Wie beim Morbus Crohn steht auch bei der Colitis ulcerosa die Fehlernährung im Vordergrund. Ein Fall aus der Praxis soll dies veranschaulichen: Bei einer damals 30 jährigen Hausfrau fand man bei einer Doppelkontraströntgenuntersuchung eine deutlich ausgeprägte ulzeröse Kolitis, besonders in Höhe der linken Biegung des querverlaufenden so wie eines Teiles des absteigenden Dickdarmastes. Die nach strikter Kostumstellung (ballaststoffreich) knapp vier Monate später wiederholte Röntgenuntersuchung zeigte völlige Rückbildung der entzündlichen Veränderungen und regelrechte Verhältnisse im Kolon. Unter Beibehaltung der ballaststoffreichen Kost ergab die Koloskopie vier Jahre später normale Schleimhautverhältnisse.

Bei Colitis ulcerosa wäre noch nachzutragen, dass etwa 20 % der Patienten auf Grund eines Laktasemangels gleichzeitig eine Milchintoleranz haben. Man nimmt an, dass beide, sowohl der Morbus Crohn als auch die Colitis ulcerosa Ausdruck eines einheitlichen Krankheitsgeschehens sind. So finden sich zum Beispiel bei beiden Erkrankungen Antikörper gegen Darmbakterien.

Bei beiden Krankheiten kommen Gelenksentzündungen in 20 bis 25 % der Fälle vor. Nach neuen Erkenntnissen (Deutsches Ärzteblatt 97, Heft 14 vom 07.04.2000, s.c-723) weisen Patienten mit chronisch entzündlichen Darmerkrankungen (Morbus Crohn, Colitis ulcerosa) eine erhöhte Durchlässigkeit der Schleimhäute auf. Ihr Darm ist durchlässiger für Gifte und andere Substanzen, die an der Unterhaltung der Entzündung beteiligt sind. Mit Hilfe einer einmaligen Infusion, eines neu entwickelten monoklonalen Antikörpers, ist es erstmals gelungen, eine Normalisierung der Darmschleimhaut zu erreichen. Die Rezidivrate lässt sich mit diesem neuen Mittel deutlich senken.

Dickdarmpolypen

Untersuchungen an der Universität Oslo haben den Nachweis erbracht, dass ein Zusammenhang zwischen fettreicher und ballaststoffarmer Ernährung und gehäuftem Auftreten von kolorektalen Polypen besteht.

Dickdarmkrebs – Kolonkarzinom / Mastdarmkrebs – Rektumkarzinom

Auch hier ist Vorbeugung das allerwichtigste. Durch Früherkennung müssten neun von zehn Darmkrebspatienten nicht sterben!

Die Zahl der Dickdarmkrebse hat in den letzten 30 Jahren in den westlichen Ländern kontinuierlich zugenommen und steht bei den Männern zusammen mit dem Rektumkarzinom in der Häufigkeitsskala hinter dem Lungenkrebs an 2. Stelle. Bei den Frauen gleicht seine Häufigkeit der der Männer und liegt nach dem Brustkrebs ebenfalls an 2. Stelle.

Risikofaktoren für Dickdarmkrebs sind vereinzelt auftretende Polypen, die Adenomatosis coli (Polyposis, Auftreten zahlreicher Polypen), Colitis ulcerosa, selten der Morbus Crohn, aber auch Krebs der Eierstöcke und der Brust in der Vorgeschichte erhöhen das Risiko für Darmkrebs.

Dickdarmpolypen (kolorektale Adenome) gelten als Vorläufer des kolorektalen Karzinoms. Über 90 % aller Dickdarmkrebse gehen aus gutartigen Schleimhautpolypen hervor. Wird bei einer Untersuchung nur einer festgestellt und entfernt, dauert es etwa 4 Jahre, bis sich wieder ein Polyp entwickelt. Bestehen mehrere dieser gutartigen Tumoren (Polyposis), sprießen Rezidive bereits nach zwei oder drei Jahren. Etwa 10 Jahre vergehen vom ersten Polypenwachstum bis zur Krebsentstehung.

Bei der so genannten familiären Adenomatosis – familiäre Polyposis – Adenosis mit mehr als 100 Polypen im Darm beträgt die Wahrscheinlichkeit einer malignen Entartung 100 %. Ohne Operation, bei der die von Polypen befallenen Darmabschnitte entfernt werden müssen, sterben nahezu alle Patienten bis zum 40. Lebensjahr an den Folgen der zahlreich gewucherten Dickdarmkrebse.

Nach Ansicht der Stiftung „Lebens-Blicke“, Frankfurt, könnte die Zahl der Todesfälle durch Dickdarmkrebs bei Wahrnehmung der Vorsorgeuntersuchungen bis 2010 halbiert werden!

Schätzungsweise erkranken 60 000 Bundesbürger jährlich neu an einem Dickdarm- beziehungsweise Mastdarmkrebs und 35 000 sterben daran pro Jahr, weil die Krankheit in der Regel viel zu spät erkannt wird. Die Zahl der Erkrankungen nimmt von Jahr zu Jahr mit steter Regelmäßigkeit zu. Ihre Häufigkeit nimmt ab dem 45. Lebensjahr stetig zu. In aller Regel entwickelt sich der Dickdarmkrebs im unteren Darmdrittel, etwa 30 bis 40 cm vom After entfernt. Karzinome in den weiter oben gelegenen Abschnitten sind selten, wurden aber in den letzten Jahren zunehmend häufiger diagnostiziert.

In Gegenden, wo viele Menschen an Herzinfarkt sterben, ist auch die Wahrscheinlichkeit, einen Dickdarmkrebs zu bekommen, groß. Diese Aussage machte Prof. **Wynder**, New York, Präsident der American Health Foundation bereits 1983 als Gastredner auf dem Kongress der Bundesärztekammer in Davos. Er meinte, dass 90 % aller Krebserkrankungen auf vermeidbare umweltbedingte Schäden zurückzuführen seien, davon allein 40 % auf das Rauchen!

Die Amerikanische Krebsgesellschaft veröffentlichte eine Megastudie, an der 781.351 Personen über einen Zeitraum von 14 Jahren beteiligt waren. Ergebnis: Raucher sterben nach 20-jährigem Zigarettenkonsum 40 Prozent häufiger an Dick- beziehungsweise Mastdarmkrebs als Nichtraucher.

Bei Früherkennung ist in nahezu 100 Prozent der Fälle eine Heilung möglich. Leider finden sich bei 25 Prozent der Patienten zum Zeitpunkt der Diagnosestellung bereits Lebermetastasen.

Vorsorgeuntersuchung:

Abtasten des Enddarms, Untersuchung auf okkultes (verborgenes) Blut im Stuhl mittels Testbriefchen und als sicherste Untersuchungsart die Koloskopie (Darmspiegelung) führen zu einer gesicherten Diagnose. Die Darmspiegelung ist so zuverlässig, dass die Todesrate praktisch auf Null absinken würde, wenn sich jeder Mensch über 45 regelmäßig alle fünf Jahre dieser Untersuchung unterziehen würde.

Seit dem 1. Okt. 02 zahlen die Kassen die Untersuchung im Rahmen der Vorsorgeuntersuchung, wenn der Patient mindestens 49 Jahre alt ist. Seit diesem Zeitpunkt wurden bundesweit 15 000 Darmspiegelungen durchgeführt. Das Ergebnis: 190 Dickdarmkrebse und 3300 Polypen wurden entdeckt.

Was hat die Ernährung mit dem Dickdarm zu tun?

Es besteht ein Unterschied in der Ernährungsweise einzelner Bevölkerungsgruppen. So ernährt sich zum Beispiel ein reicher Mensch anders als ein armer. Der Reiche nimmt eher eine „moderne" ballaststoffarme Nahrung zu sich, der Arme hingegen isst „arm" und somit ballaststoffreich. Das Risiko, als Angehöriger gehobener sozialer Schichten einen Dickdarmkrebs zu bekommen, ist daher eindeutig größer.

Was die Häufigkeit der Dickdarmkrebserkrankungen angeht, gibt es auch geographisch bedingte Unterschiede. So tritt er in den USA und in Nord- und Westeuropa häufiger, dagegen seltener auf der südlichen Hemisphäre auf. Es gilt als erwiesen, dass dafür einzig und allein verschiedenartige Ernährungsgewohnheiten verantwortlich zu machen sind.

Einwanderer aus Ländern mit niedriger Kolonkarzinominzidenz erreichen spätestens in der zweiten Generation die gleich hohen Tumorraten ihrer Gastländer. Dies konnte man bei japanischen, chinesischen, puertorikanischen und polnischen Einwanderern in die USA genau so feststellen wie bei indischen Einwanderern in England und Südafrika im Vergleich zu Bewohnern ihrer alten Heimat.

Auch zwischen Kibbuzbewohnern in Israel und Einwohnern der Großstadt Tel Aviv besteht, was die Ernährungsgewohnheiten anbelangt, ein großer Unterschied. Auf dem Lande wird viel frisches Obst und Gemüse gegessen, in der Stadt ist die Ernährung faserarm und die Zahl diagnostizierter Dickdarmkrebse entsprechend höher.

Die Häufigkeitsquote ist an der Ostküste der USA sehr hoch, dagegen bei den dort ebenfalls wohnenden Sieben-Tage-Adventisten, einer religiösen Sekte, die sich streng lacto-vegetabil ernährt, ist der Dickdarmkrebs eine ausgesprochene Seltenheit. Die Adventisten rauchen nicht, trinken keinen Alkohol, und etwa die Hälfte von ihnen bevorzugt eine vegetarische Kost, ergänzt durch Milchprodukte und Eier (lacto-ovo-vegetabil). Bedingt durch ihre disziplinierte Lebensweise haben zum Beispiel männliche Adventisten im Alter von 40 Jahren eine um 6,1 Jahre höhere Lebenserwartung als die amerikanischen Durchschnittsmänner.

Die Mormonen als „Die Kirche Jesu-Christi der Heiligen der Letzten Stunde" leben vorwiegend im US-Staat Utah und haben weltweit etwa 3,7 Millionen Anhänger. Der Genuss von Alkohol, Tabak, Kaffee, Tee und Drogen ist ihnen verboten. Sie ernähren sich streng lacto-vegetabil. Als Kost dienen ihnen vorwiegend Vollkornerzeugnisse, Gemüse und Obst. Fleisch wird nur in geringen Mengen verzehrt. Bei ihnen liegt die Lebenserwartung durchschnittlich um 8 Jahre höher als die der anderen Amerikaner und die Krebssterblichkeit mehr als 50 % unter der ihrer Mitbürger.

Bei beiden Religionsgemeinschaften, den Adventisten und den Mormonen, ist die Wahrscheinlichkeit, an Krebs zu erkranken, wie schon gesagt, gering. Nicht nur Krebse, die mit Nikotin- und Alkoholgenuss in direkten Zusammenhang gebracht werden, sind erheblich seltener, sondern auch Krebse des Dick- und Mastdarms, der Brust und Gebärmutter, was auf die verschiedenartige Ernährungsweise gegenüber der unsrigen zurückzuführen ist.

Bemerkenswert ist auch, dass bei den Mormonen in punkto Krebshäufigkeit zwischen Stadt- und Landbevölkerung keine Unterschiede bestehen, wie das bei der Normalbevölkerung der Fall ist; denn beide Gruppen müssen sich vom Glauben her durch strikte Befolgung ihrer Lebensregeln gleich ernähren, egal, ob sie in der Stadt oder auf dem Lande wohnen.

Eine Beteiligung des mit der Nahrung zugeführten Eiweißes an der Dickdarmkrebsentstehung konnte bisher nicht nachgewiesen werden. Dagegen besteht jedoch eine Beziehung zwischen dem Fettgehalt in der Nahrung und der Menge an Gallensäuren im Stuhl auf der einen Seite und zwischen letzteren und der Dickdarmkrebsrate auf der anderen Seite. So konnte in den USA, Israel, Australien und Japan eine Übereinstimmung zwischen dem Pro-Kopf-Verbrauch an Fett und der Sterberate an Dickdarmkrebs beobachtet werden.

In der Leber werden im Verlauf mehrerer biochemischer Prozesse aus Cholesterin die primären Gallensäuren Cholsäure und Chendesoxycholsäure gebildet, mit Taurin und Glyzin verbunden, um dann in den Darm-Leber-Kreislauf zu gelangen. Nur etwa 5 – 10 % der Gallensäuren werden nicht rückresorbiert und gelangen in den Dickdarm, wo sie unter Einwirkung von Mikroorganismen in die so genannten sekundären Gallensäuren Desoxychol- und Lithocholsäure umgewandelt werden, denen eine krebserregende Wirkung zukommt. Dieser biochemische Umwandlungsprozess, der durch die Aktivitäten besonders des Enzyms 7-alpha-Dehydrolase ausgelöst wird, findet in leicht alkalischem Milieu statt, was bei fett- und fleischreicher Kost der Fall ist. In aller Regel beinhaltet diese Art der Ernährung obendrein noch eine reichliche Menge raffinierter Kohlenhydrate, was eigenartigerweise kaum berücksichtigt wird.

Die Desoxycholsäure, bei der im Tierexperiment zellschädigende und krebserregende Wirkungen nachgewiesen wurden, kann im Darm zu einem wirksamen Karzinogen umgewandelt werden. Gallensäuren spielen auch eine nachteilige Rolle bei der Lösung und Resorption anderer Giftstoffe. Schließlich werden durch fettreiche Kost Enzyme, die bei der Entgiftung krebserregender Stoffe eine Rolle spielen, in ihrer Tätigkeit gebremst.

Bei fettreicher Ernährung gelangen noch zusätzlich größere Mengen Cholesterin in den Dickdarm, das durch ein anderes Enzym, die Cholesterin-Dehydrogenase, zu Koprostanol abgebaut wird. Die beiden Enzyme 7-alpha-Dehydrolase und Cholesterin-Dehydrogenase lassen sich bei Patienten mit Dickdarmkrebs vermehrt nachweisen. Alles in allem kann man sagen, dass durch den Übertritt von giftigen Stoffwechselprodukten in die Darmzelle ein chronischer Reizzustand geschaffen wird, der einer unkontrollierten Zellvermehrung Vorschub leistet.

Inwieweit ein Zusammenhang zwischen Cholesterinzufuhr mit der Nahrung und Kolonkarzinominzidenz besteht, wird trotzdem noch widersprüchlich diskutiert. Die einen sehen Cholesterin als Kokarzinogen, andere als Karzinogen an, während wieder andere diese Thesen verneinen. Jedenfalls ist sicher, dass eine ballaststoffarme Kost das Risiko, an Dickdarmkrebs zu erkranken, erhöht. Vereinfacht kann man sagen, dass sich das Risiko umso mehr verringert, je mehr Ballaststoffe die Nahrung enthält.

Bei einer Kost, überwiegend aus pflanzlichen Nahrungsanteilen bestehend, liegt der pH-Wert im Kolon im leicht sauren Bereich, was einem geringeren Risiko, einen Dickdarmkrebs zu bekommen, gleichkommt, da die Umwandlung in die krebsfördernden sekundären Gallensäuren vornehmlich im basischen Milieu stattfindet. Hinzu kommt noch, dass bei Pflanzenkost ein voluminöser Stuhl für kürzere Passagezeiten sorgt, wodurch kanzerogene Substanzen mit der Darmschleimhaut kaum in Berührung kommen. Je ballaststoffreicher die Kost, desto geringer sind auch die Mengen der im Stuhl nachweisbaren sekundären Gallensäuren. Ballaststoffe sind auf Grund ihrer großen Oberflächenausdehnung in der Lage, einen

Teil der Gallensäuren zu absorbieren. Zusätzlich ist der Verdünnungseffekt durch die größeren Stuhlmengen von Bedeutung. Bei geringerer Konzentration eines Karzinogens ist auch die Kontaktintensität weniger intensiv.

Als weiterer positiver Effekt ist der Abbau der Ballaststoffe und resistenten Stärke durch die Darmbakterien zu Butyraten (Salze der Buttersäure) zu sehen. Letztere tragen zum Absterben veränderter Zellen bei.

In der Meinung, seinem Körper etwas Gutes antun zu müssen, um dadurch einen Krebs verhindern zu können, sollte man keineswegs auf den Gedanken kommen, eine besonders kalorienreiche Nahrung verzehren zu müssen, weil diese die Entstehung von Krebs verhindern könnte. Das Gegenteil ist eher der Fall! Eine Überernährung erhöht das Krebsrisiko!

Auch hier muss wieder festgestellt werden, dass Naturvölker kaum an Dickdarmpolypen und Dickdarmkrebs erkranken. Nach all dem ist auch erklärlich, dass die Wurmfortsatzentzündung, ebenfalls eine Wohlstandskrankheit, seit der Jahrhundertwende erheblich zugenommen hat. Man wäre geradezu überrascht, wenn das nicht der Fall wäre.

Wie kann man vorbeugen?

- Ballaststoffreiche Kost mit viel Obst und Gemüse. Auf tierische Fette, rotes Fleisch, Fleisch- und Wurstwaren wie Salami, Schinken und Speck nach Möglichkeit verzichten, da in ihnen N-Nitroso-Verbindungen enthalten sind, die im Dickdarm krebserregend wirken können. Stattdessen pflanzliche Fette, weißes Fleisch und Fisch zu sich nehmen. In mehreren Studien konnte gezeigt werden, dass ein inverser Zusammenhang zwischen Vollkornprodukt- und Gemüsezufuhr und Dickdarm- beziehungsweise Mastdarmkrebs besteht. Im Gemüse gelten neben Ballaststoffen die Vitamine A, C, E und Beta-Karotin ebenso die SPI als Schutzfaktoren. Dagegen ist die Zufuhr raffinierter Kohlenhydrate (Zucker und raffiniertes Mehl) mit einem höheren Risiko verbunden.
- Übergewicht abbauen
- Nikotin und Alkohol meiden. Ein Zusammenhang zwischen der Höhe des Bierkonsums und Mastdarmkrebs (rektales Karzinom) konnte nachgewiesen werden.
- Regelmäßige körperliche Betätigung bringt den Darm zusätzlich in Schwung und mindert das Risiko, an Darmkrebs zu erkranken, bei drei Stunden Spazierengehen pro Woche um ein Drittel, bei dreizehn Stunden sogar um die Hälfte. Die Kontaktzeit der Darmschleimhaut mit potentiellen krebserregenden Stoffen und den Gallensäuren wird verringert.
- Wichtig ist ein intaktes Immunsystem. Durch eine gesteigerte Abwehr werden entartete Zellen besser bekämpft und vernichtet.

Vitamine senken das Darmkrebsrisiko zusätzlich

Eine in den Annals of Internal Medicine von 1998 mit etwa 90 000 Frauen veröffentlichte Studie erbrachte den Beweis, dass die langjährige Einnahme von Multivitaminen das relative *Risiko für einen Dickdarmkrebs* senkt, wobei der entscheidende Faktor die Folsäure ist. Mit einer Einnahme von über 400 Mikrogramm pro Tag wird dieser Effekt erreicht.

Erhöhtes Krebsrisiko nach Entfernen der Gallenblase

Nach Entfernung der Gallenblase ist das Risiko eines kolorektalen Karzinoms vor allem bei Frauen erhöht, wobei möglicherweise die Gallensäuren beziehungsweise deren bakterielle Abbauprodukte eine Rolle spielen könnten, so dass als prophylaktische Maßnahme eine ballaststoffreiche Kost zur Reduktion der Desoxycholsäure in der Gallenflüssigkeit zu empfehlen ist.

Absichtlich wird in den beiden folgenden Abschnitten über Stoffwechselkrankheiten wie Altersdiabetes und Gicht ausführlich berichtet, damit sich einerseits der Gesunde Gedanken über die Schwere dieser beiden vermeidbaren Wohlstandskrankheiten machen kann, um seine Lebensweise, insbesondere die Ernährung, so umzustellen, damit derartige chronische Leiden erst gar nicht entstehen können, andererseits soll damit der Kranke zum besseren Verständnis seines Leidens umfassende Ratschläge zum bestmöglichen Umgang mit seiner Krankheit erhalten. Er soll wissen, welche vielfältigen, pathologischen Veränderungen in seinem zucker- beziehungsweise gichtkranken Körper ablaufen.

XII Alterszuckerkrankheit – Altersdiabetes – Erwachsenendiabetes – Diabetes vom Erwachsenentyp – insulinunabhängiger Diabetes – Typ II Diabetes (lat.: Diabetes mellitus = honigsüßer Durchfluss)

Diabetes, die Krankheit, die verharmlost wird. Ganz zu unrecht, wie Sie sehen werden. Der Altersdiabetes entsteht in der Regel erst nach dem 40. Lebensjahr. Es gibt in Deutschland etwa 8 Millionen Zuckerkranke, und jährlich kommen rund 100 000 neue Patienten hinzu. Rund die Hälfte von ihnen weiß nichts von ihrer Zuckerkrankheit, allein 10 Prozent der über 60-jährigen.

In diesem Zusammenhang sind die folgenden Zeilen erwähnenswert:

1999 wurde unter Führung des Diabetes-Forschungsinstituts der Uni. Düsseldorf in Kooperation mit dem Circus Renz eine Öffentlichkeitskampagne unter dem Motto „Diabetes im Circus" gestartet, mit dem Ergebnis, dass sich unter den Besuchern immerhin 11 Personen mit einem Diabetes befanden, von dem sie keine Ahnung hatten, wobei der höchste Blutzuckerwert bei 350 mg/dl lag, ohne dass die Person über irgendwelche Beschwerden geklagt hat.

Man schätzt, dass sich die Zahl der Zuckerkranken bis zum Jahr 2010 verdoppelt! Ist die Zuckerkrankheit erst einmal ausgebrochen, begleitet sie den Betroffenen ein Leben lang. Zwangsläufig kommt es zu einer Verschlechterung der Lebensqualität, und Siechtum ist oft das traurige Ende. Die Lebenserwartung eines Zuckerkranken liegt um ein Drittel unter der des Gesunden. Altersdiabetes ist das treffende Beispiel einer Wohlstandskrankheit, die nicht sein muss. Sie ist absolut vermeidbar!

Zwischen 60 und 85 Prozent aller Altersdiabetiker sind übergewichtig. Zu fette und zu süße Kost begünstigen die Entstehung der Krankheit. Dazu kommen noch körperliche Inaktivität, Stress, Alkohol und Nikotin.

Bei der Zuckerkrankheit handelt es sich um eine Systemerkrankung. 80 – 90 % aller Zuckerkranken sind Altersdiabetiker. Zu 75 % ist eine Gefäßerkrankung die Todesursache. Das Risiko, als Zuckerkranker an einer Herz- Kreislauferkrankung zu sterben, ist 10-fach höher als beim Nichtdiabetiker. Bei ihm kommen Herzinfarkte alters- und geschlechtsunabhängig bis zu fünfmal häufiger als beim Stoffwechselgesunden vor. Die Intimasklerose (Verkalkung der innersten Schicht der Gefäßwandung), die als Koronarsklerose zum Herzinfarkt, als Sklerose der zerebralen Gefäße (Hirngefäße) zum Hirnschlag und in der Peripherie zur Gangrän (Gewebetod) führt, ist mit etwa zwei Dritteln die häufigste Todesursache bei Diabetikern.

Beim Typ-II-Diabetiker ist ab der fünften Lebensdekade eine Gangrän 156mal häufiger als beim Nichtdiabetiker, und 50 – 70 % aller Amputationen an den unteren Gliedmaßen sind durch die Zuckerkrankheit bedingt. Es sei an dieser Stelle nochmals erwähnt, dass Gangrän besonders rauchenden Diabetikern droht.

Ein Wort zu den schweren Folgen dieser unterschätzten Krankheit, die zumeist bagatellisiert und oft nicht ernst genommen wird: 40 – 60 Prozent der nicht ausreichend Behandelten finden sich auf der Dialysestation wieder. Zurzeit sind es 50 000 Patienten mit steigender Tendenz. Die Koronarpatienten rekrutieren sich zu 40 Prozent aus Alterszuckerkranken (1998 gingen 27 000

Herzinfarkte auf dieses Konto) und die meisten Beinamputationen (1998 waren es 27 900) und Späterblindungen (6 000 allein 1998) sind Folgen des Diabetes. Schließlich erlitten im gleichen Jahr 44 400 Altersdiabetiker einen Schlaganfall.

Unglaubliche Daten – aber wahr!

Ergebnisse einer Studie der Gmünder Ersatzkasse (GEK) in Zusammenarbeit mit dem Zentrum für Sozialpolitik der Universität Bremen: Mehr als 2 700 Zuckerkranke wurden befragt:

1. Allgemeines Urteil: Die gesundheitliche Versorgung von Diabetes-Typ-II-Patienten in Deutschland ist **besorgniserregend.**
2. Weniger als die Hälfte der Betroffenen waren über ihren eigenen Gesundheitszustand informiert.
3. Rund 40 Prozent der Patienten bezeichnen ihren Diabetes als „milde“, obwohl sie objektiv schlechte Werte haben und objektiv schlecht eingestellt sind.
4. Weniger als die Hälfte der Betroffenen kennen ihren eigenen Blutzuckerspiegelwert.
5. Von denjenigen, die ihren Blutzuckerspiegel kannten, waren 30 Prozent schlecht eingestellt, mit fatalen Folgen. Denn
6. 45 Prozent der Befragten litten bereits unter Fettstoffwechselstörungen (Bevölkerungsdurchschnitt 30 Prozent)
7. 21 Prozent unter Durchblutungsstörungen in den Beinen (Durchschnitt 9 Prozent
8. 26 Prozent hatten Augenschäden und 19 Prozent Nervenschäden, gepaart mit Verlusten des Tast- und Fühlsinns an Armen und Beinen.
9. 8 Prozent Schlaganfälle (viermal höher als im Bevölkerungsdurchschnitt)

12 Prozent aller Erblindungen gehen auf das Konto von Diabetes

40 Prozent aller Zuckerkranken sterben vorzeitig an Herz-Kreislauf-Gefäßerkrankungen

50 Prozent aller Amputationen werden an Diabetikern vorgenommen

Von allen Patienten, die sich in Deutschland einer Dialysebehandlung unterziehen müssen, sind mittlerweile die Hälfte Typ-2-Diabetiker.

Von allen Patienten, die sich in Deutschland einer chronischen Dialysebehandlung unterziehen müssen, sind 35 Prozent Diabetiker.

Zum Schluss dieses Kapitels noch einige Zahlen zum Nachdenken (Quelle: Diabetiker Ratgeber, Februar 2002):

- *Alle 12 Minuten ein Schlaganfall*
- *alle 19 Minuten findet eine Amputation statt*
- *alle 19 Minuten erleidet ein Zuckerkranker einen Herzinfarkt*
- *alle 60 Minuten wird ein Zuckerkranker dialysepflichtig und*
- *alle 90 Minuten erblindet ein Typ-II-Diabetiker.*

Früher galt der Typ-II-Diabetes als Alterskrankheit, heute sind immer mehr Jugendliche und sogar Kinder davon betroffen!

Und all dies könnte durch rechtzeitige Vorsorge vermieden werden!!

Und die Lawine rollt ungebremst weiter!!

Kann man Altersdiabetes verhindern? Die Antwort ist eindeutig: JA!

Eine am 01. Oktober 2001 in der „Ärzte Zeitung“ veröffentlichte amerikanische Studie, die über einen Zeitraum von 16 Jahren lief und bei der 80 000 Krankenschwestern befragt wurden, förderte erstaunliche Ergebnisse zutage:

Ein gesunder Lebensstil mindert das Risiko für Altersdiabetes um rund 90 %. Frauen, die nicht übergewichtig waren, sich gesund ernährten und täglich mindestens eine halbe Stunde körperlich aktiv waren, hatten das geringste Risiko zuckerkrank zu werden.

Zu Beginn der Studie wurden alle Teilnehmerinnen ärztlich untersucht. Sie litten weder an Herz-Kreislauf-Erkrankungen, noch hatten sie Krebs oder Altersdiabetes. Von denjenigen Krankenschwestern, welche sich nicht gesundheitsbewusst ernährten, rauchten und kaum Bewegung hatten, erkrankten 3300 an Altersdiabetes.

Verhinderung des Altersdiabetes durch Prävention

Hier die Ergebnisse der finnischen Diabetes Prevention Study (DPS)
(Deutsches Ärzteblatt 47, 22. Nov. 02):
Fünf Therapieziele waren vorgegeben:

- Reduktion des Körpergewichts
- Erhöhung des Ballaststoffanteils der Nahrung
- Verringerung der Gesamt-Fettzufuhr
- Verringerung des Anteils gesättigter Fettsäuren
- Erhöhung des Bewegungsmaßes

Ergebnis: Bei keinem der Teilnehmer, der mindestens vier der vorher festgelegten fünf Therapieziele eingehalten hatte, trat während der Beobachtungszeit ein Typ-2-Diabetes auf!

Diese Art der Vorbeugung bewahrt jeden einzelnen vor einer der schwersten Wohlstandskrankheiten mit verheerenden Folgen und kostet überdies keinen Cent!

Hierzu passt das Ergebnis einer finnischen Untersuchung, an der über 4 300 Erwachsene beteiligt waren. Alle waren nicht an Diabetes erkrankt. Im Laufe von 10 Jahren erkrankten jedoch 156 an einer Altersdiabetes. Dabei zeigte sich, dass das Diabetesrisiko umso niedriger war, je mehr vollkornreiche Nahrung, etwa Vollkornreis und ballaststoffreiche Müsli, sie zu sich nahmen. Erklärt wird es damit, dass die in den Vollkornprodukten enthaltenen Ballaststoffe die Aufnahme von Kohlenhydraten hemmen und den Insulinbedarf senken.

Aber: Die Zahl der Typ-2-Diabetiker nimmt in Deutschland in erschreckendem Maße zu. Wohin die Reise unweigerlich geht, erhellt folgende betrübliche Tatsache: War der Typ-2-Diabetes unter den 18-Jährigen bis vor wenigen Jahren eine Rarität, so hat die Anzahl der „Altersdiabetiker" unter 18 Jahren bereits die Zahl der Typ-1-Diabetiker in dieser Altersklasse übertroffen. Zurzeit werden in der Bundesrepublik jährlich etwa 16 Milliarden Euro bloß für die Behandlung der Zuckerkrankheit und der Folgekrankheiten ausgegeben, wobei die durchschnittlichen Behandlungskosten für nur einen Diabetiker pro Jahr circa 5 500 Euro betragen. Hier doktert man an den Symptomen herum, übrigens wie bei den anderen Wohlstandskrankheiten auch, anstatt das Übel an der Wurzel zu fassen, nämlich Prävention zu betreiben.

Würde Vorbeugung von Staats wegen mit allen Mitteln betrieben und entsprechend propagiert, könnte unser marodes Gesundheitswesen saniert werden!! Scheinbar ist noch niemand auf diese Idee gekommen.

Folgende **Warnzeichen** können auf eine Zuckerkrankheit hinweisen:

- Extremer Durst, häufiges Wasserlassen mit großen Urinmengen, Leistungsminderung, Müdigkeit und Abgeschlagenheit, Schwitzen ohne Anstrengung, Juckreiz, eventuell Sehstörungen.
- Blutzuckerspiegel zwischen 60 und 100 Milligramm pro 100 Milliliter Blut sind normal, nach dem Essen 100 bis 140. Steigt der Blutzuckerspiegel allerdings bis 180, besteht der Verdacht auf Zuckerkrankheit.

Was verbessert die Situation Zuckerkranker und was verschlechtert sie?

Zuckerkranke sollten für einen normalen Zinkspiegel sorgen. Bei ihnen wird ein Zinkmangel leicht übersehen. Bekannt ist, dass sich Diabetiker bei einem vorhandenen Zinkmangel nur schwer einstellen lassen, da Zink vielfältige Funktionen in der Verarbeitung des Insulins erfüllt. Es ist überdies für eine gute Funktion des Immunsystems mitverantwortlich. Männer sollten etwa 15 mg und Frauen 12 mg Zink zu sich nehmen. Ein guter Zinklieferant ist Fleisch, in welchem es in gut verfügbarer Form enthalten ist. Bei rein vegetarischer Ernährung ist die Zinkaufnahme durch Inhaltsstoffe verschiedener Getreidearten und Hülsenfrüchte gehemmt.

Eine US-amerikanische Studie besagt, dass sich das Diabetes-Risiko bei Menschen, die täglich höchstens 6,5 Stunden **schlafen**, erhöht. Bei ihnen ist die Fähigkeit der Zellen, das Insulin zu verwerten, im Vergleich zu Personen, die normal lang schlafen (7,5 bis 8,5 Stunden) um 40 Prozent vermindert. Es handelt sich um eine Insulinresistenz, die als Vorstufe des Diabetes gilt. Ähnliche Ergebnisse zeitigte ein Großversuch in einem französischen Schlaflabor: Schlafmangel begünstigt Diabetes, Bluthochdruck und wirkt sich negativ auf die Hirnfunktionen aus.

Rauchen und Diabetes

Eine nordamerikanische Studie, die zwölf Jahre währte, ergab, dass die Teilnehmer, es handelte sich durchweg um Ärzte, die 20 und mehr Zigaretten täglich rauchten, doppelt so häufig an Altersdiabetes erkrankten wie Nichtraucher. Es wird vermutet, so schwedische Forscher, dass die Insulinabsonderung durch das Nikotin verringert wird, was bei Rauchern die Zuckerkrankheit hervorruft. Eine ähnliche Wirkung wurde bei Langzeit-Lutschen von Nikotin-Kaugummi und durch Schnupftabak beobachtet. Der Zuckerkranke sollte nicht nur wegen der allgemein bekannten schädigenden Wirkung den Genuss von Alkoholika meiden. Bier wirkt sich beim Altersdiabetiker auf die Stoffwechsellage ausgesprochen negativ aus. Das gilt sowohl für alkoholfreie als auch für Diätbiere, wie die Zeitschrift „Diabetiker Ratgeber“ berichtet.

Der hohe Anteil an Malzzucker im alkoholfreien Bier lässt den Blutzucker besonders schnell ansteigen. Da Diätbier, was kohlenhydratarm ist, aber genau so viel Alkohol enthält, wie normales Bier, kann es durch den Alkohol zu Unterzuckerungen kommen, eine häufige Komplikation beim Altersdiabetes, was besonders nach körperlicher Anstrengung der Fall sein kann. Das ist mit ein Grund, warum sporttreibende Zuckerkranke keinen Alkohol trinken sollten. Bei sämtlichen alkoholischen Getränken kommt neben dem relativ hohen Kohlenhydratgehalt noch der hohe Energiegehalt, bei einem Gramm Alkohol immerhin 7,1 Kcal., hinzu. Zusätzlich wird durch den Alkohol die hepatische Glukoneogenese, das ist die Herstellung von Glukose in der Leber, gehemmt, wodurch die Gefahr einer möglichen Unterzuckerung (Hypoglykämie) besteht.

Die richtige Kost ist die Basistherapie in Verbindung mit körperlicher Betätigung in der Behandlung der Alterszuckerkrankheit

Eine im Herbst 2001 veröffentlichte Studie der Universität Bremen in Zusammenarbeit mit der Gmünder Ersatzkasse förderte laut Studienleiter B. **Braun** bemerkenswerte Ergebnisse zutage (s. S. 129):

80 Prozent aller Altersdiabetiker können allein mit einer angepassten Kost, ohne Insulin, behandelt werden! Viele Betroffene seien über ihre Krankheit schlecht informiert (nicht einmal jeder dritte habe an einer Diabetiker-Schulung teilgenommen).

Erwiesen ist, dass neben entsprechender Ernährung die Krankheit durch körperliche Aktivitäten in den Griff zu bekommen ist. Erwiesen ist aber auch, dass Zuckerkranke bequem sind und sich kaum bewegen! In Japan, wo die dreifache Menge an Ballaststoffen verzehrt wird, ist die Zuckerkrankheit seltener, aber seit einiger Zeit mit der Einführung westlicher Ernährungsgewohnheiten im Zunehmen begriffen. Auch in den Entwicklungsländern nimmt die Zahl der Zuckerkranken mit der Anpassung an unsere Kost rapide zu.

Durch Ballaststoffe kommt es zu einer Verzögerung der Glukoseresorption und damit zu einer Verminderung der postprandialen Hyperglykämie (Überzuckerung nach der Mahlzeit), der eigentlichen Ursache für eine spätere Arterienverkalkung und anderer diabetischer Spätschäden. In dem Bestreben, die Blutzuckerspiegel des Diabetikers denen der Gesunden anzugleichen, sind häufige kleine Mahlzeiten, etwa 5 – 6 am Tage, mit ausschließlich schwer verdaulichen Kohlenhydraten zu empfehlen. Es ist leider eine traurige Realität, dass Zuckerkranke im Allgemeinen nicht nur zu viel essen, sondern meist sogar noch mehr als Gesunde des gleichen Alters. Oft wird nämlich eine eingeschränkte Kohlenhydratzufuhr durch zu fettreiche Kost überkompensiert, wobei fettem Fleisch, Wurst und Käse der Vorzug gegeben wird. Da fast alle Altersdiabetiker übergewichtig sind, muss zu Beginn einer Behandlung neben körperlicher Betätigung eine deutliche Gewichtsreduktion durch entsprechende Kost stehen. Dadurch werden Allgemeinbefinden und Lebensqualität gebessert und die Vitalität gesteigert. Personen, welche allein durch entsprechende Kost normoglykämisch sind, bekommen auch keine Unterzuckerung. Beim Stoffwechselgesunden besteht natürlich erst recht keine Gefahr, in eine Unterzuckerung zu geraten.

Ein Typ-II-Diabetiker allerdings, der mit Tabletten eingestellt ist, kann eine Unterzuckerung bekommen. Daher sollte er, falls er Sport betreibt, entweder die Tablettendosis halbieren oder diese ganz weglassen, wobei allerdings auch die Art der Tabletten eine Rolle spielt.

Zeichen von Unterzuckerung sind Schwitzen, Heißhunger und Parästhesien (Empfindungsstörungen), die oft bei älteren Diabetikern fehlen. Bei ihnen bestehen Verwirrtheitszustände, Bewusstseinsstörungen und vorübergehende Lähmungen, die den Folgen eines Hirnschlages ähneln können und zunächst an einen solchen denken lassen, im Vordergrund. Eine Verwechslung mit Trunkenheit besteht ebenfalls.

Ob diabetische Spätkomplikationen auftreten, dafür ist die Stoffwechsellage entscheidend. Sie sind durch beste Stoffwechseleinstellung nicht nur vermeidbar, sondern teilweise sogar rückbildungsfähig.

Was sollte man essen?

Durch mangelnde Aufklärung und wohl auch durch Uneinsichtigkeit nehmen es viele Altersdiabetiker mit der Kost nicht allzu genau. Hinzu kommen noch viel zu komplizierte Diätpläne mit differenzierten Angaben über Broteinheiten und neuerdings über Joule. Außerdem ist noch von Kohlenhydraten die Rede und der Notwendigkeit, dass alles abgewogen werden müsste, um seiner Zuckerkrankheit Genüge zu tun.

Es ist nahe liegend, dass das für einen älteren Zuckerkranken viel zu umständlich ist. So macht er sich seine eigenen Gedanken über eine vermeintlich zweckmäßige Diät und stellt sich seinen eigenen, hausgemachten Diätplan zusammen, der nach seiner Meinung richtig, aber meistens falsch ist. Eine Verbesserung der Kohlenhydratverarbeitung lässt sich

- durch eine konsequente Gewichtsabnahme und
- durch eine Verzögerung des nahrungsbedingten Blutzuckeranstieges erreichen.

Dies ist das A und O einer jeden Diabetesbehandlung und nicht die hierzulande leider viel zu viel geübte medikamentöse Anregung der Insulinfreisetzung durch Tabletten!

Da die gängigen Diätpläne in der Regel viel zu kompliziert sind, genügt es meines Erachtens bei den fast immer übergewichtigen Altersdiabetikern, wenn sie einsehen, dass eine kontrollierte Gewichtsreduktion unabdingbar ist und man diese nur erreichen kann, wenn man die Kost umstellt. Außerdem sollte die Fettzufuhr eingeschränkt und sämtliche Alkoholika bis auf ab und zu ein Viertel trockenen Weines oder Apfelweines weggelassen werden. Bestehen keine Gewichtsprobleme, kann man der Nahrung entsprechend Fett zusetzen.

Damit sich der Altersdiabetiker das Abwiegen seiner Lebensmittel erspart – er tut es in den allermeisten Fällen sowieso nicht –, ist es zweckmäßig, dass er sich an andere vertrautere Maßeinheiten wie zum Beispiel eine halbe, eine kleine, eine mittelgroße, eine dünne oder dicke Scheibe, ein oder zwei Teelöffel, ein oder zwei Esslöffel hält. Ein Mittagessen könnte dann aus 4 Esslöffeln Erbsen, 4 kleinen Kartoffeln, einer dünnen Scheibe Fleisch, 1 Esslöffel Butter und einem mittelgroßen Apfel bestehen. Ich bin mir durchaus bewusst, dass diese simple Empfehlung unwissenschaftlich ist und sie den Widerspruch so mancher Diabetologen hervorruft. Aber was nützt es, wenn ein alter Mensch mit einem noch so gut gemeinten und noch so ausgetüftelten Diätplan nicht zurechtkommt.

Diabetikerprodukte

Mittlerweile ist eine Vielzahl derartiger Produkte im Handel, vom Gebäck über Marmelade bis hin zur Schokolade.

Besonders übergewichtige Diabetiker sind der Meinung, dass Diabetikergebäck und Diabetikersüßigkeiten weniger Kalorien enthalten als die „Normalprodukte“. Dies ist keineswegs der Fall und deswegen sollten solche speziellen Diabetikernahrungsmittel nur mit Zurückhaltung gegessen werden, wenn es sich nicht um einen der wenigen normal- oder untergewichtigen Zuckerkranken handelt.

Der Direktor des Diabetes-Forschungsinstituts der Universität Düsseldorf, Prof. Dr. W. Scherbaum, meinte, dass viele dieser Diabetiker-Lebensmittel einen zu hohen Fett- und Energiegehalt hätten und überdies teuer wären. Eine gesunde Ernährung mit Vollkornprodukten, frischem Obst, Salaten, Gemüse, möglichst roh gegessen, und nicht zuletzt Hülsenfrüchten, wäre allemal besser. Auch wissen viele Zuckerkranke nicht, dass so genannte Zuckeraustauschstoffe wie Sorbit nicht nur kalorienhaltig sind, sondern auch selbst Kohlenhydrate enthalten und bei der Kost zu berücksichtigen sind. Viele Diabetiker meinen, dass das Naturprodukt Honig für sie besonders geeignet sei, was keineswegs zutrifft, da dieser natürliche Invertzucker schnell resorbiert wird. Genauso sind getrocknete Pflaumen, so wie Feigen und Datteln wegen ihres hohen Zuckergehaltes als natürliche Abführmittel für Diabetiker ungeeignet. Auch alle anderen Früchte enthalten Zucker, die den Blutzucker rasch erhöhen können, weswegen jeweils nur kleinere Mengen erlaubt sind.

Kräutertee gegen Diabetes?

Immer wieder werden Tees aus diversen Heilpflanzen als Mittel gegen Diabetes empfohlen. Es gibt keinen Beweis, dass diese Tees eine Wirkung auf den Blutzucker haben. Da in der Regel empfohlen wird, den Tee in großen Mengen zu trinken, kommt es auch zu einer Verdünnung des Urins und damit zu einer Herabsetzung der Zuckerkonzentration. Die Blutzuckerwerte bleiben davon allerdings unbeeinflusst. Kräutertees jeder Art sind allerdings als Durstlöscher gerade für Zuckerkranke bestens geeignet.

Kohlenhydrate sind nicht gleich Kohlenhydrate

Diese Tatsache ist zwar seit Jahrzehnten bekannt, aber viele Diabetiker wissen nichts davon oder, falls es ihnen doch bekannt ist, halten sie sich nicht daran, weil sie der irrigen Meinung sind, dass diese Unterschiede doch nicht all zu groß sind. Das Gegenteil ist der Fall!

Schwer aufschließbare, so genannte **langsame** Kohlenhydrate sind bei der Ernährung der Diabetiker den leicht aufzuschließenden oder **schnellen** Kohlenhydraten, die rasche Blutzuckererhöhungen verursachen, **immer** vorzuziehen. Zu den schwer resorbierbaren Kohlenhydratträgern zählen Hülsenfrüchte, Milch, Milchprodukte, Obst, besonders Äpfel, Orangen und Gemüse, welches über der Erde wächst, ganz besonders sämtliche Kohlsorten. Bereits etwas rascher werden die Kohlenhydrate aus Haferbrei und Vollkornprodukten resorbiert. So steigt zum Beispiel nach Brotgenuss der Blutzucker doppelt so rasch an wie nach einer entsprechenden Menge weißer Bohnen, und nach dem Konsum von Linsen steigt er nur auf $^1/_3$ des Wertes wie nach dem Genuss einer entsprechenden Zuckermenge.

Beim Obst spielt der Reifezustand eine Rolle; denn reifes Obst hat rascher verwertbaren Zucker als nicht so reifes. Zu den raschesten resorbierbaren Kohlenhydraten zählen die Monosaccharide Glukose und Galaktose. Die Disaccharide Saccharose (Rohrzucker) und Laktose (Milchzucker) sind schon etwas langsamer aber immer noch viel zu rasch. Das wichtigste leicht verdauliche Polysaccharid ist die Stärke, welche teilweise bereits im Mund, überwiegend aber im Dünndarm durch Enzyme zu den Monosacchariden Glukose und Fructose aufgespalten wird. Alle Kohlenhydrate werden über diese Endstufen resorbiert, wobei das Ausmaß und Tempo des Abbaus höchst unterschiedlich sein kann. Neben der Stärke gibt es noch unverdauliche Polysaccharide, die im oberen Dickdarm im Bereich des Blinddarms teilweise durch Bakterien abgebaut werden, da es dafür im Dünndarm keine entsprechenden Enzyme gibt, welche diese Stoffe spalten könnten. Sie gelangen unverdünnt in den Dickdarm, wo sie in geringem Ausmaß abgebaut und teilweise als Energie dem Körper zugeführt werden.

Karotten und Kartoffeln, kurz alle Gemüsearten, die unter der Erde wachsen, auch Cornflakes zählen ebenfalls zu den rascher aufschließbaren schnellen Kohlenhydraten. Demnach bewirken die für die menschliche Ernährung wichtigsten Stärkeprodukte, wie Brot und Kartoffeln, stärkere Blutzuckeranstiege, wobei Vollkornbrot dem normalen Mischbrot unbedingt vorzuziehen ist.

Isst man einen frischen Apfel, so wirkt sich das auf den Blutzuckerspiegel günstiger aus, als beispielsweise Apfelmus oder Apfelsaft. Vollkornnudeln und Vollkornreis lassen den Blutzucker weniger rasch ansteigen als normale Nudeln und geschälter Reis. Auch bei den Kartoffeln gibt es Unterschiede, wobei wieder gegarte Kartoffeln besser als Kartoffelbrei sind, immer gleich große Kalorienmengen vorausgesetzt. Bei den Karotten ist es ähnlich: auch hier heben rohe Karotten den Blutzuckerspiegel langsamer an als gekochte.

Die Höhe der Blutzuckerspiegel ist nicht nur vom Kaloriengehalt der einzelnen Kohlenhydrate und nicht nur von der Art der Kohlenhydrate, ob es sich um „schnelle" oder „langsame" handelt, sondern auch von ihrer Darreichungsform abhängig.

Prof. **Otto**, Bremen, hat einen Zuckerdiätplan aufgestellt, der diese Bioverfügbarkeit der Kohlenhydrate berücksichtigt. Durch Fett und / oder Eiweißzugabe wird die Resorptionsgeschwindigkeit reduziert. Das hängt damit zusammen, dass Nahrungsfett die Magenentleerung verzögert, wie auch die Aufschließung im Zwölffingerdarm und im oberen Leerdarm. Eiweiß verlangsamt ebenfalls die Magenpassage und regt außerdem die Insulinsekretion an. Auf diese Weise werden auch die Kartoffel-Kohlenhydrate langsamer resorbiert, und der Blutzuckerspiegel ist dementsprechend niedriger.

Der Zuckerkranke sollte sich immer vor Augen halten, dass ein Nahrungsmittel mit gleichem Kohlenhydratgehalt daher zu ganz unterschiedlichen Blutzuckeranstiegen führen kann.

Festzuhalten gilt, dass gerade diejenigen kohlenhydrathaltigen Lebensmittel, welche am langsamsten aufzuschließen sind und somit zu den niedrigsten Blutzuckerspiegeln führen, gerade als Kost sozial schwacher Bevölkerungskreise in den westlichen Ländern und den Ländern der dritten Welt die Hauptrolle bei der Ernährung spielen.

Nicht nur der Ausmahlungsgrad beim Mehl oder die Verarbeitung der Kartoffeln zu Brei spielen eine Rolle, sondern auch sämtliche Zubereitungsarten wie Kochen, Garen, Dünsten, Braten oder Backen, wobei die Vorgänge eines gemeinsam haben, dass sie nämlich, abgesehen vom Vitalstoffverlust, die Kohlenhydrate im allgemeinen in „schnellere" umwandeln, was für die Ernährung des Diabetikers von Nachteil ist. Auch der Sättigungsgrad der Speisen wird dadurch gemindert.

Glykolysierung oder Verzuckerung

Zwischen der Güte der langfristigen Blutzuckereinstellung und dem Ausmaß diabetischer Spätschäden besteht ein eindeutiger Zusammenhang. Glukose in zu hohen Konzentrationen bewirkt biochemische und funktionelle Veränderungen, welche die Entstehung diabetischer Spätschäden erklären. Diese erhöhten Glukosewerte führen zu einem verstärkten Einbau des Zuckers in Eiweißkörper, wobei besonders Proteine (Eiweiße) in Zellen mit langer Lebensdauer, die auf nichtenzymatischem Wege, also insulinunabhängig Glukose aufnehmen, betroffen sind. Dies sind in erster Linie die roten Blutkörperchen.

Durch die Anlagerung von Zucker zum Beispiel an das Hämoglobin im hyperglykämischen Blut, Glykolysierung genannt, entsteht innerhalb von 12 Stunden als nichtenzymatische Reaktion aus Glukose und Hämoglobin das stabile Reaktionsprodukt **HbA_{1c}**. Bei der Entstehung diabetischer Spätschäden wird die nichtenzymatische Verzuckerung von Eiweißkörpern infolge überhöhten Blutzuckers als deren Hauptursache angesehen.

Bei Zuckerkranken ergibt sich durch die Bestimmung des glykolysierten Hämoglobins (verzuckerter roter Blutfarbstoff) die Möglichkeit einer langfristigen Kontrolle der Güte der Stoffwechseleinstellung unabhängig von einer nur momentanen Situation. Neben dem Hämoglobin ist eine Vielzahl anderer biologischer Eiweißkörper bekannt, die mit Glukose Glykolysierungsprodukte bilden. So spielt zum Beispiel bei der Entstehung diabetischer Linsentrübung (grauer Star), die Glykolysierung von Augenlinsenkristallen, die zu einer Trübung des Eiweißes führt, die maßgebliche Rolle. An Nierenglomeruli und den Nerven kommt es ebenfalls zu Verzuckerungen.

Als Folge davon können bei schlecht eingestellten Diabetikern Proteine in peripheren Nerven einen etwa 3-mal so hohen Verzuckerungsgrad erreichen wie im Normalfall. Dieser biochemische Vorgang spielt bei der Entstehung diabetischer Nervenleiden mit Änderungen der Nervenleitfähigkeit eine Hauptrolle.

In den Haargefäßknäueln der Nierenrinde wird das Eiweiß mit Zucker überschwemmt und lagert sich auf nichtenzymatischem Wege an, wodurch die Struktur der Proteine verändert wird. Dies ist der Grund dafür, dass die Basalmembran dicker und undicht wird und zur Eiweißausscheidung im Urin führt.

Die nachlassende Beweglichkeit der Finger bei Diabetikern kann durch Glykolysierung von Eiweißsubstanzen in den Sehnen erklärt werden. Nur durch die regelmäßige Bestimmung des glykolysierten Hämoglobins ist eine effektive Betreuung der Zuckerkranken mit dem Ziel der Vermeidung diabetischer Spätschäden zu erreichen. Sie kann zudem dazu beitragen, dass eine Missachtung der Diät erfasst und abgestellt wird, Tabletten einzusetzen oder deren Dosis zu erhöhen. Zum besseren Verständnis der großen Bedeutung des glykolysierten Hämoglobins in der Diabetikerbehandlung muss etwas näher auf die Nomenklatur eingegangen werden; denn der Zuckerkranke liest zwar in seinen Befunden etwas über **HbA_1** beziehungsweise **HbA_{1c}**, kann in der Regel damit aber nichts anfangen:

Das HbA_1 stellt eine Hämoglobinfraktion dar, an die sich Zucker im Laufe der Lebensdauer des roten Blutkörperchens irreversibel angelagert hat. Diese in den ersten Stunden noch umkehrbare Bindung wird durch eine chemische Umlagerung irreversibel bis zum Untergang der betreffenden Blutkörperchen, bei hohen Blutzuckerwerten mehr, bei niedrigen weniger, so dass das HbA_1 ein Maßstab für die Güte der Stoffwechseleinstellung ist.

Entsprechend dieser Anlagerung verschiedener Zucker unterscheidet man HbA_{1a}, HbA_{1b} und HbA_{1c}, wobei nur das letztere als Verbindung zwischen Glukose (dieser Zucker kommt im Blut mengenmäßig am meisten vor) und Hämoglobin wegen seiner Menge wesentlich ist, während die beiden anderen Zuckerarten quantitativ bedeutungslos sind. Daher fasst man der Einfachheit halber HbA_{1a}, HbA_{1b} und HbA_{1c} zum HbA_1 zusammen, in welchem der mengenmäßig bestimmende und für die Bewertung entscheidende Anteil das HbA_{1c} ist. Er beträgt 70 % vom Wert des Gesamt-HbA_1 und sollte beim Altersdiabetiker alle drei Monate bestimmt werden. Wie schon weiter oben erwähnt, hängt der HbA_{1c}-Wert von der Höhe der Glukosekonzentration in der Umgebung des Hämoglobinmoleküls der roten Blutkörperchen ab. Da die Lebensdauer der Erythrozyten 100 – 120 Tage beträgt, lässt die Bestimmung des HbA_1 eine zuverlässige Aussage über die Qualität der Stoffwechseleinstellung während der letzten 3 – 4 Monate zu. Waren zum Beispiel die Blutzuckerwerte während dieser Zeit normal, liegt der HbA_1-Wert automatisch im Normbereich. War die Stoffwechsellage dagegen miserabel, kann der HbA_1-Anteil am Gesamthämoglobin bei 20 % liegen.

Wichtig ist in diesem Zusammenhang, dass der HbA_1-Wert bei kurzfristiger Überzuckerung nach dem Essen bei sonst normalen Blutzuckerspiegeln noch nicht mit einer Erhöhung über den Normalwert reagiert. Der HbA_1-Wert ist dann erhöht, wenn bereits eine Zuckerkrankheit vorliegt. Bei normalen HbA_1-Werten sind die Spätkomplikationen durch Schädigung der großen und kleinen Gefäße im Sinne einer Makro- beziehungsweise Mikroangiopathie an Herz, Augen, Nieren und Füßen zu verhindern. Die Entstehung diabetischer Spätschäden droht dem Zuckerkranken nur bei Vorliegen erhöhter HbA_1-Werte.

Das glykolysierte Hämoglobin macht bei Nichtdiabetikern und optimal eingestellten Zuckerkranken einen Anteil von 5 – 8 % aus. Bei Blutzuckerwerten zwischen 123 und 176 mg/dl sind es 8 – 10 %. Der Anteil steigt auf über 10 %, wenn die Werte ständig über 180 mg/dl liegen. Demzufolge sind HbA_1-Werte unter 7,5 beziehungsweise zwischen 4 und 8 % (hier schwanken die Literaturangaben etwas) normal, zwischen 8 und 9 % befriedigend und solche über 10 % schlecht. Es steigt also der Prozentsatz, je schlechter der Diabetes eingestellt ist. In Extremfällen können sogar Werte um 30 % gemessen werden!

Nachteile der Glykolysierung

- Das glykolysierte Hämoglobin besitzt eine erhöhte Sauerstoffanziehung, so dass daraus eine verminderte Sauerstoffversorgung des Gewebes resultieren könnte.
- Über die verstärkte Verzuckerung von Eiweißkörpern als mögliche Ursache des erhöhten Arterioskleroserisikos bei Zuckerkranken wurde an anderer Stelle bereits eingegangen.
- Eine gesteigerte Aufnahme von glykolysiertem Eiweiß in der Kapillarwand könnte die Ursache für die Entstehung diabetischer Mikroangiopathien sein.
- Die Verzuckerung endothelialer Membraneiweiße der roten Blutkörperchen führt zu einer verringerten Deformierbarkeit und damit nicht nur zur Veränderung der Fließeigenschaften des Blutes mit einer Verschlechterung der Kapillardurchblutung, sondern zu Durchlässigkeitsveränderungen in der Erythrozytenmembran, die zum Austritt gewisser Stoffe und letztendlich zu einer erhöhten Blutplättchenverklebung führen kann.

Letzten Endes sind alle diese Faktoren nur von der Stoffwechsellage des Zuckerkranken abhängig: So bildeten nach Transplantationen von Diabetikernieren an Stoffwechselgesunde sich die histologisch nachgewiesenen diabetischen Glomerulopathien praktisch vollständig zurück. Jeder Altersdiabetiker sollte Blutzuckerkonzentrationen zwischen 70 und maximal 160 mg/dl anstreben. Harnzuckerausscheidungen sollte es nicht geben, und der HbA_1-Wert sollte normal sein.

Spätfolgen der Alterszuckerkrankheit

Diabetische Makroangiopathie – Verkalkung der großen Gefäße

Diabetische Makroangiopathien mit Sklerose der großen und größten Gefäße, die Arterienverkalkung schlechthin, gleichen pathologisch – anatomisch – völlig den Gefäßveränderungen von Nichtdiabetikern. Nur treten sie zeitlich viele Jahre früher auf.

Diese krankhaften Gefäßveränderungen tragen neben dem fast obligatorischen Bluthochdruck und den überhöhten Blutzucker- und Blutfettwerten dazu bei, dass sich die Fließeigenschaften des Blutes enorm verschlechtern. Das Blut wird im wahrsten Sinne des Wortes klebrig, die Schwelle der Blutgerinnung wird herabgesetzt und so der Entstehung einer Thrombose Vorschub geleistet.

Diabetische Mikroangiopathie – Verkalkung der kleinen Gefäße

Kennzeichnend für die Zuckerkrankheit ist jedoch die diabetische Mikroangiopathie. Mikroangiopathien sind sklerotische Veränderungen der kleinen und kleinsten Gefäße, zum Beispiel der Netzhaut (diabetische Retinopathie) und der Nieren (Glomerulosklerose), die für die Zuckerkrankheit typisch sind. Die Wände der kleinen und kleinsten Blutgefäße im gesamten menschlichen Körper verändern sich etwa im Laufe von fünf Jahren. Durch eine optimale Diabeteseinstellung lassen sie sich hinauszögern, wenn nicht sogar ganz verhindern. Besteht ein Diabetes länger, kommt es zu Verdickungen der Basalmembranen, den so genannten Grundhäutchen der Haargefäße, die aus drei Schichten bestehen, deren mittlere sich aus einem Netzwerk von Kollagen (Gerüsteiweißkörper) zusammensetzt. Diese Schicht stellt das eigentlichen Filter für Eiweißstoffe dar. Der erhöhte Kollagenumsatz als Ausdruck für die Basalmembranverdickung ist für die diabetische Mikroangiopathie spezifisch.

Für ihre Entwicklung sind neben den gesteigerten Stoffwechselprozessen im Bereich der Basalmembran noch die Glykolysierung von Eiweißstoffen als Folge erhöhter Blutzuckerspiegel von Bedeutung.

Die nichtenzymatische Verzuckerung des Kollagens in der Mittelschicht der Basalmembran führt zu einer Veränderung ihrer Struktur und Funktion und wird dadurch für Eiweißkörper durchlässiger. Diesem Mechanismus versucht der Organismus gegenzusteuern, indem er die Membran verdickt, wodurch ihre Durchlässigkeit herabgesetzt wird.

Durch die Verdickung der Basalmembran kann es auch zum Verschluss der Endstromgefäße mit Absterben des Gewebes (Nekrosen) kommen. Durch die dickere Membran strömen jetzt zwar weniger Proteine, aber auch Makrophagen, Lymphozyten und andere, die Immunabwehr bestimmende Zellen. Sie gelangen jetzt nur noch unter erschwerten Bedingungen hindurch, was ein Grund für die Immunschwäche beziehungsweise Infektanfälligkeit der Zuckerkranken ist. Neben der Durchlässigkeit der Basalmembran ändert sich auch die Durchlässigkeit der Kapillargefäße, worin eine Ursache für die Entstehung des Bluthochdrucks beim Diabetiker zu sehen ist. Diese Veränderungen werden unter dem Begriff der Mikroangiopathie zusammengefasst.

Man sollte immer bedenken, dass diese Gefäßveränderungen nicht auf Füße, Augen und Nieren beschränkt bleiben, sondern alle kleinen und kleinsten Blutgefäße im ganzen Körper befallen sind.

Die durch die Zuckerkrankheit ausgelösten, biochemischen, krankhaften Stoffwechselvorgänge, um es noch einmal zusammenzufassen, mit Verdickung der Basalmembran, morphologischen und funktionellen Veränderungen an Arteriolen, Kapillaren und Venolen, sind, das sei betont, bei Einstellung der Zuckerkranken auf normoglykämische Werte zumindest im Frühstadium rückbildungsfähig, und ein verzögertes Fortschreiten beziehungsweise ein Stillstand der Veränderungen ist bei bester Stoffwechseleinstellung auch in fortgeschrittenen Fällen noch zu erreichen. Andererseits geht eine schlechte Stoffwechselführung unweigerlich mit vermehrtem Auftreten von Mirkroangiopathien einher.

Besteht gleichzeitig ein Bluthochdruck, wird die Entwicklung dieser Veränderungen durch Überdruck in den kleinsten Gefäßen zusätzlich beschleunigt. Diese Abhängigkeit vom Blutdruck lässt sich sogar beweisen: Bei einem Diabetiker zum Beispiel mit hochgradig ausgeprägter Karotisstenose (Verengung der großen Kopfarterie) auf nur einer Seite steht das Auge auf derselben Seite unter geringerem Druck, wodurch die Augenhintergrundveränderungen geringer als am anderen Auge mit dem weitaus höherem Blutdruck sind.

Diabetische Retinopathie – Netzhauterkrankung

Bei Altersdiabetikern finden sich bei fast jedem fünften bereits zum Zeitpunkt der Diagnosestellung diabetische Netzhautveränderungen. Dies weist darauf hin, dass die Zuckerkrankheit schon Jahre vorher bestanden haben muss, wenn man davon ausgeht, dass die Stoffwechselstörung in jedem Falle der Angiopathie (Gefäßkrankheit) vorausgeht. 5 Jahre nach der Diagnosestellung weisen 20 % und 30 Jahre danach fast jeder Diabetiker Retinopathien auf. Je jünger der Zuckerkranke, je schwerer die Stoffwechselstörungen und je schlechter seine Einstellung, desto gefährdeter ist sein Auge! Jede Essenssünde muss bezahlt werden! Bei normoglykämischer Einstellung ist auch nach 20jähriger Dauer eine diabetische Retinopathie selten, während bei schlechter Stoffwechseleinstellung bereits nach 10 Jahren bei zwei Dritteln der Patienten schwere Netzhautschäden zu beobachten sind.

Bei Diabetikern ist die Gefahr der Erblindung etwa 10-mal größer als bei Nichtdiabetikern. Von 100 Zuckerkranken erblinden, rein statistisch gesehen, 27. Diese Spätfolge der diabetischen Retinopathie stellt in fast allen Ländern der Erde die häufigste Ursache für eine erworbene Blindheit dar. Betrüblich ist dabei, dass die Hälfte der erblindeten Diabetiker wegen auch diabetisch bedingt gestörten Tastsinnes die Blindenschrift nicht lesen kann.

Das Schicksal des Zuckerkranken hängt einzig und allein vom Zustand seiner Gefäße ab! Eine Netzhaut kann sich nicht erneuern, die Schädigung bleibt. Übermäßiger Alkoholgenuss kann die Entwicklung einer diabetischen Retinopathie noch beschleunigen.

Welche Veränderungen kommen an der Netzhaut vor?

Die Veränderungen an der Netzhaut reichen von umschriebenen Ausweitungen der Wände kleinster arterieller Gefäße, Punktblutungen und Haargefäßverschlüssen über Flüssigkeits- und Zellaustritte aus den Blutgefäßen und durch Flüssigkeitsansammlungen bedingte Schwellungen an der Stelle des schärfsten Sehens bis zu stärkeren Blutungen. Außerdem kommt es zur Neubildung minderwertiger Venen (Perlschnurvenen) und zu Wucherungen der Haargefäße, die das Niveau der Netzhaut verlassen und in den Glaskörper einwachsen. Schließlich führen Blutungen vor der Netzhaut und in dem Glaskörper zu schwersten Sehstörungen und nicht selten zur Erblindung. Im späteren Verlauf entstehen bindegewebige Narben, die durch Schrumpfungsprozesse einen Zug an der Netzhaut ausüben und so zu ihrer Ablösung führen.

Diabetische Mikroangiopathie der Nieren – diabetische Nephropathie

30 bis 50 Prozent aller Zuckerkranken entwickeln eine Nephropathie. Bei der diabetischen Mikroangiopathie der Nieren (Glomerulosklerose = Verkalkung der Haargefäßknäuel der Nierenrinde) führt die Schädigung der Nieren zunächst zu Eiweißausscheidung und erst zu einem späteren Zeitpunkt zum Nierenversagen. Die Glomerulosklerose ist gekennzeichnet durch eine Verdickung der Basalmembran der Glomeruli und Ablagerungen im Bindegewebe seiner Haargefäßschleifen. Man weiß heute, dass diese Veränderungen viel früher auftreten als man bisher vermutete, und dass, obwohl die Glomeruli bereits geschädigt sind, der Prozess zu Beginn noch ohne fassbare klinische Symptome abläuft. Auch hier besteht natürlich ein enger Zusammenhang zwischen der Güte der Stoffwechseleinstellung und dem Fortbestehen der Erkrankung.

Durch die Glomerulosklerose werden die zuckerkranken Nieren insuffizient. Der Früherkennung und konsequenten Behandlung dieser Patienten kommt eine besondere Bedeutung zu, da die laufend steigenden Zahlen der dialysepflichtigen Patienten hauptsächlich durch Typ-II-Diabetes bedingt sind. Von allen Patienten, die sich in Deutschland einer Dialysebehandlung unterziehen müssen, sind über 40 Prozent Diabetiker. Unter den Altersdiabetikern leidet jeder zweite unter Bluthochdruck. Nach Erkenntnissen amerikanischer Forscher können Antihypertonika (Blutdruck senkende Medikamente) das Fortschreiten von Nierenschäden bei Diabetikern verzögern, wenn nicht sogar verhindern. In drei Studien konnte dies bewiesen werden. Es ist deswegen so wichtig, da rund 40 Prozent aller Fälle von Nierenversagen bei Zuckerkranken eintreten. In den USA steigt die Zahl der Fälle von Nierenversagen jährlich um zwei Prozent. Da die Verhältnisse in Deutschland ähnlich den amerikanischen sind, ist auch bei uns mit einer ähnlichen jährlichen Steigerungsrate zu rechnen. Neben einer möglichst normnahen Blutzuckereinstellung sollte daher eine Normalisierung des hohen Blutdrucks angestrebt werden. Wünschenswert sind Werte **unter** 135/85 mmHg. Ist bereits eine Nierenschädigung eingetreten, werden Werte **unter** 130/80 mmHg empfohlen. Positiv wirkt sich die Blutdrucksenkung auch auf alle von der Zuckerkrankheit betroffenen Organe (zum Beispiel Auge und Fuß) aus.

Diabetische Polyneuropathie – Erkrankung peripherer Nerven nichtentzündlicher Ursache

Bei der diabetischen Polyneuropathie ist primär die Stoffwechsellage der Nervenfasern entgleist. Es kommt zu einem schrittweisen Abbau spezieller Lipoide zu Neutralfetten und über die Mikroangiopathie zu einer im Zwischengewebe liegenden Neuropathie. Auch hier besteht wieder ein Zusammenhang zwischen der Höhe der Blutzuckerspiegel und dem Ausmaß dieser Krankheit. Falls sie nicht oder zu spät erkannt wird, kann das zu Arbeitsunfähigkeit und Invalidität führen.

Von den bekannten Zuckerkranken in der Bundesrepublik leiden etwa 20 – 30 % daran. Die Zahl der noch unbekannten Diabetiker dürfte bei etwa 4 Millionen liegen, und gerade bei diesen bleiben die neurologischen Ausfallserscheinungen unerkannt oder werden fehl gedeutet. Parallel zur Schwere der diabetischen Augen- und Nierenerkrankungen gehen periphere Neuropathien, was die Versorgung der sensiblen und motorischen Nerven der Extremitäten und des autonomen Nervensystems (Magen-Darmkanal, Herz, Harn- und Geschlechtsorgane) betrifft. Bei nahezu einem Drittel aller Diabetiker ist mit Störungen des autonomen Nervensystems durch die diabetische Polyneuropathie zu rechnen. Im Vordergrund stehen Schäden durch mangelhafte Blutzufuhr und fehlerhaften Stoffwechsel. Sie manifestieren sich in Störungen des Verdauungstraktes, des kardiovaskulären Systems und des Urogenitalapparates. Es kommt zu Ausfällen, Störungen der Schweißsekretion und letzten Endes zu Durchblutungsstörungen an den Akren. Das sind die Endteile des Körpers wie Finger, Zehen, Nase und Kinn. Nicht zuletzt kommt es zu Gedächtnisstörungen und Wesensveränderungen. Bei Altersdiabetikern mit peripherer Neuropathie und erhöhten HbA_1-Werten, die wie ausgeführt auf eine schlechte Einstellung hinweisen, wird öfter eine Verschlechterung der Funktionen des Erkennens und der Wahrnehmung, besonders auch des so genannten Kurzzeitgedächtnisses festgestellt, was beim Vergleich mit gleichaltrigen Nichtdiabetikern auffällt. Diese Verschlechterung der Gedächtnisleistung macht sich dadurch bemerkbar, dass die Fähigkeit, kurz vorher erhaltene Informationen wiederzugeben, beeinträchtigt oder ganz verloren gegangen ist. Man hat das, was man sich merken wollte, gleich wieder vergessen, weil die Aufnahme- und die Merkfähigkeit eingeschränkt sind, was einer um etliche Jahre entsprechenden Voralterung gegenüber Nichtdiabetikern gleichkommt.

Die diabetische Polyneuropathie ist durch symmetrische Verteilung der Symptome und Ausfälle gekennzeichnet, wobei meist Sensibilitätsausfälle mit herabgesetzter Berührungsempfindung und herabgesetzter Schmerzempfindung an den Füßen die ersten Zeichen sind. Als weitere Folge der diabetischen Polyneuropathie klagen die Betroffenen ganz allgemein über unerträgliche Schmerzen, Missempfindungen bei Kälte, nächtliche Muskelkrämpfe, motorische Störungen, Muskelatrophie, Gangunsicherheit, Reflexanomalien und Störungen der Temperaturwahrnehmung. Oft beschweren sich ältere Menschen, vorwiegend Männer, über Brennen der Füße und Kribbeln, Taubheitsgefühl, Stechen und Hautjucken im Bereich der Fußsohlen, wobei sich die Füße ausgesprochen heiß anfühlen.

Weitere Ausfälle im Bereich der peripheren Nerven führen zu verringerter Schweißsekretion, mangelernährungsbedingten Ödemen, Geschwüren und zu Versorgungsstörungen im Bereich der Gelenke und Knochen.

Diabetischer Fuß – diabetisches Fußsyndrom

In der Bundesrepublik treten jährlich 58 000 diabetesbedingte Fußgeschwüre auf. Etwa 20 Prozent aller Diabetiker entwickeln ein diabetisches Fußsyndrom. Eine zu spät erkannte Zuckerkrankheit, eine schlechte Einstellung des Blutzuckerspiegels und die Bagatellisierung dieser Stoffwechselkrankheit sorgen für eine unnötige chronische Schädigung der Fußnerven, die mit einer Amputation enden kann. Jährlich müssen sich in Deutschland cirka 28 000 Menschen dieser folgenschweren Operation unterziehen.

Sind die oben genannten Voraussetzungen gegeben, kommt es nicht nur zu einer Schädigung der großen und kleinen Gefäße, wodurch eine normale Versorgung des Gewebes mit Sauerstoff und Nährstoffen nicht mehr gegeben ist. So wie jede andere Körperzelle „verzuckern" die Nerven und werden gegen Schmerz, Druck und Temperatur unempfindlich. Sogar die Schweißdrüsen werden in Mitleidenschaft gezogen, die Haut ist trocken, wird spröde und wird für Verletzungen anfällig.

Weil beim Diabetiker das Immunsystem geschwächt ist, heilen auch die kleinsten Verletzungen schwer oder überhaupt nicht. Die Wunden, die keine Schmerzen bereiten, werden von Keimen jeder Art befallen, sie vergrößern sich und eitern.

Die Nervenschäden führen obendrein zu einer Fehlsteuerung der Muskeln und falschen Belastungen der Gelenke, wodurch sich Fußknochen und Gelenke verformen und Brüche möglich sind. Das kann so weit gehen, dass durch die Nervenschädigungen der Betroffene von einem Knochenbruch nichts merkt. Am gefühllosen Fuß entwickeln sich durch die Fehlbelastung dicke Hornplatten. Diese üben einen ständigen Druck auf kleinste Gefäße aus, so dass sie reißen. Dringen dann durch die trockene Haut Bakterien ein, entstehen ohne jeden Schmerz tiefe Geschwüre.

Um all diese Schäden zu verhindern, muss der Zuckerkranke folgende Punkte beachten. Er sollte erstens täglich seine Füße genau ansehen, von allen Seiten und die Sohle möglichst mit einem Spiegel. Er sollte zweitens mindestens alle drei Monate einmal seine Füße von einem Arzt kontrollieren lassen und drittens mindestens einmal im Jahr sich die Füße von einem Diabetologen untersuchen lassen. Dabei werden Berührungssinn, Vibrationsempfindlichkeit und die Wahrnehmung von Temperaturunterschieden geprüft. Zusätzlich wird der Puls am Knöchel getastet um etwaige Durchblutungsstörungen zu erkennen. Eine Ultraschalluntersuchung (Doppler-Sonographie) dient zu Absicherung der Diagnose. Viertens lassen Sie Ihre Fußnägel nur durch eine medizinische Fußpflege schneiden. Der / die Fußpfleger/in wird dabei die überschüssige Hornhaut mit einem Schleifgerät entfernen. Sie sollten die Fußnägel nie selbst kürzen, da es dabei leicht zu Verletzungen kommen kann. Dagegen sollten Sie Ihre Füße täglich mit Creme behandeln, die feuchtigkeitsbindende Substanzen (zum Beispiel Harnstoff) enthält. Fußbäder sollten nie länger als 5 Minuten dauern und die Temperatur des Wassers darf maximal 37 Grad betragen. Wegen der Verletzungsgefahr nie barfuß gehen und nur Strümpfe, die oben nicht einschnüren tragen. Und schließlich fünftens sollten Sie nur genügend breite Schuhe tragen, die nicht einengen, aus weichem Leder bestehen und keine Nähte haben. Bedenken Sie, dass 30 bis 50 Prozent der Fußverletzungen bei Zuckerkranken auf ungeeignetes Schuhwerk zurückzuführen sind. Mediziner der Düsseldorfer Fußambulanz stellten fest, dass sich die Hälfte aller Fußamputationen bei Zuckerkranken vermeiden ließe, wenn Sie richtige Schuhe tragen würden. Die handelsüblichen Schuhe sind meist zu schmal und zu eng.

Das A und O jeder Behandlung ist eine optimale Blutzuckereinstellung. Dadurch kann sich eine Neuropathie bessern, in manchen Fällen im Laufe der Zeit sogar zurückbilden. Begeben Sie sich in die Obhut einer Fußambulanz, die sich in jeder größeren Stadt befindet. Eine Fußambulanz in Ihrer Nähe finden Sie unter *www.DiabetesPro.de*.

Unter das Bild der diabetischen Neuropathie fallen auch Lähmungen der Hirnnerven, welche die Augenmuskeln, die gesamte mimische Muskulatur, alle Drüsen, unter anderem die Tränendrüsen, die Geschmackknospen der Zunge und zum Beispiel auch die Haut der Ohrmuschel und des äußeren Gehörganges versorgen. Von diesen Lähmungen werden fast ausschließlich Altersdiabetiker befallen.

Diabetische Magen-Darmstörungen

Zeichen einer vegetativen Neuropathie als diabetische Gastroenteropathie sind Störungen im Verlauf des gesamten Verdauungstraktes mit Mobilitätsstörungen der Speiseröhre, des Magens und des Darmes, kolikartige, nächtliche Durchfälle im Wechsel mit Stuhlverstopfungen und Beschwerden, die einer Darmverschlingung ähneln, entsprechend einer Hyperperistaltik und Atonie (Erschlaffung) des gesamten Verdauungstraktes. Auch Fehlfunktionen der Gallenwege sind weitere Folgen der diabetischen Neuropathie.

Überlaufblase

Von der diabetischen Neuropathie bleibt praktisch kein Organsystem verschont, so auch Blase und Geschlechtsorgane nicht. Es kann zu Entleerungsstörungen bei atonischer Blase, der so genannten Überlaufblase kommen, die anfänglich oft nicht wahrgenommen werden, da das Gefühl der gefüllten Blase infolge der die Eingeweide betreffenden aufgehobenen Schmerzempfindung gestört ist. Durch den ständig vermehrten Restharn bei überdehnter Blase kommt es zu Stauungen der Harnleiter und des Nierenbeckens und dadurch zu vermehrten Harninfektionen.

Impotent durch Zuckerkrankheit

Organische Erektionsstörungen hängen mit zunehmendem Alter vorwiegend mit arteriosklerotischen Veränderungen der Penisarterien zusammen. Die vier bedeutendsten Risikofaktoren, welche für eine vorzeitige organische Impotenz verantwortlich sind, sind Diabetes, Rauchen, Bluthochdruck und zu hohe Blutfettwerte. Die Hauptursache für das Ausbleiben des Steifwerdens des männlichen Gliedes bei Diabetikern ist auch hier die diabetische Neuropathie des autonomen Nervensystems. Eine weitere Ursache ist die Mangeldurchblutung der männlichen Geschlechtsorgane als Folge der diabetesbedingten arteriellen Verschlusskrankheit der Aorta beziehungsweise der Hüftschlagader. Ein weiteres Zeichen der diabetischen Neuropathie ist der Verlust des Hodendruckschmerzes. Erektionsstörungen können beim Zuckerkranken frühzeitig auftreten. Etwa 25 % der unter 30jährigen Diabetiker klagen schon über derartige Beschwerden.

Bei der Impotenz beziehungsweise Anorgasmie (Fehlen des Höhepunktes beim sexuellen Verkehr) bleibt die Libido, das heißt der Geschlechtstrieb, erhalten. Auch nächtliche Spontanerektionen schließen dieses Leiden nicht aus. Potenzstörungen und Anorgasmie werden oft falsch gedeutet, und man denkt nicht daran, dass die Ursache eine Zuckerkrankheit sein könnte, zumal der Beginn schleichend ist. Von großer Bedeutung ist die Feststellung, dass diejenigen Zuckerkranken, die nur mit einer Diabetikerkost auskommen, wesentlich seltener eine Impotenz aufweisen als solche, die zusätzlich Antidiabetika oder Insulin erhalten.

Obwohl nicht unter die diabetische Neuropathie fallend, seien wegen ihrer Wichtigkeit in diesem Zusammenhang weitere Potenzstörungen erwähnt, da fast 3 Millionen Männer aller Altersklassen darunter leiden. Bei der Mehrzahl der organisch bedingten Störungen kann die Ursache allein in etwa der Hälfte der Fälle auf arteriosklerotische Gefäßschäden zurückgeführt werden.

Französische Wissenschaftler des Pariser Forschungszentrums für Impotenz haben bei rund 50 % impotenter Männer als eine Ursache arteriosklerotische Veränderungen der zu den Schwellkörpern des Penis führenden Gefäße und der Hohlräume der Schwellkörper festgestellt, wodurch eine Erektion des Gliedes verhindert wird. Je mehr Risikofaktoren für Arterienverkalkung sich bei den Einzelnen fanden, umso schwerer waren die Veränderungen. Als Risikofaktoren wurden Diabetes mellitus, Nikotin, Übergewicht, Bluthochdruck und hohe Serumcholesterinwerte genannt, bis auf den Nikotinmissbrauch alles Folgen der Falschernährung!

In einer geringen Zahl können nervenbedingte und hormonelle Störungen und gewisse Medikamente die Ursache einer erektilen Impotenz sein. Bei den Medikamenten sind es vor allen Dingen Mittel gegen Bluthochdruck, Schlaflosigkeit, dann Psychopharmaka und Arzneien gegen Magen- und Zwölffingerdarmgeschwüre.

Stummer Herzinfarkt

Ist bei Diabetikern die autonome Herzinnervation (dem Einfluss des Willens entzogene Nervenversorgung des Herzens) geschädigt, kann ein Herzinfarkt schmerzlos verlaufen. Man spricht dann von einem stummen Herzinfarkt. Der plötzliche Herztod, der bei Diabetikern um ein vielfaches häufiger vorkommt als bei Nichtdiabetikern, ist aber nicht immer nur auf einen stummen Herzinfarkt zurückzuführen sondern auch auf Herzrhythmusstörungen, die auch spontan auftreten können.

Bindegewebe bleibt ebenfalls nicht verschont

Weitere Auswirkungen der diabetischen Neuropathie sind Sensibilitätsausfälle, Lähmungen, neurotrophische Störungen an Haut, Bändern, Gelenken, Muskeln und Knochengerüst.

Neben dem Juckreiz findet sich bei Zuckerkranken die charakteristische trockene Diabetikerhaut, die mit der verringerten Schweißabsonderung zusammenhängt. Ursache dafür ist auch hier wieder die diabetische Neuropathie. Oft nimmt beim Zuckerkranken die Behaarung, besonders über den Schulterblättern und um den Nabel zu. Die Hautfarbe kann sich infolge erhöhter Blutfettwerte zu einem Gelbton hin ändern. Hellgelbe Platten durch Cholesterinablagerungen entwickeln sich vorwiegend in der Nähe des inneren Augenwinkels im Bereich des Oberlides. Gehäuft kommen beim Zuckerkranken bakterielle Hautveränderungen , wie Eiterausschläge, in erster Linie Furunkulose, aber auch Karbunkel und außerdem durch Hefe- oder Sprosspilze verursachte Krankheiten der Haut und Schleimhäute, speziell im Mund, am After, in der Scheide, am Scheideneingang und auf der Eichel vor. Auch Mundwinkelrhagaden, nicht selten durch Pilzinfektionen überlagert, können Ausdruck einer bestehenden Zuckerkrankheit sein.

Die diabetische Neuropathie der Muskulatur kommt vorwiegend bei älteren Diabetikern vor und ist gekennzeichnet durch Lähmungen und einen, mit starken Schmerzen einhergehenden, flächenhaften Muskelschwund, vornehmlich an rumpfnahen Muskeln, wie der Becken-, Oberschenkel- und seltener der Schulter- und Oberarmmuskulatur. Durch die Stoffwechselstörungen kommt es zu Gehbehinderungen und Bewegungseinschränkungen nicht nur durch Veränderungen an Knochen und Knorpeln, sondern auch an den Gelenkkapseln und den Bändern der Gelenke. Durch arteriosklerotische Veränderungen der die Kapseln versorgenden Gefäße, die wiederum zu Störungen der Ernährung des Knorpels führen, kommt es vermehrt zu Arthrosen.

Außer diesen Veränderungen finden sich noch gestörte Pupillenreflexe (Pupillenen-

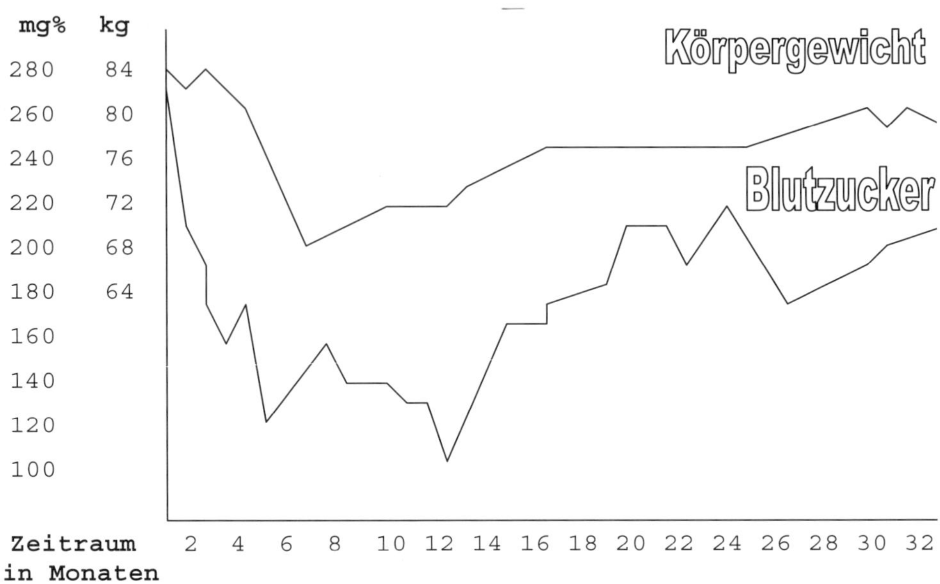

Körpergewicht und Blutzuckerwerte bei einer zuletzt 52 Jahre alten Patientin im Verlauf von 32 Monaten. Deutlich ist zu erkennen, dass die Blutzuckerwerte annähernd parallel zum Gewicht der Patientin schwanken.

Entnommen aus Lehnert, Karl, Chronische Darmleiden: Essen wie zu Urzeiten! Ärztliche Praxis 75, 2512-2517, 1982

ge) und Veränderungen an der Bindehaut, am Unterhautzellgewebe und sogar an der Rektumschleimhaut.

Wie man sieht, gibt es im gesamten menschlichen Organismus keine einzige Zelle, die von der Zuckerkrankheit verschont bleibt! Die Verzuckerung der Eiweißstoffe ist allgegenwärtig!

***Informationen:** Deutscher Diabetiker Verband e.V., Hahnbrunner Str. 46, 67659 Kaiserslautern, Tel.: 06 31 / 7 64 88*

Gicht – Primäre Hyperurikämie – Arthritis urica – Podagra – Urikopathie

Die Gicht ist eine ausgesprochene Wohlstandskrankheit, die **jeder** 100prozentig durch entsprechende Lebensweise verhindern kann! Bei ihr handelt es sich um eine in akuten Schüben auftretende, zum Teil von vornherein chronisch verlaufende Purinstoffwechselkrankheit (Purine: Purinbasen sind für den Aufbau der Nukleinsäuren wichtig. Ihr Abbau erfolgt größtenteils zu Harnsäure).

Es besteht zwar eine angeborene Veranlagung, bei der zu wenig Harnsäure über die Nieren ausgeschieden wird, der eigentliche Auslöser ist jedoch eine zu fette Ernährung, die gleichzeitig reich an purinhaltigen Lebensmitteln und raffinierten Kohlenhydraten ist. Dazu kommen Alkoholgenuss, hier besonders Bier, und Bewegungsarmut. Vorbeugung, beziehungsweise ursächliche Behandlung bestehen in erster Linie in einer Änderung der Lebensweise mit Gewichtsreduzierung, Nahrungsumstellung, Alkoholverzicht, täglich zwei Liter Flüssigkeit (Mineralwasser, Kräutertees) trinken und Bewegung.

Bei jedem Übergewichtigen sollte man den Serumharnsäurespiegel bestimmen; denn auch die nicht schmerzhafte Gicht führt zu merklichen Veränderungen in der Niere bis hin zur Niereninsuffizienz und reaktiver Hypertonie, nicht zu vergessen die histologisch nachweisbare Ablagerung von Miniharnsäuredepots in den Gelenken und die Potenzierung des Herzinfarktrisikos. In den letzten Jahrzehnten ist ein durchschnittlicher Anstieg des Harnsäurespiegels bei Mann und Frau um 1 mg/100 ml zu beobachten. Es wäre verwunderlich, wenn dieser Anstieg nicht die gleiche Ursache, nämlich die Fehlernährung hätte, wie all die anderen Erkrankungen. Der Harnsäurespiegel normalisiert sich immer unter der Gewichtsabnahme. Eine zusätzliche medikamentöse Behandlung ist erst ab Werten, die trotz genügend langer diätetischer Vorbehandlung über 8 mg/100 mg bleiben, erforderlich, dann aber bei der derzeitigen Therapie lebenslänglich mit den Kontrollen angepasster Dosierung.

Da allgemein bekannt ist, dass es das „Zipperlein“ bereits in früheren Jahrhunderten gab, liegt der Schluß nahe, dass die Gicht überhaupt keine Wohlstandskrankheit sei. Von dieser Krankheit aber wurden früher nur die Reichen befallen, bei denen alle Köstlichkeiten, die ein reich gedeckter Tisch bot, zum Alltag gehörten. Heute, wo sich jeder eine „gute“ Kost leisten kann, findet man diese Stoffwechselkrankheit in allen Bevölkerungsschichten. Besonders auffallend war, dass diese Krankheit nach dem 2. Weltkrieg, nach Beginn der „Fresswelle“, ebenso wie die Zuckerkrankheit, rapide zugenommen hat, wobei auch immer mehr jüngere Menschen an ihr erkranken.

Bei dauerhaft übermäßigem Genuss stark purinhaltiger Nahrungsmittel, aber auch raffinierter Kohlenhydrate kommt es zu indirekten Störungen im Eiweißstoffwechsel, bei denen die Harnsäure nicht ausgeschieden wird, sondern sich als Mikrokristalle in den Geweben und Gelenken abgelagert. Die Gicht ist eine schwere Allgemeinerkrankung und sollte daher nicht bagatellisiert werden. Häufig tritt sie gemeinsam mit Übergewicht und Diabetes auf. Heute ist sie bei uns seit 1948 auf das Zwanzigfache angestiegen.

Etwa 20 – 25 % der Bevölkerung haben zu hohe Harnsäurespiegel, und jeder 10. bis 20. von ihnen wird später gichtkrank. Etwa zwei Millionen Bundesbürger sind davon betroffen. Durch den allgemeinen Wohlstand hat sich das Alter der Männer – das Verhältnis von männlichen zu weiblichen Gichtkranken beträgt 7 : 1 – in welchem sie den ersten Gichtanfall erleiden – in das dritte Lebensjahrzehnt vorverlagert. Chronische Über- und Fehlernährung und regelmäßiger Alkoholkonsum, verbunden mit zunehmender körperlicher Inaktivität, können nach einer Zeitdauer von rund 15 Jahren bei entsprechender Anfälligkeit zur Gicht führen.

Um die Entstehung der Gicht zu verhindern, ist neben einer Änderung der Ernährungsgewohnheiten eine Gewichtsreduktion bei Übergewichtigen unerlässlich, der Alkoholkonsum am besten ganz aufzugeben, und körperliche Betätigungen sind zu fördern. An dieser Stelle sollte erwähnt werden, dass beim Biertrinken nicht nur der Alkohol für die Zufuhr erheblicher Kalorienmengen sorgt, sondern dass das im Bier in beträchtlichen Mengen enthaltene Guanosin, ein Ribonukleosid, das ist eine Verbindung aus einer Base und einem Zuckerbestandteil der Ribonukleinsäure, stark harnsäureerhöhend wirkt. Beim Konsum von einem Liter Bier werden dem Körper zusätzlich so viele resorbierbare Purine geliefert, dass aus dieser Menge 80 – 100 mg Harnsäure entstehen, die als Endprodukt über die Nieren ausgeschieden werden.

Bei mehr als der Hälfte aller Gichtkranken kann schon Jahre vor dem ersten akuten Anfall eine Nierenbeteiligung bestehen.

Der Gichtkranke merkt meistens erst dann etwas von seiner Erkrankung, wenn sich der erste akute Gichtanfall einstellt, oft im Anschluss an exzessiven Alkoholgenuss, opulente Mahlzeiten oder starke psychische Belastungen. Ein derartiger Anfall äußert sich in der Regel in plötzlich auftretenden heftigen Schmerzen im Grundgelenk einer großen Zehe, verbunden mit starker Schwellung und Rötung der Haut, die sich heiß anfühlt. Zudem kann leichtes Fieber bestehen. Die Schmerzen können so unerträglich sein, dass sogar der Druck einer leichten Bettdecke auf den Fuß entsetzlich weh tut. Seltener findet sich die schmerzhafte Entzündung im Knie, im Daumengelenk oder im Ellenbogen, wobei nicht geklärt ist, warum gerade dieses oder jenes Gelenk betroffen ist. Die Harnsäurekristalle lagern sich in Gelenken, unter der Haut als Gichtknoten und in den Nieren ab. Man spricht dann von Gichtnieren. Mit fortschreitender Krankheitsdauer häufen sich die Anfälle mit zunehmender Gelenkbeteiligung. Es stellt sich die Frage, wie es überhaupt zur Ausfällung und Ablagerung von Harnsäuresalzen in den Geweben und dadurch zu funktionellen Störungen kommen kann. Der Transport der Harnsäure wird vor allem von den roten Blutkörperchen übernommen. Da diese Beförderung temperaturabhängig ist, ist die Transportleistung umso geringer, je kälter der Körperteil ist, wie zum Beispiel der Ohrknorpel.

Normal sind Harnsäurekonzentrationen im Blut bis zu 6,4 mg / 100 ml. Der kritische Punkt ist bei 6,5 mg / 100 ml erreicht, bis zu dem Natriumurat bei Körpertemperatur noch in Lösung bleibt. Jede höhere Harnsäurekonzentration kann zur Ausfällung von Kristallen führen, muss dies aber nicht wegen einer Schutzkolloidwirkung des Blutes, die unter anderem durch Alkohol aufgehoben werden kann. Bei Werten zwischen 8,0 und 8,9 mg / 100 ml wird etwa jeder Vierte und bei Werten über 9,0 mg / 100 ml fast jeder von einem akuten Gichtanfall betroffen. Bei Personen mit einem Harnsäurespiegel um 9,0 mg / 100 ml treten in 40 % der Fälle Nierensteine auf, da bei zu hohen Harnsäurewerten die Harnsäure nicht mehr in einem löslichen Zustand gehalten werden kann. Sie fällt aus und wird in Form von Kristallen am Ohrknorpel, an den Gelenken, vor allem am Großzehgrundgelenk und auch in den Weichteilen abgelagert. Bei verminderter Harnsäureausscheidung durch Krankheiten der Nieren kann der gleiche Zustand eintreten. Gicht und rheumatische Störungen sind die Folge.

Am Ohr sind die Harnsäureablagerungen als so genannte Gichttophi gut sicht- und tastbar. Des Weiteren werden Weichteiltophi an Schleimbeuteln und neben Sehnenansätzen bei 54 % der Gichtkranken gefunden.

Von alters her gewohnt, neben pflanzlicher Kost auch tierisches Eiweiß und Fett abbauen zu müssen, stellt sich der gesunde menschliche Organismus auch auf gelegentlich hohe Proteinzufuhren ein, indem der Blutfluss durch die Nieren und die Filtrationsrate um 30 – 50 % angehoben wird.

Gerade für den Freizeitsportler ist es wichtig zu wissen, dass es völlig falsch ist, nach einer sportlichen Betätigung den Flüssigkeitsverlust mit alkoholischen Getränken auffüllen zu wollen. Hierdurch kommt es nämlich neben der Ausfällung von Harnsäure zusätzlich in der Erholungsphase zu einer Störung der Harnsäureausscheidung. Besonders gefährdet sind hier Übergewichtige, die häufig vorweg schon durch hohe Harnsäurespiegel belastet sind. Nicht nur für Erwachsene, auch für Kinder gilt, dass die Gewichtsreduktion anfangs mit einem erheblichen Anstieg der Serumharnsäure verbunden ist. Eine besondere Risikogruppe stellen jene Sportler dar, die für den Start in einer für sie günstigeren Gewichtsklasse kurzfristig unter Nahrungs- und Flüssigkeitsentzug, gelegentlich noch mit Hilfe von Entwässerungs- und Abführmitteln Gewicht abtrainieren, im Fachjargon „Abkochen" genannt, um anschließend im Wettkampf erhebliche körperliche Belastungen auf sich zu nehmen.

Vom akuten Gichtanfall unterscheidet sich die chronische Gicht. Bei letzterer kommt es zu äußerst schmerzhaften Entzündungen der Gelenke mit Bewegungseinschränkungen durch Verlust der Gleitfähigkeit und Gelenkversteifungen.

Durch die chronisch hohen Harnsäurespiegel im Blut werden die Nieren besonders stark belastet. Die Nierenschäden bei der Gicht betreffen Gefäßveränderungen, Harnsäureeinlagerungen und chronisch sklerosierende, im Zwischengewebe der Nieren liegende Entzündungen, so dass es zu Schrumpfnieren kommen kann.

Bluthochdruck ist normalerweise bei Nierenkranken durch die obligate Nierenschädigung bedingt, kann aber auch schon vor der Entwicklung der Gicht vorhanden gewesen sein.

Neben der Nierenschädigung entwickeln sich koronare und sonstige Durchblutungsstörungen. Die meisten Gichtkranken sterben schließlich weniger an den Folgen ihrer Nierenkrankheit als vielmehr an Herzinfarkt und Hirnschlag, da die Gicht einer der auslösenden Faktoren für Arterienverkalkung ist. Auch hier sollte die Kost ballaststoffreich sein, ohne raffinierte Kohlenhydrate. Sie sollte weiterhin purinfrei sein, weswegen eine Umstellung der Eiweißzufuhr auf Milch und deren Produkte erfolgen sollte, da purinfreies Nahrungseiweiß den Harnsäurespiegel bei gleichzeitigem Anstieg der Harnsäureausscheidung über die Nieren senkt.

Purinhaltige Lebensmittel, zu denen alle Innereien wie Nieren, Leber, Bries, Gehirn, Herz und Zunge gehören, sollten nicht verzehrt werden. Den Konsum von Fleischextrakten und Fischkonserven sollte man ebenfalls tunlichst meiden. Nahrungsmittel, die auch noch Purinkörper enthalten, sind Fleisch von Jungtieren aller Art, vom Schwein, Rind und Reh, Muscheln, Krustentiere, Leberwurst, Ölsardinen, Anchovis, Spinat, Spargel, Kohl und ganz besonders Hülsenfrüchte.

Da inzwischen zweifelsfrei belegt werden konnte, dass alle mit der Nahrung zugeführten Purine den Harnsäurespiegel erhöhen, sollten unter den angeführten Gemüsen besonders die weiter oben erwähnten Hülsenfrüchte gemieden werden, da sie pro Energiegehalt sogar mehr Purine als etwa Fleisch enthalten.

Gicht und Alkohol

Nach Alkoholgenuss verbessert sich infolge seiner entwässernden Wirkung zunächst die Harnsäureausscheidung. Da sich jedoch das Gleichgewicht Laktat (Salz der Milchsäure) – Pyruvat (Salz der Brenztraubensäure, einem Zwischenprodukt des Kohlenhydratstoffwechsels) zum Laktat hin verschiebt – Alkohol behindert über die erhöhten Laktatwerte die Harnsäureausscheidung – kommt es später zu einer verminderten Harnsäureausscheidung. Zusätzlich werden die Harnsäurewerte jedoch noch über die vermehrte Bildung von Harnsäure durch den Verbrauch energiereicher Phosphate in die Höhe getrieben.

Alkohol sollte daher von Gichtkranken unter allen Umständen gemieden werden, erst recht, da bei ihnen meist noch eine Fettleber vorliegt. Die Warnung vor Rotwein in den einschlägigen Diätempfehlungen beruht darauf, dass zum Alkoholeffekt die stopfende Wirkung hinzukommt, die Harnsäureausscheidung über den Stuhl also erschwert wird.

Es wurde bereits an anderer Stelle darauf hingewiesen, dass besonders Bier für

Gichtkranke ein gefährliches Getränk ist, da es reichlich Purine enthält, die den Harnsäurespiegel ansteigen lassen. Dagegen wird aus den im Kaffee und Tee enthaltenen Purinen (Coffein beziehungsweise Tein) keine Harnsäure gebildet.

XIII Leber- und Gallenblasenerkrankungen

Je besser es dem Menschen materiell geht, umso schlechter geht es seiner Leber, und um so mehr muss sie darunter leiden!

Die Leber ist die Schaltzentrale für praktisch alle Stoffwechselvorgänge im Körper. Sie gleicht einem chemischen Großlaboratorium auf engstem Raum, nur mit dem Unterschied, dass es eine von Menschenhand geschaffene Fabrik nie geben wird, die imstande wäre, zur gleichen Zeit rund 1 000 Enzyme herzustellen und etwa 500 verschiedene komplizierte biochemische Reaktionen von Milliarden Leberzellen durchführen zu lassen, und das im Normalfall über Jahrzehnte völlig reibungslos, obwohl sie gerade mal 3 Pfund wiegt!

Sie ist am Kohlenhydrat- genauso maßgeblich wie am Eiweiß- und Fettstoffwechsel beteiligt. Gleichzeitig dient sie als Speicherorgan für Glykogen, das bei Bedarf Traubenzucker in die Blutbahn abgibt. Außerdem deponiert sie das aus Aminosäuren gebildete körpereigene Eiweiß. Sie ist für den Umbau der Fettsäuren verantwortlich und gleichzeitig auch Speicherorgan für das so gebildete Fett. Eine weitere Aufgabe ist die Produktion der für die Fettverdauung im Darm unentbehrlichen Gallenflüssigkeit, die aus alten Blutzellen hergestellt wird.

Bei der Verdauung von Fett wird aus der Gallenblase über die Gallengänge eingedickte Galle reflektorisch in den Zwölffingerdarm abgegeben. Gallensäuren sind für die Fettresorption und die Resorption der fettlöslichen Vitamine A, D, E und K unerlässlich. Normalerweise wird die Gallensäure mehrmals dem Darm-Leber-Kreislauf immer wieder neu zugeführt. Durch sie werden die Fette in kleinste Tröpfchen zerteilt. Erst durch diesen Vorgang wird es den Enzymen möglich, das Fett zu spalten. Die Leber hat als einziges Organ die Fähigkeit, als Entgiftungszentrale verschiedene Schadstoffe, unter anderem Nikotin, Coffein und zahlreiche Medikamente unschädlich zu machen und dafür zu sorgen, dass sie über die Nieren und zum geringen Teil auch über die Galle ausgeschieden werden können.

Alkohol zerlegt sie beispielsweise in Wasser und Kohlensäure. Man sagt, die Giftstoffe werden nieren- und gallengängig gemacht. Dies spielt in Anbetracht der steigenden Zahl von Umweltgiften, von deren Eindringen in unseren Organismus wir meist nichts ahnen, eine immer größere Rolle.

Und so *„nebenbei"* liefert sie den Blutgerinnungsstoff. Weitere Leberfunktionen müssen unerwähnt bleiben. Hält man sich die vielfältigen Aufgaben dieses *„Großlabors Leber"* vor Augen, so können diese nur von einem *„gutmütigen"* und verhältnismäßig robusten Organ bewältigt werden, das als Entgiftungsorgan schon einen *„Stoß"* vertragen kann.

Was aber machen wir? Wir missachten und überfordern sie ständig. Wir tun dies, weil sie, wenn sie gequält wird, sich nicht durch Schmerzen bemerkbar machen kann. Da die Leber keine schmerzleitenden Nerven hat, erträgt sie ihr Leiden stumm, was die Erklärung dafür ist, dass die meisten Leberkranken von ihrer Krankheit nichts wissen.

Alarmzeichen, die auf ein Leberleiden hinweisen, könnten Völlegefühl, Aufstoßen, Blähungen, ein unbestimmtes Druckgefühl unter dem rechten Rippenbogen, Appetitlosigkeit, Müdigkeit und schließlich Übelkeit und Erbrechen sein.

12 sichtbare Warnzeichen („Leber-Check-Liste" nach Prof. Kunz) sind:

1. Haarausfall in der Bauchregion (Bauchglatze)
2. Ausbildung weiblicher Brustformen, beides typische Leberwarnzeichen für Männer. Für Frauen wie Männer gelten gleichermaßen:
3. Gelbfärbung der Haut, vor allem in der Nabelgegend und um die Augen herum,
4. die Ausbildung von *„Lebersternchen"*, das sind kleine rote Flecken mit feinsten sternförmigen Verästelungen,
5. Rötung der Handinnenflächen, besonders der Ballen,
6. *„Lackzunge"* – rotgefärbt, glatt und trocken,
7. *„Leberlippen"* – knallrot, lackglänzend,
8. wahllos verteilte kleine Haargefäßerweiterungen, zum Beispiel an den Oberarmen,
9. milchig-weißliche Fingernägel mit blassem Rand an der Nagelspitze,
10. Dupuytren-Kontrakturen (Verhärtungen und Schrumpfungen in Form von Strängen und Knoten an den Handflächen,
11. starkes Hautjucken,
12. verstärkte Blutungsneigung an Haut und Schleimhäuten.

Leberschäden, unter denen bereits ein Drittel aller Bundesbürger zu leiden hat, sind die unausbleibliche Folge von Stoffwechselentgleisungen. Über die Pfortader wird der Leber alles Blut aus Magen, Darm und Milz zugeführt, das neben den lebensnotwendigen Nährstoffen noch mit Gärungs-, Fäulnis- und Giftstoffen beladen sein kann, die vom Darm ins Blut übergehen.

Fettleber

Sehen wir von den infektiösen Krankheiten, wie den durch Viren verursachten Hepatitiden einmal ab, sind der zunehmende Alkoholmissbrauch besonders Jugendlicher und die Falschernährung die Hauptursache für das Überhandnehmen der Erkrankungen dieses Organs. Stellt man die beiden Krankheitsursachen nicht ab, sind Fettleber und schließlich Leberzirrhose die Folge.

Hierzulande ist die Fettleber die häufigste Lebererkrankung. Zu ihrer Bildung kommt es bei vermehrter Kalorienzufuhr, besonders aus raffinierten Kohlenhydraten und Fett bestehend, bei relativem Eiweißmangel und hohem Alkoholkonsum. Nach Kostumstellung und Alkoholentzug kommt es fast immer innerhalb einiger Wochen zur Rückbildung der Fettleber. Neuere Untersuchungen haben bestätigt, dass auf der anderen Seite durch reichlich Kohlenhydratzufuhr Fett in der Leber gespeichert wird. Diese Speicherung verläuft parallel mit der Höhe der Kohlenhydratzufuhr. Also, je mehr raffinierte Kohlenhydrate, um so *„fetter"* wird neben dem Körper auch die Leber. Hier wird wieder die falsche Ernährung zur Krankheitsursache!

Der Alkoholkonsum hat sich seit Beginn der 50er Jahre des vergangenen Jahrhunderts verdreifacht, wodurch die Zahl der Lebererkrankungen bedrohlich angestiegen ist. Nicht nur die Menge, sondern auch die Zeitdauer, in welcher ein bestimmtes Quantum Alkohol getrunken wird, ist entscheidend und natürlich auch, ob jemand regelmäßig trinkt.

Wie viel Alkohol verträgt die Leber?

Dies ist individuell ganz verschieden und hängt immer auch von der Art der Ernährung ab. Es kommt natürlich in erster Linie auf die Menge des Alkohols an; denn viel Bier ist ebenso gefährlich wie eine geringere Menge „kurzer Sachen". Die Grenze liegt beim Mann etwa bei 40 Gramm reinen Alkohol, das ist etwa eine halbe Flasche Wein täglich. Frauen vertragen weniger Alkohol, da die Leber der Frauen sensibler reagiert, grob gerechnet die Hälfte bis ein Drittel der Menge des Mannes. Am liebsten wäre es der Leber aber, wenn man auf Alkohol ganz verzichten würde.

Leberentzündungen

Hepatitis A

Die Ursache der Hepatitis A ist schlechte Hygiene. Sie kann mit der Nahrung, vor allem durch Meeresfrüchte (Muscheln) übertragen werden. Den Betroffenen wird übel, sie fühlen sich schlapp und unwohl. Im fortgeschrittenen Stadium werden Haut und Augen gelb. Daher der Name Gelbsucht. Sie heilt in der Regel aus und ist bei weitem nicht so gefährlich wie die Hepatitis B und C. Es besteht Impfmöglichkeit gegen den A-Typ.

Hepatitis B

Man schätzt, dass allein in Deutschland 250 000 Menschen mit dem Virus infiziert sind, und sich jährlich 50 000 neu anstecken, von denen wiederum 2 000 an den Folgen dieser schweren Lebererkrankung sterben. Jugendliche in der Altersgruppe zwischen 15 und 25 Jahren sind besonders betroffen. Sie machen rund 25 Prozent aller Hepatitis-B-Infizierten aus. Die Krankheit ist deshalb so gefährlich, weil sie hundertmal ansteckender ist als AIDS. Übertragen wird die Krankheit durch Körperflüssigkeiten wie Blut, Speichel, Scheidensekret, Samenflüssigkeit, ja sogar Tränen.

Jugendliche sind durch ihren Lebensstil besonders gefährdet. Höheres Verletzungs- und Infektionsrisiko beim Ausüben von Sport und anderen Freizeitaktivitäten, Tätowieren und Piercen unter Verwendung nicht steriler Instrumente und schließlich häufiger ungeschützter Geschlechtsverkehr, oft mit wechselnden Partnern.

Die Krankheit beginnt mit ganz uncharakteristischen Beschwerden, die einer Grippe ähneln. Erst später verfärben sich Augen, Haut und Stuhl. Letzterer wird gelblich und der Urin bräunlich. Der beste Schutz ist eine Hepatitis B-Impfung, empfohlen vom Robert-Koch Institut vor allem für Jugendliche unter 18 Jahren. Die Kosten übernehmen die Krankenkassen. Falls die Krankheit rechtzeitig entdeckt wird, ist eine Behandlung mit Interferon die Methode der Wahl. Die Behandlung dauert sechs Monate, die Erfolgsrate liegt bei 50 Prozent.

Nachzutragen wäre noch, dass Ansteckungen mit dem Hepatitis-B-Virus in Südostasien zu den häufigsten lebensgefährlichen Infektionskrankheiten gehören.

Hepatitis C

Die Übertragung geschieht durch direkten Kontakt mit Blut oder anderen Körperflüssigkeiten, zum Beispiel bei ungeschütztem Geschlechtsverkehr oder durch wieder verwendete Spritzen (Drogenabhängige).

In der Bundesrepublik sind nach Schätzungen des Robert-Koch-Institutes etwa 320.000 Personen infiziert, neuesten Erhebungen zufolge sollen es sogar 700.000 sein.

Spätfolgen können eine Leberzirrhose (Vernarbung der Leber) oder gar Leberkrebs sein, schwerste Leberschäden, die zum Tode führen. Die Krankheit verursacht im Frühstadium keine oder nur grippeartige Beschwerden. Da die meisten Infizierten nichts von ihrer Erkrankung ahnen, wird sie in 70 Prozent chronisch.

Hepatitis D und E

Beide kommen bei uns ganz selten vor. Allerdings ist der Erreger der Hepatitis E für

Schwangere gefährlich, da die Betroffenen meist an den Folgen der Krankheit sterben. Werdende Mütter sollten aus diesem Grunde Reisen in Gefahrengebiete, so zum Beispiel nach Indien, unterlassen.

Bei der *Leberzirrhose* gehen Leberzellen zugrunde und werden durch bloßes Bindegewebe ersetzt. Lebenswichtige Proteine werden nicht mehr gebildet. So besteht durch Mangel an Gerinnungsstoffen Blutungsgefahr, Giftstoffe können nicht mehr abgebaut werden, die Versorgung aller Organe mit Nährstoffen und Energie unterbleibt. Chronischer Alkoholmissbrauch ist die häufigste Ursache der Leberschrumpfung, besonders übermäßiger Bier- und Schnapsgenuss. Diese schwere Leberkrankheit bekommt man erst nach einer Einwirkungsdauer des Alkohols von etwa 10 – 15 Jahren. Man weiß aus ärztlicher Erfahrung, dass die Leber wegen ihrer Wichtigkeit für das Überleben mit etwa fünffacher Sicherheit angelegt ist. Ist sie durch Krankheit schon weitgehend zerstört, können 20 % noch intakter Leberzellen den tödlichen Ausfall gerade noch verhindern. Ähnliches gilt übrigens auch für die Nieren; hier reicht zum Überleben eine halbe intakte Niere.

Ösophagusvarizen und Ascites

Folgen der Leberzirrhose sind Varizen (Krampfadern) in der Speiseröhre als Zeichen eines Pfortaderstaus mit lebensbedrohlichen Blutungen. Durch Bindegewebseinlagerungen in der Leber kommt es vor dieser zu einem Blutstau, zu Blutdruckerhöhung und dadurch zu einer Flüssigkeitsansammlung in der Bauchhöhle (Ascites). Diese Wasseransammlung kann bis zu zehn Litern und mehr betragen. Durch die Behinderung des Blutstromes bedingt, finden sich gestaute Venen um den Nabel herum (Medusenhaupt), auch Hämorrhoiden und so genannte Lebersternchen oder Gefäßspinnen. Im Frühstadium ist die Leber vergrößert, kann durch Narbenbildung dann kleiner werden, was leider kein gutes Zeichen ist.

Bei der Zirrhose arbeitet die Leber nicht mehr normal. Die Zahl der Leberzellen vermindert und der Allgemeinzustand verschlechtert sich; Stoffe aus dem Darm werden nicht mehr entgiftet und gelangen in das Blut. Die Folge davon sind Müdigkeit, Abgeschlagenheit und Erbrechen. Die Leber spielt auch im Hormonhaushalt eine Rolle. Bei der Leberzirrhose kommt es zu einem Missverhältnis zwischen männlichen und weiblichen Hormonen und damit bei Männern zu einer Abnahme der Potenz.

Wenn noch heute die früher einmal übliche Leberdiät empfohlen wird, so ist das grundfalsch und schädlich. Diese eiweißreiche Kost verstärkt beim Leberzirrhotiker die bereits bestehende Ammoniakanreicherung im Blut. Da bei der Hälfte der chronischen Leberkranken überdies die Glukosetoleranz gestört ist, ist eine kohlenhydratreiche Kost mit leicht aufschließbaren Kohlenhydraten, insbesondere mit Weißbrot, Toast und Honig, von Süßigkeiten ganz abgesehen, nicht zu empfehlen. Die ohnehin bei Leberkranken vorhandene Neigung zu Stuhlverstopfung wird dadurch noch zusätzlich verstärkt.

Bei jeder Lebererkrankung steht immer der völlige Verzicht auf Alkohol im Vordergrund, auch dann, wenn Alkohol an der Krankheitsursache nicht mitgewirkt hat. In diesem Zusammenhang sollte erwähnt werden, dass praktisch alle Stärkungsmittel wie Schwedentropfen, Herzgold und Klosterfrau-Melissengeist Alkohol enthalten.

Nicht jede Zirrhose ist alkoholbedingt. Oft ist die Ursache unklar, oft eine vorangegangene Leberentzündung der Grund.

Gallenblasenentzündung – Cholecystitis und Gallensteine – Cholelithiasis (Gallenblasenleiden)

Beide kommen hauptsächlich bei Übergewichtigen vor, so dass man auch hier wieder die Schuld für diese Erkrankungen der unzweckmäßigen Ernährung anlasten kann.

Eine akute oder chronische Entzündung der Gallenblase, mit Steinen in 90 – 95 % oder steinfrei in 5 – 10 % der Fälle, findet sich durch Fehlernährung gehäuft bei Übergewichtigen, Diabetikern, Schwangeren und Frauen in den Wechseljahren, so wie bei Arterienverkalkung.

Die Krankheit ist bei Frauen mehr als doppelt so häufig anzutreffen wie bei Männern. Ihrer Ursache liegt immer eine Gallenstauung zugrunde, die durch Steine, Verwachsungen, Entzündungen, funktionelle Verkrampfungen ohne organische Ursache, Geschwülste, aber auch durch Parasiten, die bei uns wegen der schnelleren Kommunikation mit tropischen Ländern nicht mehr so selten sind, hervorgerufen werden kann.

Wenn man bedenkt, dass Gallensteine in früheren Jahrhunderten, ja sogar noch zu Beginn des letzten Jahrhunderts kaum vorgekommen sind, aber heute fast jeder zweite ältere Mensch Träger von Gallensteinen ist, so kann man von einer Volksseuche sprechen. Bei einer ballaststoffreichen Kost von frühester Kindheit an könnte man sich derartige überflüssige und das Leben oft gefährdende Qualen ersparen!

Wie bekommt man Gallensteine?

Eine falsche Zusammensetzung der Gallenflüssigkeit ist neben entzündlichen Komponenten für die Steinbildung die Hauptursache. Daß sich die Gallenblase Übergewichtiger nach einer Mahlzeit deutlich langsamer und weniger stark zusammenzieht als bei Normalgewichtigen, könnte eine Mitursache für das gehäufte Vorkommen sein. Vor allen Dingen wird die Gallensteinbildung bei jüngeren Personen beiderlei Geschlechts durch Süßigkeiten und süße Säfte gefördert. Insgesamt haben zwölf Millionen Bundesbürger Gallensteine. Von den Betroffenen sind zwei Drittel Frauen. Bei den unter 40-Jährigen sind es sogar fünf Mal so viele. Mitursache dafür ist das weibliche Geschlechtshormon Östrogen, da es das Verhältnis von Gallensäuren zu Cholesterin nachteilig verändert, was wiederum die Cholesterinsteinbildung begünstigt. Eine Rolle könnte auch spielen, dass Frauen öfter Crash-Diäten durchführen. Wenn nämlich weniger gegessen wird, zieht sich die Gallenblase seltener zusammen, ihr Inhalt dickt ein, und Cholesterinkristalle können ausfallen, was zur Steinbildung führt.

Störungen des Gallenflusses kann man mit Artischockenextrakt behandeln. Studien zufolge hat er eine verdauungsfördernde, den Cholesterinspiegel senkende, antioxidative und die Leber schützende Wirkung.

Etwa 80 Prozent der Patienten haben keine Beschwerden. Die Steine werden meist zufällig durch eine Ultraschall- oder Röntgenuntersuchung entdeckt. Die „stummen" Steine sollte man in Ruhe lassen. Gelangt aber ein Stein aus der Gallenblase in die Gallenwege, führt das zu heftigen kolikartigen Schmerzen, zu Gallenblasenentzündung und Gelbsucht oder auch zu einer Entzündung der Bauchspeicheldrüse. Rasche ärztliche Hilfe ist hier erforderlich. Öfter kommt es vor, dass Gallensteine nur leichte Schmerzen unter dem rechten Rippenbogen verursachen, besonders nach dem Genuss von Gebratenem, einer fettreichen Mahlzeit oder Kaffee. Hier muss interveniert werden. Sind die Steine noch sehr klein (bis höchstens 5 Millimeter), könnte ihre Auflösung durch ein Medikament versucht werden. Findet sich ein Stein in der Gallenblase, kann der Stein mit so genannten Stoßwellen (Lithotripsie) zertrümmert werden. Wenn allerdings mehrere Gallensteine vorhanden sind und die Gallenblase überdies entzündet ist, muss letztere operativ entfernt werden.

Wie lässt sich die Entstehung von Gallenblasensteinen verhindern?

Man sollte, will man die Bildung von Gallensteinen vermeiden, in erster Linie weniger Fleisch essen, auf fette Speisen verzichten und keine raffinierten Kohlenhydrate zu sich nehmen. Dafür ballaststoffreich essen, mit viel Obst und Gemüse und viel trinken.

Bei ballaststoffreicher Kost wird mehr Gallensäure gebildet, wodurch Cholesterin gelöst bleibt, so dass keine Kristalle ausfallen können, die sich zu Steinen zusammenballen. Außerdem binden die reichlich vorhandenen unverdaulichen Bestandteile der Nahrung mehr Cholesterin im Darm, und schließlich enthält die Verdauungsflüssigkeit im Verhältnis zur Gallensäure weniger Cholesterin. Dies ist bei einer Kost, die reich an raffinierten Kohlenhydraten ist, gerade umgekehrt, wodurch die Entstehung von Gallensteinen begünstigt wird.

Es ist schon lange Zeit bekannt, dass das Gallensteinrisiko bei Vegetarierinnen deutlich niedriger ist, als bei Frauen, die sich „normal" ernähren. Dies hat eine Untersuchung bestätigt, die von der Universität Oxford durchgeführt wurde. Es gibt noch einen weiteren Grund, dass sich Gallensteine leichter bilden können: Wer nämlich das Frühstück spart und zwischen Abend- und Mittagessen regelmäßig eine große Pause einlegt, oder womöglich überhaupt nur einmal am Tage isst, riskiert, dass die Gallenflüssigkeit stark eingedickt wird, dass als Folge davon Cholesterinkristalle ausfallen und sich auf diese Weise leichter Steine bilden. Bei einem ballaststoffreichen Frühstück zum Beispiel wird die Gallenblase entleert und wieder frische Galle in der Leber gebildet. Gallensteine können dann praktisch nicht entstehen.

Körperliche Aktivitäten schützen ebenfalls vor Gallensteinen. Amerikanische Forscher konnten an einer groß angelegten Studie, an der 60 290 Frauen im Alter zwischen 40 und 65 Jahren beteiligt waren, beweisen, dass bei sportlich aktiven Frauen das Risiko eines Gallensteinleidens um 30 Prozent niedriger war als bei Frauen, die 41 – 60 Stunden pro Woche mehr oder weniger sitzend verbrachten. Das Risiko stieg weiter, je mehr sitzende Tätigkeiten ausgeübt wurden.

Weitere Störungen im Gallensäurestoffwechsel

Werden bei Erkrankungen des Dünndarms die Gallensäuren schlecht resorbiert, kann das Durchfälle und Fettausscheidungen zur Folge haben und über ein Zuviel an Oxalsäure im Urin zur Bildung von Kalzium-Oxalat-Steinen in den Nieren beitragen. Diese Möglichkeit, Nierensteine zu bekommen, ist dann 20 – 70-mal größer als bei anderen Personen. Schließlich können die sekundären Gallensäuren bei der Entstehung von Dickdarmkrebsen mitwirken (s. S. 125).

Um ein auf ständige Höchstleistung ausgelegtes Organ wie die Leber, die in einem Chemiefabrik, Kraftwerk und Entgiftungsstation ist, nicht zu überanspruchen und normal funktionieren zu lassen, sollte man sie schonen. Das beginnt in erster Linie mit der entsprechenden Ernährung. Sie sollte so gewählt sein, dass sie möglichst frei von Schad-, gleichzeitig aber reich an Vitalstoffen ist. Dies ist nur möglich, wenn man dem Körper eine Nahrung zuführt, wie sie in dem Abschnitt „Der Mensch ist was er isst" (s. S. 65 u.ff.) ausführlich geschildert.

Bei dieser ballast- und vitalstoffreichen Kost, die Balsam für die Leber ist, wird gleichzeitig nicht nur der gesamte Magen-Darm-Kanal geschont, sondern Erkrankungen des Magens und Darmes, von der Magenschleimhautentzündung bis zum

Dickdarmkrebs, vorgebeugt. Zusätzlich wird das Immunsystem gestärkt, da die intakten Schleimhautzellen des Verdauungstraktes für die Abwehr von Krankheitserregern aller Art, der so genannten Infektabwehr, sorgen.

Da die Leber durch Alkohol am raschesten und schwersten geschädigt wird, sollte man auf dieses Genussmittel ganz verzichten.

Für bereits Erkrankte wird das Bircher-Benner-Handbuch für Leber- und Gallenkranke empfohlen, das im Jahr 2002 in völlig überarbeiteter und erweiterter 32. Auflage erschienen ist.

XIV Krankheiten der Harn- und Geschlechtsorgane

Nieren als Filter und Regulatoren

Die etwa 160 Gramm schweren Organe liegen jeweils neben der Wirbelsäule, die rechte Niere etwas tiefer als die linke. Sie bestehen aus dem Mark und der Rinde. Für das einzigartige Filtersystem sind etwa 1 Million Nephronen verantwortlich. Sie setzen sich aus mikroskopisch kleinen Nierenkörperchen und –kanälchen zusammen, welche das Blut von Gift- und Schlackenstoffen befreien. Das gereinigte Blut fließt durch die Nierenvenen ab.

Die gesamte Blutmenge von 6 Litern durchströmt innerhalb von 24 Stunden etwa 300-mal die Nieren. 180 Liter Flüssigkeit werden herausgefiltert, 178 Liter mit allen wichtigen Nährstoffen vom Körper wieder aufgenommen und 2 Liter mit allen Schlacken und Giftstoffen als Urin über die Nierenbecken, Harnleiter, Harnblase und Harnröhre ausgeschieden. Über die Schweißdrüsen der Haut, als so genannte dritte Niere, werden etwa 700 ml Schweiß abgesondert. Neben dieser Tätigkeit regulieren die Nieren den Wasserhaushalt und steuern den Kalium-, Magnesium- und Kalziumhaushalt. Der Harnstoff, als Endprodukt des Eiweißstoffwechsels, wird ebenfalls über die Nieren ausgeschieden. Der gesunde Organismus kann sich bei intakten Nieren einer überhöhten Eiweißzufuhr anpassen. Ein Nierenkranker oder Diabetiker kann das nicht.

Der unterste Eiweißbedarf liegt bei 24 Gramm pro Tag. Empfohlen wird aber eine Proteinzufuhr von 60 – 70 Gramm täglich, etwa 1 Gramm pro Kilogramm Körpergewicht.

Die Massai in Ostafrika und die Gauchos in Südamerika bringen es dagegen auf einen täglichen Eiweißkonsum von etwa 200 Gramm, ohne offensichtlich gesundheitliche Schäden davonzutragen.

Adiuretin – ADH – antidiuretisches Hormon oder Vasopressin, das Hormon der Hypophyse, der Hirnanhangsdrüse, bremst die Harnbildung. Nach Alkoholgenuss wird die Produktion von Adiuretin gedrosselt, und daher mehr Urin gebildet. Dies ist der Grund, warum man, wenn man Alkohol trinkt, öfter Wasser lassen muss, was wiederum den Nachdurst zur Folge hat. Eine ähnliche Wirkung hat übrigens Koffein. Nachts beträgt die Hormonproduktion nur ungefähr ein Drittel der Tagesmenge, der Grund dafür, dass man nachts nicht „muss“.

Neben der lebenswichtigen Filtertätigkeit produzieren die Nieren noch zwei Hormone, das blutdrucksteigernde Renin und das die Bildung von roten Blutkörperchen anregende Erythropoetin (EPO).

Harninkontinenz – ungewollter Urinabgang – noch immer ein Tabuthema

In der Bundesrepublik sind mehr als fünf Millionen Menschen von diesem Leiden betroffen, wobei die Dunkelziffer noch wesentlich höher anzusetzen ist.

Hauptbetroffene sind besonders Frauen. Viele von ihnen erleben diese negativen Erfahrungen oft nach der Entbindung, da durch den Geburtsvorgang die Beckenmuskulatur gedehnt und nachgiebiger geworden ist. So geht beim Treppensteigen, Husten, Niesen und Lachen ungewollt Urin ab. Der Blasenschließmuskel kann dem Druck der Blase nicht mehr widerstehen und gibt bei der geringsten Belastung nach. Häufiges Resultat: Die Frauen schämen sich, werden mutlos und depressiv. Sie isolieren sich aus Angst vor Ablehnung und Verachtung. Hier hilft konsequentes Beckenbodentraining und eventuell intravaginale Elektrostimulation. Ersteres üben die Frauen bereits während der Schwangerschaftsgymnastik und sollten es nach der Entbindung fortführen. Die Ärzte reden hier von einer Stressinkontinenz.

Bei Frauen in den Wechseljahren und danach führt ein Östrogenmangel zum Schwund der Schleimhautzellen am Scheideneingang an Scheide und Harnröhre, was den Harnröhrenverschluss herabsetzt. Eine örtliche Östrogenbehandlung kann hier Abhilfe schaffen.

Bei der Dranginkontinenz erfolgt der Urinabgang in Verbindung mit plötzlichem und starkem Harndrang. Ursache dieser Inkontinenzart können psychischer Stress, Harnwegsinfektionen und mechanische Abflussstörungen wie Blasensteine, Harnröhrenverengungen (Strikturen) und auch andere Erkrankungen sein (s.w.u.).

Fälschlicherweise wird auch heute noch das Unvermögen, Harn willkürlich zurückzuhalten, unter der Bevölkerung auf Unsauberkeit oder mangelnde Hygiene zurückgeführt, weswegen die Betroffenen sich scheuen, selbst mit ihrem Arzt darüber zu sprechen. So kommt es, dass in den meisten Fällen eine Behandlung zu spät einsetzt, wo doch gerade hier ein Therapieerfolg ganz wesentlich davon abhängt, wie früh mit einer adäquaten Behandlung begonnen wird.

An anderer Stelle wurde bereits erwähnt, dass die tägliche Flüssigkeitszufuhr etwa 2 bis 3 Liter betragen sollte. Wer diese Flüssigkeitsmenge innerhalb kurzer Zeit trinkt, belastet nicht nur Herz und Kreislauf, sondern läuft Gefahr, dass es bei Blasenüberdehnung zum ungewollten Urinabgang kommt. Die angegebene Flüssigkeitsmenge sollte man daher über den ganzen Tag verteilt trinken.

Menschen mit Blasenschwäche sollten nach einem vorgegebenen Zeitplan regelmäßig zur Toilette gehen. Allein diese beiden Maßnahmen können dazu führen, dass Patienten ihre Blase wieder besser kontrollieren können. Etwa 900 000 Männer sind von einer Blasenschwäche betroffen. Unter den Männern über 50 Jahre leidet fast ein Drittel unter Miktionsbeschwerden, von denen wiederum nur 30 Prozent einen Arzt aufsuchen. Die Probleme werden in der Regel totgeschwiegen, wobei die Angst vor einer Operation oftmals eine Rolle spielt. Dabei bringt die medikamentöse Behandlung bei Patienten mit einer gutartigen Prostatahyperthophie mit so genannten Alpha-Rezeptoren-Blockern meist bereits in wenigen Tagen eine deutliche Besserung. Dabei könnte man mit einigen von ihnen sozusagen zwei Fliegen mit einer Klappe schlagen, da sie außerdem zur Behandlung des Bluthochdrucks zugelassen sind. Daneben gibt es neue operative Verfahren. Zum Einsatz kommen Blasenschrittmacher (ähnlich wie die Herzschrittmacher) bei Inkontinenzformen, bedingt durch eine gestörte Nervenfunktion, Karbonpflaster und Kunststoffbänder. Bei letzterer Operationsmethode wird die Harnröhre mit einem Kunststoffband umschlungen. Die Aufhängebänder der Harnröhre am Schambein werden auf diese Weise unterstützt, ein Verfahren, das sich für Frauen mit Stressinkontinenz eignet. Auch bei einer Mischform von Stress- und Dranginkontinenz wird diese Operationsmethode angewandt. Die Heilungsquote liegt bei 80 – 85 %.

Bei dem weiter oben erwähnten „Karbonpflaster“, ein ganz neues, in den USA entwickeltes Verfahren, wird mit untergespritztem Karbonat der Schließmuskel aufgepolstert.

Alternativ zu der eingangs dieses Abschnittes erwähnten intravaginalen (in die Scheide) Elektrostimulation (lat. Stimulation: Reizung), bei der die Beckenbodenmuskulatur von der Scheide aus gereizt wird, wird neuerdings die ExMi-Therapie (Extracorporal Magnetic Innervation Therapy = extrakorporale Magnetstimulationstherapie), die in den USA entwickelt wurde, empfohlen.

Bei dem Verfahren nimmt man, völlig bekleidet, auf einem etwas altertümlich wirkenden Stuhl, dem Magnetstuhl Neo Control, Platz. Es handelt sich demnach um keine invasive Therapie, wie beispielsweise bei der w.o. erwähnten intravaginalen Elektrostimulation, was die Patientinnen als sehr angenehm empfinden.

Der in der Sitzfläche des NeoControlStuhls integrierte Therapiekopf sendet ganz gezielt Magnetimpulse aus. Die Wellen, die etwa 8cm tief in den Beckenboden eindringen, regen die Beckenbodenmuskeln an, indem sie die betreffenden Nerven aktivieren. Für die Patientin deutlich fühlbar, ziehen sich die Muskeln bei jedem Impuls zusammen bzw. entspannen sich, was über ein externes Steuergerät geschieht. Dadurch ist es möglich, auf die jeweiligen Patientinnen genau abgestimmte Therapieschemata zu programmieren. So lassen sich die Zahl der Impulse, ihre Länge und Stärke individuell dosieren. Um gute Therapieerfolge zu erzielen, reichen 20 Behandlungen von jeweils 20-minütiger Dauer aus.

Der Magnetstuhl wird seit 1998 in den USA sowohl zur Behandlung der Stress- und Dranginkontinenz als auch bei Mischformen verwendet. Die Therapieerfolge können sich sehen lassen: Von den ersten 51 Patientinnen waren 50 Prozent nach 6 Wochen beschwerdefrei, bei weiteren 30 Prozent hatten sich die Beschwerden deutlich gebessert.

In der Bundesrepublik ist der Magnetstuhl seit 2001 im Einsatz. Die ersten Behandlungsergebnisse liegen jetzt vor: Für die Patientinnen völlig schmerzfrei wird durch die Kontraktionshilfe die Beckenbodenmuskulatur trainiert und wieder gestärkt. Eigenes aktives und effektiveres Beckenbodentraining wird für die Betroffenen oft erst dann möglich, da sie nun durch die Impulse der entsprechenden Muskeln das richtige Gespür dafür erlangen. Auf diese Weise kann das eigene Beckenbodentraining effizienter gestaltet werden.

Die Vorteile dieses Muskeltrainings liegen in der hohen Akzeptanz, auch bei älteren Menschen, ihrer einfachen und schmerzlosen Anwendung sowie völlig fehlender Nebenwirkungen.

Die Indikationen für den Magnetstuhl werden erweitert, z.B. zur Prävention (Vorbeugung) der Inkontinenz nach Schwangerschaften, für die Behandlung der Post-Prostatektomie-Inkontinenz bei Männern, bei Stuhlinkontinenz und zum Muskelaufbau der Beckenbodenmuskulatur von MS-Kranken.

Positive Erfahrungen mit der neuen Methode wurden u.a. am Universitätsklinikum Aachen gemacht.

Informationen: *www.neocontrol.com*, *www.kitalpha-med.de*.

Miktionsstörungen – Störungen beim Wasserlassen – im Alter

Ein Fehlverhalten der Blase kann sowohl durch zentral-nervöse Störungen, als auch durch altersbedingte Erkrankungen und gewisse Medikamente hervorgerufen werden.

Etwa 2 Millionen alte Menschen über 65 leiden an einer behandlungsbedürftigen Blasenschwäche. Etwa jeder 4. ältere, in den eigenen vier Wänden wohnende Mensch und 50 Prozent der in Seniorenheimen und anderen stationären Einrichtungen lebenden Patienten sind von einer Harninkontinenz betroffen. Sie leiden in über 70 Prozent unter mehr als vier Krankheiten (Multimorbidität), etwa Herz-Kreislauferkrankungen, Altersdiabetes, Gicht, Parkinson, Alzheimer, Hirnschlag, Altersverwirrtheit (senile Demenz), Rückenmarksverletzungen, um nur einige zu nennen. Einige dieser genannten Erkrankungen führen durch die Unterbrechung der Nervenbahnen zu Entleerungsstörungen.

Hinzu kommt, dass sich eine ganze Menge der benötigten Medikamente in ihrer Wirkung überlagern können oder durch Nebenwirkungen eine Entleerungsstörung der Blase hervorrufen. Daneben spielen die physiologischen Rückbildungsvorgänge im Alter eine weitere Rolle.

Erkrankung der Nieren

Die Nieren werden durch raffinierte Kohlenhydrate, hohen Kochsalzkonsum, übermäßige Eiweißzufuhr, Bakteriengifte, Giftstoffe in der Nahrung, spezielle Arzneimittel, zum Beispiel gewisse Schmerzmittel, Antibiotika, Abführmittel und nicht zuletzt durch Umweltgifte geschädigt, so dass sie dieser Flut von Schadstoffen unter Umständen nicht mehr Herr werden können.

Die chronische Niereninsuffizienz hat vielfache Gründe. Neben den bereits weiter oben genannten Ursachen können Gicht, Diabetes und ganz besonders der Bluthochdruck zum Nierenversagen, das heißt zur Urämie führen.

Jede chronische Blutdrucküberhöhung führt zwangsläufig über kurz oder lang zu einer Schädigung der Nierengefäße und schließlich zur Schrumpfniere. Diese Krankheit entwickelt sich langsam, über Monate, Jahre und Jahrzehnte. Hier wäre ein natriumarmes Heilwasser als Flüssigkeitslieferant allen anderen Mineralwässern vorzuziehen. Sind die Nieren nicht mehr voll arbeitsfähig und werden die Giftstoffe, Schlacken und Abfallprodukte nicht mehr restlos ausgeschieden, so wird der Körper vergiftet. Das äußert sich zunächst als Wasseransammlung in den Beinen, unter den Augenlidern und in einer vermehrten Eiweißausscheidung im Urin.

Von den Auswirkungen der fortgeschrittenen urämischen Vergiftung bleibt praktisch kein Organ oder Organsystem verschont: Herz, Kreislauf, Blut, der Stoffwechsel mit der gesamten inneren Sekretion, der Magen-Darm-Kanal, die Haut, Knochen- und Nervensystem, sie alle werden durch den fortschreitenden Krankheitsprozess betroffen. Dies führt schließlich zu einer enormen Blutdrucksteigerung, heftigsten Kopfschmerzen, Sehstörungen, ja sogar zur Erblindung, Störungen der Lungen- und Herztätigkeit, zu Verwirrtheitszuständen, Krämpfen, tiefer Bewusstlosigkeit und letztendlich zum Tode. Ohne Einsatz von Blutwäsche (Dialyse) oder einer Nierentransplantation wären die Überlebenschancen gleich null.

Nierensteine und ihre Ursachen

An der typischen Wohlstandskrankheit „Nierensteine" leiden über 4 Millionen Deutsche, 7 Prozent Männer und 3 Prozent Frauen sind davon betroffen, oft schon 20 – 30 jährige! Der weitaus größte Teil der Nierensteine entsteht durch falsches Essen und Trinken. Die Steinbildung wird durch unsere westliche Ernährungsweise erst ermöglicht. Das ist der Grund, warum die Zahl der Nierensteinerkrankungen besonders in den letzten 15 bis 20 Jahren so erschreckend zugenommen hat.

In 75 Prozent der Fälle bestehen Nierensteine aus Kalziumoxalat und in 10 bis 15 % aus Harnsäuresteinen. Dass in manchen Familien so gehäuft Nierensteine auftreten, so wie dies mit der Fettsucht und der Zuckerkrankheit der Fall ist, liegt fast ausschließlich oder überhaupt an der falschen Ernährung, weil zu „gut", aber gleichzeitig falsch gekocht wird. Bei Patienten mit Nierensteinen kann gegenüber der Normalbevölkerung eine signifikante Häufung der Begleitkrankheiten Bluthochdruck, Zuckerkrankheit, Gicht und Rheumatismus festgestellt werden. Andererseits werden bei Personen beiderlei Geschlechts mit Fettsucht, Diabetes, hohem Blutdruck und Gicht vermehrt Harnsäuresteine beobachtet, was die weiter oben angeführte These bestätigt, dass eben alle diese Krankheiten eine gemeinsame Ursache haben!

Nierensteinbildung auch durch negativen Stress

Negativer Stress führt zu Veränderungen der Nierendurchblutung und der Zusammensetzung des Urins im Sinne eines erhöhten Risikos einer Nierensteinbildung. Unter beruflichem Dauerstress stehende Personen und solche in bestimmten stressbedingten Situationen sind prädisponiert, Steine zu bekommen. Tierversuche haben diese Beobachtungen bestätigt.

Lässt sich die Bildung von Nierensteinen verhindern?

Diese Frage kann man mit einem klaren **JA** beantworten. Unter den Risikofaktoren für Nierensteine spielt neben dem Trinkverhalten die Ernährung eine Schlüsselrolle. Wenn eine gezielte Ernährungsumstellung mit ausgewählter Flüssigkeitszufuhr zu einer erheblichen Verringerung der Rezidivrate beiträgt, so ist selbstverständlich durch diese beiden Maßnahmen von vornherein auch eine deutliche Senkung des Steinbildungsrisikos zu erreichen.

Ziel sollte sein, einerseits die Ausscheidung steinbildender Substanzen zu mindern, andererseits die Ausscheidung von Substanzen, welche die Steinbildung hemmen, zu erhöhen. Dazu gehören:

1. eine entsprechende Ernährung und Flüssigkeitszufuhr
2. körperliche Aktivitäten, welche die Durchblutung, auch die der Nieren, fördern und
3. bei Übergewichtigen eine Gewichtsreduktion.

Was sollen Träger von Kalziumoxalat- und Harnsäuresteinen essen und trinken?

Es gibt einen erwiesenen Zusammenhang zwischen der Aufnahme von tierischem Eiweiß und der Steinbildungshäufigkeit.

Harnsäure wird überwiegend in der Leber als Endprodukt des Purinstoffwechsels (=Abbauprodukt der Nukleinsäuren) gebildet. Durch den Verzehr purinreicher Lebensmittel wie Innereien, Sardinen, Sardellen, Hering, Makrelen sowie der Haut von Fischen und Geflügel kommt es zu einem signifikanten Anstieg der Harnsäureausscheidung.

Bei Kalziumoxalatsteinen ist eine erhöhte Oxalsäureausscheidung der Hauptrisikofaktor für die Steinentstehung. Während nur 10 Prozent der Oxalsäure im Harn von mit der Nahrung zugeführter Oxalsäure stammt, stammen 90 Prozent aus der Umwandlung verschiedener Vorläuferstoffe. Da es bisher kein Mittel gibt, diese endogene Oxalatproduktion zu beeinflussen, muss der Umfang der Oxalsäureproduktion durch entsprechende oxalsäurearme Kost erheblich verringert werden. Dazu gehören in erster Linie Spinat, Rhabarber, Rote Beete, Mangold. Die Steigerung des Harnvolumens durch entsprechende Flüssigkeitszufuhr führt zu einer verstärkten Durchspülung der harnableitenden Wege und rascheren Ausscheidung des Urins, wodurch das Wachstum pathogener Keime erschwert und gleichzeitig der Kristallbildung vorgebeugt wird. Dazu ist eine Flüssigkeitsmenge von 2 $^1/_2$ – 3 Litern notwendig, zumal ein geringes

Harnvolumen ein bedeutender Risikofaktor für die Steinbildung darstellt.

Man unterscheidet, um die Nierensteinbildung zu verhindern, zwei Getränkearten: Harnneutrale und harnalkalisierende Getränke. Erstere beeinflussen den pH-Wert des Harns nicht, tragen aber zur Harnverdünnung und seiner Ausscheidung bei. Zu ihnen zählen Nieren-, Blasen- und Früchtetees, Fruchtsäfte wie zum Beispiel Apfelsaft, Apfelschorle und mineralstoffarme Mineralwässer. Nicht nur zur Behandlung des Kalziumoxalat- und Harnsäuresteinleidens, sondern auch vorbeugend sind harnalkalisierende Getränke gut geeignet. Dazu zählen bikarbonat- und magnesiumreiche Mineralwässer und Zitrusfruchtsäfte. Hierzu passen noch die folgenden Ausführungen:

Bei Harnsäure- und Cystinkongrementen ist der Verzehr von Zitrusfrüchten angezeigt, weil sie durch Alkalisierung des Urins die Harnsäureausfällung verhindern. Tomaten verursachen übrigens keinen Anstieg der Harnsäure, was allenthalben angenommen wird.

Folgende Lebensmittel bewirken eine saure Reaktion im Harn: Fleisch, Speck, Geflügel, Fisch, Eier, Käse, Brot, Getreide, Teigwaren, Linsen, Preiselbeeren, Pflaumen, Erd- und Walnüsse, Mais und Schalentiere.

Eine alkalische Reaktion des Harns bewirken: Milch, Buttermilch, Schlagsahne, Gemüse außer Linsen, Obst außer Preiselbeeren und Pflaumen, Mandeln, Kokosnüsse und Kastanien.

Tierversuche haben gezeigt, dass ein Vitamin B_6-Mangel und ein Magnesiumdefizit die Bildung von Nierensteinen begünstigt. Beide sind in unserer heutigen „modernen" Nahrung nur in geringen Mengen vorhanden.

Alkohol, hauptsächlich Bier, aber auch Wein, ist ungeeignet um den Harn zu verdünnen. Zuckerhaltige Limonaden und Cola-Getränke sollte man ebenfalls weglassen.

Die landläufige Meinung ist die, dass man zur Vorbeugung von Nierensteinen reichlich Bier trinken müsse. Ein solcher Rat ist nicht nur nicht gut, sondern ausgesprochen schlecht, da der Konsum von Alkohol, besonders eben in Form von Bier, im Verhältnis viel eher zur Entstehung von Nierensteinen führt als jede andere Ernährungssünde. Alkoholkonsum begünstigt die Ausscheidung von Harnsäure im Urin und trägt so zur Bildung von Uratsteinen, aber auch von Kalzium-Oxalat-Steinen bei. Dagegen hat alkoholfreies Bier keinen Einfluss auf die Steinbildung. Eine in den USA durchgeführte Studie hat ergeben, dass gezuckerte, coffeinhaltige Limonaden Einfluß auf die Steinbildung haben. Größere Mengen dieser „Erfrischungsgetränke" zu sich genommen, begünstigen die Entstehung von Kalzium-Oxalatsteinen durch die in saurer Lösung in Colagetränken enthaltenen Orthophosphate.

Fluorid beschleunigt die Kalziumaufnahme. In Gebieten mit hoher Fluoridkonzentration im Grundwasser wurde bei epidemiologischen Untersuchungen die höchste Harnsteininzidenz angetroffen.

Zum Schluss noch ein Wort über die heute angewandten Nierensteinoperationen: Entfernt werden Nierensteine durch die so genannte extrakorporale (außerhalb des Körpers) Stoßwellenlithotripsie per Ultraschall. Dabei werden die Steine zerkleinert und die winzigen Krümel schmerzlos über den Harnleiter in die Blase gespült, von wo sie mit dem Urin über die Harnröhre ausgeschieden werden. Eine andere Methode ist die endoskopische Laserzertrümmerung. Ein hauchdünnes Endoskop wird über Harnröhre, Blase und Harnleiter bis in das Nierenbecken vorgeschoben. Dort werden durch Laserimpulse die Steine zerbröselt.

Nach einer erfolgreichen Steinentfernung kommt es in 60 bis 100 Prozent der Fälle zur neuerlichen Steinbildung, wenn der Betroffene seine falsche Lebensweise nicht ändert!

Risikofaktoren für ein Nierenkarzinom und Nierenbeckenkarzinom

Bluthochdruck, Übergewicht und Nikotinkonsum sind drei von einander unabhängige Faktoren, die das Risiko, an Nierenkrebs zu erkranken, erhöhen. Die statistische Auswertung einer schwedischen Studie zeigte, dass sich das Risiko, an einem Nierenkrebs zu erkranken, dadurch verdoppelt. Die Autoren stellten weiter fest, dass sich das Risiko durch Blutdrucksenkung verringert. Außerdem wiesen Raucher und ehemalige Raucher ein erhöhtes Risiko für Nieren- und Nierenbeckenkrebs auf. Dagegen besteht bei letzterem keine Abhängigkeit von den Risikofaktoren Bluthochdruck und Übergewicht.

Blasenkrebs – Krebs der Harnblase

Etwa 18 000 Menschen erkranken jährlich bei uns an Blasenkrebs, Männer doppelt so häufig als Frauen. Bisher war es überwiegend eine Erkrankung älterer Männer. Seit langem ist erwiesen, dass die Hauptursache für das Auftreten dieser Krebsart das Rauchen ist. Daneben kann der Auslöser der Erkrankung der Umgang mit Schadstoffen, zum Beispiel bestimmten Farbstoffen sein. Raucher sind jedoch besonders gefährdet, da die krebsauslösenden Inhaltsstoffe des Tabaks über die Lungen in das Blut aufgenommen, von den Nieren ausgeschieden und mit dem Urin in die Blase gelangen.

Neuerdings konnte beobachtet werden, dass dieser Krebs auch bei jüngeren Frauen auftritt. Amerikanische Wissenschaftler konnten bei 259 an Blasenkrebs erkrankten Frauen im Alter von 20 (!) bis 49 Jahren zwischen frühem Raucherbeginn, der Anzahl der gerauchten Zigaretten und dem Auftreten von Blasenkrebs einen Zusammenhang ermitteln. Wurde mit dem Rauchen bereits in jungen Jahren begonnen und wurde obendrein viel geraucht, trat der Blasenkrebs auch frühzeitig auf.

Amerikanische Forscher untersuchten den Zusammenhang zwischen Flüssigkeitszufuhr und Blasenkrebsentstehung. 47 909 Teilnehmer wurden über einen Zeitraum von 10 Jahren beobachtet. Fazit: Wer mehr als 2,5 Liter pro Tag trank, halbierte das Risiko für eine Blasenkrebsentstehung gegenüber den Personen, die täglich unter 1,3 Liter Flüssigkeit zu sich nahmen, um glatt die Hälfte. Potentielle Krebserreger werden bei häufigem Wasserlassen rascher aus der Blase gespült, wobei sowohl ihre Kontaktzeit mit der Blasenschleimhaut bedeutend geringer ist als auch ihre Konzentration im verdünnten Urin.

Jeder, der öfter in der Woche Gemüse, besonders Brokkoli, Blumen- oder Weißkohl isst, kann das Risiko, an Blasenkrebs zu erkranken, halbieren. Diese Gemüsearten sind besonders reich an Antioxidantien wie Vitaminen und den sekundären, bioaktiven Pflanzeninhaltsstoffen.

Nach Prof. Peter **Schauder** von der Universität Göttingen begünstigt hoher Kaffeegenuss die Entstehung von Blasenkrebs.

Rauchen und Impotenz

Durch Schädigung der Blutgefäße des Penis wird die Blutversorgung der Schwellkörper behindert. Dadurch kommt es zu einer Erektionsschwäche, was die Potenz starker Raucher beeinträchtigt. Im Durchschnitt liegt das Alter der durch das Rauchen impotent gewordenen Männer zwischen 30 und 50 Jahren. Erwiesen ist auch, dass rauchende Frauen seltener als ihre nichtrauchenden Geschlechtsgenossinnen schwanger werden, wobei eine Abhängigkeit von der Menge der gerauchten Zigaretten besteht. Neuerdings konnten raucherbedingte Schadstoffe in der Eibläschenflüssigkeit nachgewiesen werden.

Die männliche Zeugungsfähigkeit nimmt ab

Die Abteilung für Andrologie (männliche Fortpflanzung) des Universitätskrankenhauses in Hamburg – Eppendorf veröffentlichte Daten von 36.000 Patienten mit unerfülltem Kinderwunsch. Die Studie lief seit 1956. Danach nimmt die Qualität der Spermien seitdem kontinuierlich ab. Im Vergleich zu den vor 1950 geborenen Männern haben die nach 1980 zur Welt gekommenen nur noch ein Achtel der Anzahl der Samenzellen. Mit anderen Worten: Ein heute 18jähriger ist weniger fruchtbar als ein heute 60jähriger Mann. Als Ursache spielen möglicherweise Umwelteinflüsse und hormonähnliche Substanzen wie Weichmacher eine Rolle.

Kanadische Forscher haben 1200 Arbeiter untersucht, die wegen Fruchtbarkeitsproblemen eine Klinik aufgesucht hatten. Bei Männern, die ständig Lösungsmitteln ausgesetzt waren, stellten die Wissenschaftler doppelt so oft eine schlechte Samenqualität fest. Die Anzahl der Samenfäden war verringert und die Beweglichkeit eingeschränkt. Auch durch die Einwirkung von Pestiziden ist die Menge und Motilität der Spermien erheblich eingeschränkt. Dies stellte ein französisch-argentinisches Forscherteam bei 255 Landarbeitern Argentiniens fest. Bei Radsportlern liegt die Impotenzrate drei Mal höher als bei Hobbyradfahrern. Laut einer Studie der Universität Köln liegt die Schuld am Sauerstoffdruck im Penis, der sich beim Radfahren drastisch verringert, aber sich allerdings später wieder normalisiert.

Es wird geschätzt, dass in Deutschland etwa 4 Millionen Männer unter 64 Jahren an Erektionsstörungen leiden, davon jeder dritte über 40 Jahre. Ursache der Störungen können Arterienverkalkung, Zuckerkrankheit, Bluthochdruck, zu niedriger Blutdruck, psychische Probleme und Verletzungen des Gliedes sein. Während bei den meisten jüngeren Männern psychische Faktoren überwiegen, sind es bei den über 50jährigen in der Regel organische Ursachen. Ein großer Teil der Erektionsstörungen ließe sich durch Prävention verhindern. Siehe die entsprechenden Kapitel über die weiter oben genannten Wohlstandskrankheiten.

Prostata-Hyperplasie – gutartige Vergrößerung der Vorsteherdrüse

Auf dem Andrologenkongress in Salzburg im Jahre 1997 berichtete der Pekinger Prof. Fang-Liu Gu über eine auffallende Zunahme dieser gutartigen Geschwulst. Noch in den 30er Jahren des vergangenen Jahrhunderts lag die Erkrankungsquote bei etwa 6 Prozent. Mittlerweile ist sie auf rund 30 Prozent angestiegen.

Verantwortlich ist, laut Prof. Gu, der geänderte Lebensstil mit kalorienreicher Nahrung. Mehr Fett und tierisches Eiweiß und weniger Gemüse und Vollkornerzeugnisse. Die Größe der Drüse sei parallel mit dem höheren Verbrauch an oben genannten Lebensmitteln gestiegen. Sein Fazit: Gemüse und Vollkornprodukte enthalten Phytoestrogene, die eine schwache östrogene Wirkung zeigen (s. S. 164).

Legt man die Erkenntnisse des Pekinger Wissenschaftlers zugrunde, handelt es sich bei der Prostata-Hyperplasie um nichts anderes als um eine Wohlstandskrankheit. Die Veröffentlichung erfolgte im Deutschen Ärzteblatt.

Eine Untersuchung in den USA an 51 000 Männern ergab, dass die gutartige Prostatavergrößerung bei Männern, die wöchentlich zwei bis drei Stunden spazieren gehen oder laufen, um 25 Prozent langsamer wächst als bei sportlich untätigen Männern.

Prostatakarzinom – Krebs der Vorsteherdrüse

Es ist die bei Männern häufigste Krebsart, mit etwa 40 000 Neuerkrankungen pro Jahr. An den Folgen sterben mehr als 11 000 Patienten im gleichen Zeitraum. Tendenz steigend! Deswegen sollte sich jeder Mann ab dem 45. Lebensjahr der kostenlosen Vorsorgeuntersuchung unterziehen. Schwer zu denken, dass weniger als 10 Prozent aller Männer diese Möglichkeit nutzen, und dass ein Arztbesuch ohne Krankheitssymptome bei ihnen die absolute Ausnahme ist. Jedem Mann sollte dies zu denken geben!! Vorbeugen ist besonders hier die beste Medizin! Dabei könnte allein die Untersuchung durch den Mastdarm 80 % der Tumoren aufdecken. Zur weiteren Abklärung dient ein Bluttest (PSA- prostataspezifisches Antigen) und eventuell eine Prostatabiopsie (Gewebeentnahme). Die Heilungschancen bei Früherkennung sind ausgesprochen gut. Sie liegen bei 80 Prozent, dagegen bei Spätdiagnose fast bei *Null!*

Zu den Risikofaktoren zählen erbliche Belastung, besonders aber Überernährung (zu fett und zu süß), Kontakt mit Cadmium, was zum Beispiel im Zigarettenrauch enthalten ist. Bei dicken Männern ist durch zu fettreiche Kost das Risiko, an Prostatakrebs zu erkranken stark erhöht.

Als erste Anzeichen gelten häufiger Harndrang, Schmerzen im Unterleib und / oder Rücken, Beschwerden beim Wasserlassen, Blut im Urin, manchmal Erektionsstörungen.

Nach Prof. **Wirth**, Dresden, ist bei rund 30 Prozent der 50jährigen und 45 Prozent der 80jährigen Männer ein symptomloses (latentes) Prostatakarzinom zu erwarten.

Ernährungsumstellung als Vorbeugung

Von 100 000 Männern trifft diese Krankheit in Asien nur 2 bis 3 Männer. In Europa und Nordamerika sind es zwischen 80 und 100. Ursache ist die jeweils andersartige Ernährung. Dort fettarm, wenig süß, wenig Fleisch, dafür ballaststoffreich mit hohem Gemüseverzehr. Hier und in Amerika, als allgemeine Ursache der Wohlstandskrankheiten zu fett, zu süß, zu salzig und ballaststoffarm. Obendrein wird zu viel rotes Fleisch gegessen.

Während in den USA 23 Prostatakrebstote auf 100 000 Einwohner entfallen, sind es bei uns 18, in Japan nur 2 und auf den Philippinen sowie Taiwan gar nur einer. Wenn aber Japaner nach den USA auswandern, kommt diese Krebsart später bei den japanischen Einwanderern genauso häufig vor wie bei den Amerikanern. Dies deutet darauf hin, dass auch hier angepasste Ernährungsgewohnheiten eine Rolle spielen. Die in etlichen Gemüsearten enthaltenen Phytoöstrogene (vorkommen zum Beispiel in Kohlgemüse, Hülsenfrüchten, Spargel, Karotten, Tomaten und Leinsamen), das sind schwache, den weiblichen Östrogenen verwandte Hormone, können verhindern, dass ein Prostatakrebs überhaupt entsteht, indem sie die Wirkung des die Krebsentwicklung fördernden Testosterons vermindern. Als Getränk empfiehlt sich grüner Tee wegen seiner antioxidativ wirkenden Inhaltsstoffe.

Dazu passt eine Mitteilung des Krebsforschungszentrums in Seattle (USA), die besagt, dass das Prostatakrebsrisiko umso geringer wird, je mehr und je häufiger Gemüse gegessen wird. Der Verzehr von Kreuzblütlergewächsen, dazu gehören Blumenkohl, Brokkoli, Rettich und Meerrettich habe sich als besonders „Prostata-freundlich“ erwiesen. Das Risiko, an Prostatakrebs zu erkranken, könne dadurch um rund ein Drittel gesenkt werden.

Eine neue, schonende Operations-Methode bei Prostatakrebs sollte an dieser Stelle erwähnt werden. Im Unterschied zur herkömmlichen Methode (Bauchschnitt) können Patienten mit einem Dammschnitt wesentlich schonender operiert werden. Bei gleichem Ergebnis kommt es bei der neuen *„Schlüssellochtechnik"* viel seltener zu Komplikationen. Selbst von Krebs befallene Lymphknoten werden durch kleine Öffnungen per Videoschirm mit entsprechenden Instrumenten entfernt. Durchgeführt wird diese schonende Operation zum Beispiel an der Urologischen Klinik des Frankfurter Markus-Krankenhauses.

Hodenkrebs

Betroffen sind besonders Männer zwischen 18 und 35 Jahren, wobei eine definitive Ursache bis jetzt noch nicht festgestellt werden konnte. Einflüsse von Strahlen, Funk- und Radaranlagen, Ölen, Fetten oder Abgasen konnten nicht nachgewiesen werden. Von 100 000 Männern erkranken in Deutschland etwa 6. Bei Früherkennung liegt die Wahrscheinlichkeit, wieder gesund zu werden, bei 95 %. Durch regelmäßiges Abtasten der Hoden kann jeder Mann zur Früherkennung beitragen.

Bei fortgeschrittenem Hodenkrebs droht durch die Operation Zeugungsunfähigkeit, jedoch kein Verlust der Erektion. Hier besteht die Möglichkeit, den Samen in einer Samenbank zu deponieren, um ihn zu gegebener Zeit für eine künstliche Befruchtung zu verwenden.

Genitalerkrankungen durch Hefepilze

Pilzerkrankungen gehören zu den häufigsten Zivilisationskrankheiten. Normalerweise wird der Mensch durch einen Säureschutzmantel und das Immunsystem vor krankhaftem Pilzbefall geschützt.

Vaginalmykosen (Pilzbefall der Scheide) werden durch den Hefepilz „Candida" hervorgerufen. Da Candida-Pilze ein süßes Milieu lieben – Zuckerbausteine sind für ihre Ansiedlung verantwortlich – kann eine falsche Ernährung die Ursache einer Candidose sein. Unter normalen Umständen bilden Milchsäurebakterien, welche die Scheide besiedeln, einen normalen Schutzschild gegen Hefepilze. Neben der zu süßen Ernährung kann übertriebene Hygiene, zu enge Kleidung (Jeans), Unterwäsche aus Kunstfasern, die Einnahme von Antibiotika und der Anti-Baby-Pille den Ausbruch einer Infektion begünstigen.

Bei der Behandlung derartiger Infektionen ist immer eine Mitbehandlung des Partners erforderlich.

Klimakterische Beschwerden im Genitalbereich

Während der Wechseljahre der Frau kann es zu atrophischen (Atrophie = Schwund) Erscheinungen im Bereich des äußeren und inneren Genitale kommen. Es handelt sich dabei um Rückbildungsvorgänge, bedingt durch Alterungsprozesse der Geschlechtsdrüsen. Dies führt zu östrogenmangelbedingten Beschwerden, eben den weiter oben erwähnten atrophischen Erscheinungen am Genitale, die hauptsächlich durch vulvovaginale (Vulva = äußere weibliche Geschlechtsteile, Vagina = Scheide) Beschwerden wie Juckreiz mit Kratzeffekten, Brennen, trockene Scheide, Schmerzen beim Geschlechtsverkehr, Entzündungserscheinungen am äußeren und inneren Genitale, Schwund der großen und kleinen Schamlippen, Verengung des Scheideneingangs und der Scheide und schließlich durch Druck- und Dehnungsulzere (Ulcus = Geschwür) gekennzeichnet sein können.

Zusätzlich kann sich am unteren Harntrakt eine atrophische Entzündung der Harnröhre und der Harnblase (Urethrozystitis) finden. Manchmal liegt außerdem eine behandlungsbedürftige Harninkontinenz vor.

Zur Absicherung der Diagnose kann die zytologische Untersuchung des Scheidenabstrichs dienen.

Zur Behandlung derartiger Beschwerden hat sich eine örtliche Therapie mit Scheidenzäpfchen, Salben und Cremes bewährt, die als Wirkstoff das natürliche Östrogenabbauprodukt Östriol enthalten.

Östriol ist gegenüber den anderen in der Hormonersatztherapie verwendeten Östrogenen verträglicher und man muss nicht so stark mit unerwünschten Nebenwirkungen rechnen. Gleichwohl gelten als Gegenanzeigen allerdings östrogenabhängige bösartige Geschwülste der Gebärmutter und der Brust bzw. der bloße Verdacht darauf sowie ungeklärte Blutungen im Genitalbereich.

Chlamydien als Krankheitserreger (s. S. 186)

An einer Chlamydien-Infektion erkranken jährlich mindestens 600 000 Menschen. Die Übertragung geschieht fast ausschließlich beim Geschlechtsverkehr.

Beim Mann macht sich die Infektion durch Brennen beim Wasserlassen und leichten Ausfluss aus der Harnröhre bemerkbar. Frauen spüren am Anfang der Erkrankung nichts. Die Erreger können ungehindert über den Gebärmutterhalskanal in die Gebärmutter eindringen und sich dort einnisten. Ausfluss kann sich einstellen und erst Monate später treten Schmerzen im Unterleib und Zwischenblutungen auf. Gelangen die Erreger in die Eileiter, führt das zu Verklebungen und Verwachsungen. Unfruchtbarkeit oder eine Eileiterschwangerschaft können die Folge sein. Daneben kann eine Chlamydieninfektion Gelenkbeschwerden auslösen und Ursache einer Arterienverkalkung, Entzündung von Bindehaut, Leber oder Lungen sein. Wird die Erkrankung frühzeitig erkannt und entsprechend behandelt, lassen sich derartige Komplikationen vermeiden. *Dabei muss eine Behandlung des Partners immer stattfinden, da sich sonst der behandelte immer wieder beim unbehandelten Partner ansteckt.*

Feigwarzen – Genitalwarzen, Feuchtwarzen, Condylomata acuminata

Hervorgerufen werden diese Warzen durch „Humane Papillomviren (HPV), von denen es mehr als 100 verschiedene Arten gibt. Die durch Geschlechtsverkehr übertragbare Erkrankung äußert sich durch Juckreiz oder Schmerzen im Genitalbereich. Oft verursachen sie aber auch keinerlei Beschwerden. Die Warzen können einzeln oder in Gruppen auftreten, ihre Größe reicht von winzig klein bis relativ groß, können linsenförmigflach oder blumenkohlartig erhaben sein. Meist sind die Veränderungen gutartig. Bei jeder 20. Betroffenen führen sie zu Genitalkrebs. Entfernt werden die Warzen operativ durch Elektrokauterisation, Laserlicht, Vereisen oder durch Medikamente.

Gebärmutterhalskrebs – Zervixkarzinom

Es ist weltweit nach Brustkrebs die zweithäufigste Krebserkrankung bei Frauen. 14.000 erkranken jährlich an dieser bösartigen Geschwulst, wobei die Heilungsquote 90 – 30 Prozent beträgt. Das Zervixkarzinom gilt als fünfthäufigstes Krebserkrankung weltweit und als zweithäufigste krebsbedingte Todesursache der Frau.

Als Risikofaktoren gelten in erster Linie in 98 Prozent der Fälle humane Papillomviren (HPV), die durch Geschlechtsverkehr übertragen werden, frühzeitige Aufnahme sexueller Kontakte, sexuelle Aktivitäten mit häufigem Partnerwechsel, Rauchen, Mangelernährung und eine gewisse genetische Disposition.

Erste Anzeichen können ungewöhnliche Blutungen (Zwischenblutungen), zum Beispiel Kontaktblutungen sein. Es gibt ungefähr 100 Typen des HPV-Erregers, von denen manche zu gutartigen Wucherungen, wie Warzen (s.o.), und andere zu Krebs führen können. Für HPV-Infektionen liegt der Häufigkeitsgipfel zwischen 20 und 25 Jahren, die Zeit mit der größten sexuellen Aktivität. Bei 80 Prozent der HPV-Infizierten bildet sich die Infektion wieder zurück, bei den restlichen 20 Prozent kann ein Krebs entstehen, dessen Entwicklungsdauer mindestens 7 bis 8 Jahre betragen kann.

Aus oben genannten Gründen ist es so immens wichtig, dass gerade jüngere Frauen ab 20 die angebotenen Vorsorgeuntersuchungen **regelmäßig** wahrnehmen.

Hoffnung: Erste klinische Prüfungen von Impfstoffen gegen Papillom-Viren sind sehr vielversprechend in Frankfurt, Hannover und Jena angelaufen, so das Deutsche Krebsforschungszentrum in Heidelberg.

Dazu passt eine Untersuchung neuesten Datums:

Von den HPV-Erregern scheint vor allem Typ 16 gefährlich zu sein, da er bei fast 50 Prozent aller Gebärmutterhalskrebse beteiligt ist. Amerikanische Wissenschaftler stellten sich in einer groß angelegten Studie (2392 Frauen zwischen 16 und 23 Jahren mit normalem Muttermundabstrich) die Frage, ob eine Impfung gegen eine HPV-16-Infektion die Infektionshäufigkeit und die Rate an mit diesem HPV-Erreger zusammenhängenden, innerhalb der Gewebsschicht gelegenen Gewebsneubildungen reduziert. 41 Frauen entwickelten in der nicht geimpften Gruppe eine dauerhafte HPV-16-Infektion. Keine Infektion fand bei den geimpften Frauen statt. Das bedeutet, dass eine Impfung einen 100%-igen Schutz bietet. Der Impfstoff war sehr gut verträglich, gehäufte unerwünschte Nebenwirkungen traten nicht auf. Die Forscher kommen zu dem Schluss, dass eine derartige Impfung noch nicht infizierter junger Frauen bzw. Mädchen möglicherweise die Erkrankungshäufigkeit an Gebärmutterhalskrebs senken könnte.

Andere amerikanische Forscher stellten fest, dass ein Zusammenhang zwischen einem Folsäuremangel und dem Auftreten von Zellveränderungen am Muttermund bestehen könnte. Unter einer drei Monate währenden Behandlung mit Folsäure besserten sich die krankhaften Befunde am Muttermund, während in der Kontrollgruppe, die mit 10 mg Ascorbinsäure (Vitamin C) täglich über den gleichen Zeitraum behandelt wurde, keine Besserung festzustellen war. Bei dem Folsäureeffekt handelt es sich um eine ernährungsphysiologische Wirkung. Die Autoren betonen, dass sich neue Aspekte hinsichtlich der Rolle der Ernährung bei zellulären Proliferationen (Zellwucherungen) ergeben könnten. Siehe Abschnitt „Ernährungsumstellung als Vorbeugung bei Prostatakarzinom“ (s. S. 164).

Krebs der Schleimhaut des Gebärmutterkörpers – Endometriumkarzinom

Hierbei handelt es sich um eine typische Erkrankung im höheren Lebensalter. Etwa 10 000 Frauen erkranken jährlich in Deutschland daran. Als Risikofaktoren gelten langdauernder Östrogeneinfluss, Bluthochdruck, Übergewicht und Zuckerkrankheit. Echte Risikofaktoren sind letztere alle nicht, da sie auf Falschernährung zurückzuführen sind. Es gibt aber noch andere Faktoren, die eine maligne Umwandlung des Endometriums fördern können, so zum Beispiel anovulatorische Zyklen und später Eintritt der Wechseljahre. Erstere sind Zyklen, bei welchen meist in unregelmäßigen Abständen periodenähnliche Blutungen auftreten, denen kein Eisprung vorausging. Es wurde sozusagen kein befruchtungsfähiges Ei produziert. In den Eierstöcken wird auch noch nach Ausbleiben der Regelblutungen das so genannte Androstendion gebildet, das im Fettgewebe zu Östron umgewandelt wird. Anders ausgedrückt: Da Fettzellen Östrogene produzieren und das Endometriumkarzinom ein östrogenabhängiger Tumor ist, sind übergewichtige Frauen infolge gesteigerter Östrogenproduktion stärker gefährdet. Bei einem Übergewicht zwischen 25 und 50 Pfund steigt das Gebärmutterkrebsrisiko um das 8 fache!

Unregelmäßige Blutungen nach den Wechseljahren können ein Hinweis auf diese Art von Krebs sein. Schwedische Wissenschaftler gingen der Frage nach, ob ein Zusammenhang zwischen körperlicher Aktivität während der gesamten Lebenszeit und dem späteren Risiko für ein Endometriumkarzinom besteht. *Ergebnis: Vermehrte körperliche Betätigung in Beruf und Freizeit kann das Risiko reduzieren.*

Ovarialkarzinom – Eierstockkrebs

In der Bundesrepublik erkranken jährlich 8 200 Frauen an diesem Leiden. Oder anders ausgedrückt: Von 100 000 Frauen bekommen 17 einen Eierstockkrebs, während es bei den Japanerinnen nur 3 Frauen sind. Die Entstehungsursache ist noch immer weitgehend unbekannt.

Besonders gefährdet sind kinderlose Frauen mit Übergewicht, die einen höheren sozialen Status haben. Die Risikogruppe ähnelt der des Brustkrebses und der des Gebärmutterkörperkrebses. So wie beim Krebs der Brustdrüsen wird auch hier ein familiär gehäuftes Vorkommen immer wieder beobachtet, und man spricht davon, dass diese Krankheit vererbt werden könnte. Beachtenswert ist, dass 5 bis 10 Prozent familiär bedingt auftreten. Es ist vielmehr eine Tatsache, dass falsche Eßgewohnheiten „vererbt", richtiger tradiert werden, die hier zumindest Mitursache der Krankheit sein können.

Unter allen gynäkologischen Leiden hat diese Krebsart die schlechteste Prognose, da dieser Krebs in 75 Prozent der Fälle zu spät erkannt wird. Die Folge ist, dass die Fünf-Jahres-Überlebensrate unter 30 Prozent liegt. Bekannt ist auch, dass eine Schwangerschaft das Krebsrisiko um 50 Prozent senkt und die Einnahme der „Pille" ebenfalls risikosenkend wirkt, aber die postmenopausale Östrogensubstitution das relative Risiko eines Ovarialkarzinoms 1,5 fach erhöht. Bei über 10jähriger Anwendung steigt das Risiko auf das 2,2 fache (Notiz im Deutschen Ärzteblatt vom 03. 05. 01) Laut einer Veröffentlichung im Deutschen Ärzteblatt vom 03. Mai 02 ist ein Bluttest für die Frühdiagnose des Ovarialkarzinoms in Entwicklung.

XV Brustkrebs – Mammakarzinom

Er ist der häufigste bösartige Tumor bei Frauen mit einem Anteil von 26 Prozent an allen Krebserkrankungen.

Im Jahre 2000 erkrankten in der Bundesrepublik 47 000 Frauen. Jährlich sterben 18.000 Frauen weil die Krankheit zu spät entdeckt wird. Das sind zwei Drittel der Patientinnen. Viele Todesfälle könnten bei frühzeitig gestellter Diagnose verhindert werden. Der Grund liegt eindeutig in der mangelnden Bereitschaft, die angebotenen Vorsorgeuntersuchungen zu nutzen. **Jede** Frau sollte ab dem 30. Lebensjahr regelmäßig (einmal im Jahr) zur Vorsorgeuntersuchung gehen. Dadurch könnte die Sterblichkeitsrate ganz erheblich gesenkt werden. Man schätzt bis zu 80 Prozent! Bei später Diagnosestellung kann die Heilungsquote auf 20 Prozent und darunter sinken. Eine regelmäßige Selbstuntersuchung der Brüste ist jeder Frau zu empfehlen. Am besten geschieht dies durch Abtasten kurz nach der Periode, wenn die Brüste am weichsten sind. Außer Veränderungen an der Brustwarze (Einziehungen) lassen sich Verhärtungen beziehungsweise Knoten tasten, vorwiegend im oberen, äußeren Quadranten (Viertel).

In Gegenden, wo am meisten Fett und zu süß gegessen wird, ist auch die Sterblichkeit an Brust- und Dickdarmkrebsen am höchsten. Dagegen ist in Ländern mit geringem Fettkonsum wie Sri Lanka, Thailand, den Philippinen und Mexiko der Brustkrebs selten, in Ländern mit mittlerem Fettverzehr wie in Italien, Polen und auch in Hongkong etwas häufiger und in solchen mit hohem Fettverbrauch wie USA, Dänemark, Holland und bei uns hoch. In Thailand sterben beispielsweise bei einem durchschnittlichen Fettverzehr von 20 Gramm täglich 1,1 von 100 000 Frauen an Brustkrebs. In den Niederlanden sind es dagegen 25 bei einem Fettkonsum von 180 Gramm pro Tag. Dazu muss man aber sagen, dass dort traditionsgemäß der Konsum an Süßigkeiten sehr hoch ist.

Auch in anderen Ländern der Dritten Welt, wo der Fettverbrauch niedrig ist, sind Brustkrebse selten. Hier sollte jedoch vermerkt werden, dass dort die Ernährung, nicht nur was die Fettzufuhr, sondern auch den Konsum raffinierter Kohlenhydrate anbelangt, grundverschieden gegenüber der in Westeuropa ist, dass es dort daher kaum Übergewicht gibt, welches übrigens ein weiterer Risikofaktor ebenso wie Kinderlosigkeit und Stillunfähigkeit ist. In den Entwicklungsländern spielen Übergewicht und die beiden anderen genannten Risikofaktoren kaum eine Rolle. In asiatischen Ländern kommt die Krankheit wesentlich seltener vor. Während 1997 in Deutschland von 100 000 Frauen 22,6 an Brustkrebs starben, waren es in Japan nur 6,6. Statistisch nachgewiesen ist ein Zusammenhang zwischen hohem Sojaverzehr und niedriger Brustkrebsrate. In Japan und anderen Staaten Südostasiens mit sojareicher Ernährung werden Sojaprodukte als Schutz vor Brustkrebs angesehen.

Japanerinnen erkranken in ihrer Heimat vergleichsweise selten an Brustkrebs. Wandern sie jedoch in die USA aus, ist bereits in der zweiten Generation das Brustkrebsrisiko fast gleich hoch wie bei den Amerikanerinnen. Der Grund für die Unterschiede ist in der verschiedenartigen Ernährung zu suchen. In Japan beruht die Ernährung vorwiegend aus Pflanzenkost mit einem hohen Fischanteil. Mit Einführung westlicher Ernährungsgewohnheiten beginnt sich das zu ändern! In Amerika ist die Kost dagegen ballaststoffarm aber reich an Fett, raffinierten Kohlenhydraten und Konservenerzeugnissen. In Japan ist der Fett- und Zuckerverbrauch während der letzten Jahre kontinuierlich angestiegen. Gleichzeitig hat sich das Risiko für Brustkrebs erhöht. Jetzt sind es 6,6 auf 100 000 Frauen (s.o.), vor einigen Jahren waren es 4,2 Frauen.

Bemerkenswert ist, dass vegetarisch lebende Nonnen in England zum Beispiel das gleich hohe Brustkrebsrisiko wie vergleichbare alleinstehende Frauen haben, obwohl die Nonnen keine tierischen Produkte einschließlich Fett zu sich nehmen, während die Kontrollpersonen auch diese Erzeugnisse verzehren. Zurückzuführen ist das auf die Tatsache, dass in beiden Gruppen die Menge der mit der Nahrung zugeführten raffinierten Kohlenhydrate gleich hoch sind.

Erbliche Belastung (s. S. 177) **und Risikofaktoren**

Sie spielt in 5 – 10 Prozent aller Fälle eine Rolle. Wird bei Frauen ein Brustkrebsgen (BRCA 1, BRCA 2, und neuerdings noch CHEK 2) nachgewiesen, erkranken Frauen mit einer Wahrscheinlichkeit von 50 bis 70 Prozent an Brustkrebs. Zu den Risikofaktoren zählen ebenfalls frühe Menstruation, Kinderlosigkeit und späte Menopause. Übergewicht, hohe Fett- und Zuckerzufuhr und übermäßiger Alkoholgenuss erhöhen das Risiko für Brustkrebs zusätzlich. Obendrein verdoppeln Brustkrebspatientinnen, die Zigaretten rauchen, das Risiko, Lungenmetastasen zu bilden. Anerkannt ist inzwischen, dass eine vitalstoffreiche Ernährung das Brustkrebsrisiko über hormonelle Mechanismen (Phytoöstrogene) günstig (s. S. 65 u. ff.) beeinflusst.

Was trägt sonst noch zur Minderung des Brustkrebsrisikos bei und was erhöht es?

Zufuhr von Soja-Isoflavonen in Form von Nahrungsergänzungsmitteln (s. S. 63) aus dem Reformhaus.

Einer griechischen Studie zufolge haben Frauen, die mehrmals am Tag Speisen mit Olivenöl essen, ein um 25 Prozent geringeres Brustkrebsrisiko als solche, die es kaum zu sich nehmen. Für mehrfache Mütter verringert sich das Risiko, Fehlgeburten erhöhen es nicht.

Eine umfangreiche Studie, an der fast 10 000 Frauen teilnahmen, hat ergeben, dass Frauen, die früh, um das 12./13. Lebensjahr die 1. Periode bekamen, kinderlos blieben oder nach dem 30. Lebensjahr ihr erstes Kind bekamen, ein erhöhtes Brustkrebsrisiko haben. Amerikanische Forscher entdeckten in der Art der Zubereitung von Fleisch einen Risikofaktor für Brustkrebs: Frauen, die Steaks nur durchgebraten verzehren, haben ein 4,6-fach erhöhtes Brustkrebsrisiko gegenüber jenen, die nur halbrohe Steaks essen. Ursache sind die bei großer Hitze entstehenden so genannten heterozyklischen Amine, das sind krebserregende Stoffe.

Schichtarbeit und Brustkrebsrisiko

Schichtarbeit ist ein Risikofaktor für Brustkrebs, da sich durch Nachtarbeit der Melatoninhaushalt verändert. Dies ergab eine amerikanische Studie. Das Hormon Melatonin steuert die innere Uhr des Menschen. Ist der Tag-Nacht-Rhythmus gestört, reagiert der weibliche Körper mit vermehrter Östrogenbildung. Und Östrogen wiederum steht im Zusammenhang mit der Entstehung von Brustkrebs. Der Leiter der Studie vermutet, dass auch bei Männern, die Nachtarbeit verrichten, das Risiko für bestimmte Krebserkrankungen erhöht sein könnte.

Im Fachjournal „Lancet“ berichteten englische Wissenschaftler über eine Studie, demzufolge langes Stillen und die Geburt zahlreicher Kinder das Brustkrebsrisiko von Frauen senken. In den westlichen Industrieländern könnten demnach geschätzte 25.000 Brustkrebsfälle vermieden werde, wenn die Mütter sechs Monate und länger stillen würden. Die Brustkrebsrate der 70-Jährigen könnte von derzeit 6,3 auf 2,7 Prozent gesenkt werden, wenn die Frauen hierzulande durchschnittlich dieselbe Zahl von Kindern und dasselbe Stillverhalten wie Frauen in Entwicklungsländern hätten.

Bereits im 18. Jahrhundert vermutete ein italienischer Forscher einen Zusammenhang zwischen Kindergebären und Brustkrebs. Er schrieb das relativ hohe Brustkrebsrisiko bei Ordensschwestern ihrer Kinderlosigkeit zu und nannte den Brustkrebs ein „Berufsrisiko der Nonnen“.

Empfehlungen zur Vorbeugung

1. Eine möglichst naturbelassene Ernährung mit viel Gemüse und Obst bei geringem Fett- und Zuckeranteil.
2. Abbau von Übergewicht
3. Körperliche Aktivitäten,
4. Erstes Kind vor dem 30. Geburtstag bekommen und nach der Entbindung unbedingt Stillen. Beides senkt das Brustkrebsrisiko
5. Vermeidung von Alkohol, da der Alkoholabbau zu Folsäuremangel führt. Folsäure schützt vor Brustkrebs. Zudem erhöht Alkohol die Durchlässigkeit der Zellwände, so dass krebserregende Stoffe leichter in die Zellen eindringen können.
6. Aktives und passives Rauchen erhöht das Krebsrisiko.

Zu Punkt 1:

Der Kernsatz einer medizinischen Arbeit, erschienen im Juni 2001 im Deutschen Ärzteblatt lautet: „Dennoch scheint eine wirksame Prävention (Vorbeugung) von Brustkrebs – und auch anderen Zivilisationskrankheiten – durch eine gesunde Ernährung – und Lebensweise von Kindheit an möglich“. Weiter heißt es in der Arbeit: „In einer retrospektiven Befragung von 2 599 Patientinnen mit Brustkrebs und 2 588 Kontrollen wurde mit zunehmender Aufnahme von Kalorien, gesättigten Fettsäuren, Zucker und Alkohol ein signifikant erhöhtes Brustkrebsrisiko nachgewiesen. Dagegen wurde für ungesättigte, insbesondere polyungesättigte Fettsäuren (hoher Anteil an kaltgepresstem Oliven- und Keimöl) eine Abnahme des Mammakarzinomrisikos bis 30 Prozent gefunden. Es ist zu vermuten, dass Frauen, die mehr Olivenöl zu sich nehmen, auch häufiger Salate essen und sich wohl auch sonst gesünder ernähren und verhalten“.

Dazu passt eine neue Untersuchung aus den USA: Bei denjenigen Frauen, die eine an tierischen Fetten reiche Kost zu sich nahmen, lag die Wahrscheinlichkeit, innerhalb der nächsten acht Jahre an Brustkrebs zu erkranken, um ein Drittel höher als bei den Teilnehmerinnen, die sehr wenig Speisen, in welchen tierische Fette enthalten waren, aßen.

An der Giessener Gynäkologischen Fortbildung im Sommer 2003 wurde von Dr. Karl-Heinrich Adzersen, Universitäts-Frauenklinik Heidelberg, über das Thema „Richtige Ernährung senkt Rezidivrate“ referiert.

Fazit: Analysen haben ergeben, dass sich frisches Gemüse (und Obst) als einziger Faktor erwies, der das Rezidivrisiko um bis zu 50 Prozent senkte. Dies ist das Ergebnis einer in Heidelberg durchgeführten Fallkontrollstudie mit 350 nicht betroffenen Frauen und 310 Patientinnen mit primärem Brustkrebs.

Durch die Ernährung mit antikanzerogenen bioaktiven Pflanzeninhaltsstoffen würde die Proliferation (Wucherung) potentieller Mammakarzinomzellen gehemmt und das Herbeiführen des programmierten Zelltodes (der Krebszelle) gefördert.

Empfohlen wird als Basisernährung „5 am Tag ... oder mehr mit hoher Variation verschiedener Gemüse-, Salat-, und Obstsorten". Bevorzugt sollten Brokkoli, Blumen-, Rot-, Weiß- und Grünkohl (alles Kreuzblütergemüse) sowie Kresse und Radieschen verzehrt werden. Dazu auch Hülsenfrüchte und Kaltwasserfische", betonte der Referent.

Als Speisefett wird kaltgepresstes Olivenöl und Rapsöl empfohlen. Beide haben einen hohen Anteil von Omega-3-alpha-Linolensäure (einfach-ungesättigte Fettsäure). Dagegen wird von der Verwendung von Sonnenblumen-, Distel-, Mais- und Sojaöl abgeraten, da sie Omega-6-Fettsäuren enthalten, die wahrscheinlich Prostaglandine (Sammelbegriff für hormonähnliche Substanzen mit vielfältiger Wirkung) entstehen lassen, welche das Zellwachstum fördern können.

Zur Krebsnachsorge ist eine ausreichende Vitamin-D-Versorgung nötig. Auch auf eine genügende Kalziumzufuhr ist zu achten, zumal in zahlreichen Studien belegt werden konnte, dass Vitamin-D-Derivate die Wucherung von Brustkrebszellen hemmen.

Auch zwischen Brustkrebshäufigkeit und Sonnenexposition bzw. Breitengrad wurde ein Zusammenhang gefunden, so der Referent. Niedrige Sonnenexposition – hohes Brustkrebsrisiko, hohe Sonnenexposition – niedriges Risiko. Daher sollten sich Frauen mindestens dreimal in der Woche 15 Minuten lang in der Sonne aufhalten.

Dr. Adzersen weiter: Frauen im Zustand nach Mammakarzinom sollten sich etwa 20 Minuten lang pro Tag, dreimal wöchentlich, an der frischen Luft bewegen. Regelmäßige Bewegung hat einen Effekt über diesen Zeitraum hinaus. Viele Frauen neigen nach Abschluss der Brustkrebsbehandlung zu Übergewicht. Auch aus diesem Grunde wäre körperliche Betätigung von Nutzen, zumal in acht von zwölf wissenschaftlichen Studien nachgewiesen werden konnte, dass übergewichtige Patientinnen mit Brustkrebs eine erhöhte Rezidivrate und verringerte Überlebenschancen haben.

Was zur Vorbeugung von Rezidiven gilt, gilt in erhöhtem Maße zur Prävention nicht nur von Brustkrebs, sondern allen Krebsen.

Was eine „moderne" Ernährung anrichten kann, geht aus japanischen Untersuchungen hervor: Während die Brustkrebsinzidenz (Zahl der Neuerkrankungen) von 1960 – 1980 um 35,5 Prozent anstieg, ist der ehedem traditionell hohe Fischverzehr westlichen Ernährungsgewohnheiten gewichen.

Zu Punkt 3:

Wissenschaftler der Universität Alberta in Kanada kamen, nachdem sie Daten von 1200 Brustkrebspatientinnen analysierten, zu dem Ergebnis, dass sich das Risiko, an Brustkrebs zu erkranken umso mehr verringert, je mehr sich die Frauen bewegt haben. Verglichen wurden die Zahlen mit denen einer gleich großen Gruppe von gesunden Frauen. Gegenüber Frauen, die sich nur wenig körperlich betätigten, sank bei sportlichen Frauen die Brustkrebsrate um ein Drittel. Bei Nichtraucherinnen verringerte sich das Risiko sogar um mehr als die Hälfte. Nach einer norwegischen Studie senkt regelmäßige körperliche Bewegung bei der Arbeit und in der Freizeit das Brustkrebsrisiko. Am deutlichsten war dieser Effekt bei Frauen nach den Wechseljahren. An der Studie waren 25 000 Frauen beteiligt.

Zu Punkt 5:

Dass Alkoholkonsum das Brustkrebsrisiko bei Frauen erhöht, ist mangels Aufklärung kaum bekannt und wird somit unterschätzt. Die Analysen von sechs Studien mit über 4 000 Brustkrebspatientinnen bei einer Beteiligung von 322 000 Frauen ergaben, dass bei einem täglichen Alkoholgenuss ab 10 Gramm das Brustkrebsrisiko linear ansteigt. Letzteres ist bei 30 bis 60 Gramm Alkohol fast 1 $^1/_2$-mal höher gegenüber

Frauen ohne Alkoholkonsum. Bei Frauen rangieren die durch Alkoholkonsum verursachten Brustkrebse nach Mundhöhlen-, Rachen – Kehlkopfkrebsen und Leberkrebsen an dritter Stelle!

Zu Punkt 6:

Neueren Erkenntnissen zufolge erkranken Frauen, die mindestens 30 Jahre lang rauchen um 60 Prozent häufiger an Brustkrebs als Nichtraucherinnen. Zudem liegt das Durchschnittsalter für Brustkrebs bei 59, bei Nichtraucherinnen bei 67 Jahren.

Brustkrebs und Stuhlverstopfung – Obstipation – haben sie etwas gemeinsam?

In diesem Zusammenhang sei eine ältere medizinische Arbeit zitiert, welche Zusammenhänge zwischen Krebserkrankung und Ernährung von einer ganz anderen Seite beleuchtet: Bei 1 481 weißen Frauen wurde ein Zusammenhang zwischen krankhaft angelegten Zellneubildungen (Dysplasien) in Brustdrüsenabsonderungen und der Häufigkeit von Stuhlentleerungen festgestellt. Die Wissenschaftler erkundigten sich anlässlich von Krebsvorsorgeuntersuchungen auf Brustkrebs auch nach den Stuhlgewohnheiten. Es ergaben sich auffallende und gravierende Zusammenhänge zwischen der Anzahl der Dysplasien des mit der Saugpumpe gewonnenen Zellmaterials aus der Brust und der Zahl der Darmentleerungen. Parallel zum Grad der Verstopfung stieg der Prozentsatz der atypischen feingeweblichen Befunde.

Bei Frauen, die öfter als einmal am Tag Stuhlentleerungen hatten, fanden sich nur in 5,1 % Dysplasien, während bei solchen, die nur zweimal oder seltener pro Woche „mussten", es 23,2 Prozent waren. Bei Frauen, die einmal täglich beziehungsweise jeden zweiten Tag Stuhl hatten, fanden sich mit 10,8 und 10,4 % im untersuchten Material immerhin leicht erhöhte Risikoquotienten. Bei einer kritischen Wertung der Ergebnisse fällt besonders auf, dass sich nach dem Alter der untersuchten Frauen aufgeschlüsselt, in der Gruppe der Frauen bis 39 Jahre bei denjenigen, die öfter als einmal am Tag Stuhl hatten, in immerhin 10,7 % (Durchschnitt 5,1 %) und in der gleichen Altersgruppe mit der schweren Obstipation sogar 31,6 % Dysplasien fanden. Außerdem sollte erwähnt werden, dass die Anzahl der atypischen Zellen mit dem Alter der Frauen in der ersten Gruppe kontinuierlich abnahm. So fanden sich bei den bis 49-jährigen in 6,5 %, bei den bis 59-jährigen in 3,3 % und bei den über 60-jährigen nur in 2,6 % Zellatypien (Zellabweichungen). Im Gegensatz dazu fällt in der Gruppe mit der hartnäckigsten Stuhlverstopfung auf, dass nach einer Abnahme der Zelatypien zwischen 40 und 59 Jahren deren Zahl bei den über 60 jährigen wieder kräftig auf 28,6 % ansteigt. Der relativ hohe Prozentsatz an atypischen Zellen bei den jungen Frauen der ersten Gruppe könnte nach Meinung der Autoren damit zusammenhängen, dass die Blutversorgung der Brust im geschlechtsreifen Alter am besten ist und sich dadurch in diesem Organ in jungen Jahren relativ am meisten kanzerogene Stoffe absiedeln. Bei den über 60 jährigen mit der schwersten chronischen Obstipation könnte man den Anstieg von Atypien dahingehend deuten, dass gerade diese Frauen schon vom Alter her am längsten obstipiert sind.

Die Studie scheint zu beweisen, dass hier eine „Selbstvergiftung" stattfindet, und zwar durch Schadstoffe, möglicherweise auch mutagene Verbindungen, die aus dem Dickdarm resorbiert werden. Fest steht jedenfalls, dass die nicht stillende Brust aus dem Blut solche Substanzen aufnimmt, die zu einer Transformation (Umwandlung) der Zellen führen können. Man fragt sich in diesem Zusammenhang, ob derartige Schadstoffe während der Schwangerschaft über die Plazenta (Mutterkuchen) in das kindliche Blut übergehen und ob sich auch in der Milch solcher schwer obstipierter Frauen vermehrt giftige Stoffe finden und wie sich das auf die

Leibesfrucht beziehungsweise auf den gestillten Säugling auswirken könnte!

Der Gedanke liegt nahe und ist nicht von der Hand zu weisen, dass diese Auswirkungen einer hartnäckigen chronischen Obstipation nicht nur auf das Organ Brust und nicht nur auf Frauen beschränkt bleiben, sondern dass die Masse der aus dem Dickdarm aufgenommenen Schadstoffe den ganzen Körper, egal ob bei Mann oder Frau, überfluten und so auch in anderen Organen Schäden verursachen können. Diese zum Nachdenken zwingenden Überlegungen könnten Konsequenzen nach sich ziehen, deren Tragweite überhaupt noch nicht abzusehen ist und allein aus diesem Grunde eine Ernährungsumstellung notwendig machen würde.

Eine andere Studie bestätigt indirekt diese Zusammenhänge: In einer in Frankreich durchgeführten Untersuchung wurden 145 Frauen mit Brustkrebs 144 ohne diese Krankheit gegenübergestellt. Dabei ergab sich, dass in der Brustkrebsgruppe im Bereich des Dickdarms 2,65-mal häufiger adenomatöse Polypen als Vorstufe des Dickdarmkrebses gefunden wurden als in der Kontrollgruppe.

An anderer Stelle wurde bereits darauf hingewiesen, dass Dickdarmpolypen ebenfalls eine Folge langjähriger Falschernährung sein können, so wie die chronische Obstipation.

Auch Männer können an Brustkrebs erkranken

Jährlich erkranken etwa 450 Männer an Brustkrebs. Diagnostiziert wird die Krankheit in den meisten Fällen zu spät, da kaum jemand an die Möglichkeit denkt, dass auch Männer betroffen sein könnten. Dies ist der Grund, warum die Überlebenschancen der Patienten schlecht sind.

Da der Brustdrüsenkörper bei Männern ausgesprochen klein ist, ist eine Mammographie nicht möglich. So bleibt nur der Tastbefund. Aber welcher Mann tastet schon seine Brust ab?

Trotzdem sollte man es tun. So können Männer ebenso gut vorsorgen wie Frauen. Fühlt man beim Abtasten einen kleinen Knoten, ist eine Brustwarze mehr eingezogen oder stellt man beim Ausstreifen der Brust eine Absonderung oder gar eine leichte Blutung fest, sollte man einen Arzt zu Rate ziehen. Auch könnte es sein, dass man beim Abtasten der Achselhöhlen eine Verdickung feststellt, was auf einen vergrößerten Lymphknoten schließen lässt.

Zufallsbefunde gibt es anlässlich einer Ultraschalluntersuchung oder Kernspintomographie der Brust.

Falls in der Familie Brustkrebs gehäuft vorkommt, sollten auch männliche Familienmitglieder an Vorsorgeuntersuchungen teilnehmen. Eine erbliche Veranlagung mit Veränderungen am Brustkrebsgen BRCA 2 (s. S. 170 u. 177) konnte nachgewiesen werden.

Nach Anabolikaeinnahme, z.B. bei Kraftsportlern, bei Leberzirrhose, etwa bei Alkoholikern, und auch nach Hodenverletzungen oder -erkrankungen finden sich erhöhte Östrogenspiegel, die das Brustkrebsrisiko bei Männern ansteigen lassen.

Informationen gibt es bei:
Deutsche Krebshilfe,
Postfach 1467,
5311 Bonn,
Tel.: 0228/729900, Fax: 0228/7299011

Krebsinformationsdienst (KID) im Deutschen Krebsforschungszentrum Heidelberg

Tel.: 06221/410121 (8.00 bis 20.00 Uhr)

Brustkrebstelefon:
06221/424343 (8.00 bis 12.00 Uhr)

XVI Lungenkrankheiten

Unsere Lunge besteht aus zwei Lungenflügeln, die links aus zwei und rechts aus drei Lungenlappen gebildet wird. Die etwa 12 cm lange Luftröhre gabelt sich in die beiden Hauptbronchien, die ihrerseits die beiden Lungenflügel versorgen, wobei sich die Hauptbronchien, ähnlich den Zweigen eines Baumes, in die kleinen Bronchiolen verästeln. Sie gehen in die winzigen 300 Millionen zählenden Lungenbläschen über, die Tag für Tag 20.000 Liter Luft aufnehmen. Ausgebreitet würden die Lungenbläschen (Alveolen) eine Fläche von ca. 100 bis 140 Quadratmetern ausmachen, entsprechend der Größe eines Tennisplatzes. Jedes Lungenbläschen ist von einem Netz von Blutgefäßen umgeben, die für den Austausch von Sauerstoff und Kohlendioxid sorgen. Bei jedem Atemzug, was beim Erwachsenen im Schnitt 12- bis 15-mal pro Minute geschieht, wird etwa ein halber Liter Luft eingeatmet.

Die Zahl der Atemzüge und ihre Tiefe richtet sich nach dem jeweiligen Sauerstoffbedarf. So kommt der Körper während des Schlafes mit etwa 4,7 Liter Sauerstoff aus, während es beim Laufen bis zu 60 Liter Sauerstoff pro Minute sein können.

Auf diese Weise versorgen die Lungen unseren Körper täglich mit etwa 800 Liter Sauerstoff und sorgen zudem für den Abtransport des ausgeatmeten Kohlendioxids.

Da die Lungen, wie kein anderes Organ des Körpers, beim Atmungsprozess direkt mit der Außenwelt verbunden sind, müssen die Atemwege über ein spezielles Reinigungssystem verfügen, damit für den Körper gefährliche Stoffe, z.B. Staub und Fremdkörper, wieder nach außen transportiert werden.

Der gesamte Bronchialbaum ist mit einer Schleimhaut ausgekleidet, die bei bestimmten Reizen anschwillt. Auf diese Weise verkleinert sich der Durchmesser, wodurch weniger Luft zu den Lungenbläschen gelangen kann. So wird der Austausch von Kohlendioxid gegen Sauerstoff automatisch eingeschränkt. Wie der Name schon sagt, besitzt die Schleimhaut auch Schleimdrüsen, die Schleim produzieren. Dadurch wird sie feucht gehalten.

Chronische obstruktive (hemmende) Bronchitis (Chr.Br.)

Allein in der Bundesrepublik leiden fünf bis sieben Millionen Menschen an einer Chr.Br.. Die Weltgesundheitsorganisation (WHO) schätzt, dass diese schwere Krankheit bereits 2020 die dritthäufigste krankheitsbedingte Todesursache sein wird.

Der Hauptgrund für diese bedrohliche Entwicklung ist die Zunahme des Zigarettenrauchens. Es gilt als der größte Risikofaktor.

Laut Sachverständigenrat für das Gesundheitswesen gehören chronische Lungenkrankheiten zu jenen Leiden, die bei uns zwei Drittel aller Gesundheitskosten verursachen.

Vermehrte Schleimbildung in den Atemwegen sind die ersten Anzeichen der Chr.Br.. Die Flimmerhärchen transportieren normalerweise überschüssigen Schleim der Bronchialschleimhaut ab. Wegen ihrer Schädigung ist das nicht mehr möglich. Das zähe Sekret muss daher abgehustet werden. Es kommt zusätzlich zu einer Verengung der Bronchien, massive Atemnot ist die zwangsläufige Folge. Die Betroffenen schonen sich daher immer mehr, körperliche Aktivitäten werden zur Qual. Neben der Verstopfung der Atemwege sind die Lungenbläschen erweitert, die Atemnot nimmt zu, was auf das Gemüt drückt. Die Kranken können depressiv werden. Schlafstörungen stellen sich ein, die Lebensqualität sinkt auf den Nullpunkt, Entschluss- und Mutlosigkeit und Arbeitsunfähigkeit sind die unabwendbaren Folgen. Eine vorzeitige Invalidisierung ist dann unausweichlich.

Bei jeder Chr.Br. ist der erste und wichtigste Bestandteil der Behandlung der absolute Rauchverzicht! Da sich Raucher in der Regel falsch ernähren, sollte eine Ernährungsumstellung an zweiter Stelle der Therapie stehen. Atemübungen und körperliches Training können zu einer freieren Atmung führen. Schließlich sollte man alkoholische Getränke meiden.

Wie kann man vorbeugen?

Aus dem weiter oben Gesagten geht hervor, was man tun oder lassen sollte. Wenn sich ein Nichtraucher gesund ernährt, sich regelmäßig körperlich betätigt, dem Alkohol nur in Maßen zuspricht, hat er die Gewähr, dass er zeitlebens von dieser schweren Krankheit und ihren Folgeleiden (z.B. Lungenkrebs) verschont bleibt.

Bei der *Lungenblähung – Lungenemphysem* kommt es durch Zerstörung der Lungenbläschen zu Atemnot und Reizhusten, mit oder ohne Auswurf. Von den etwa 200 000 Menschen, die an dieser schweren Lungenkrankheit leiden, sterben etwa 10.000 daran.

Ein Risikofaktor für die Entstehung einer *Lungenfibrose* ist das Rauchen. Durch den chronischen Reiz des Tabakrauches kommt es zu entzündlichen Veränderungen der Lungenbläschen. Das atmungsfähige Gewebe stirbt ab und wird durch einfaches Bindegewebe ersetzt, Lungengewebe vernarbt. Die Lungen werden steif und lassen sich nur noch schwer dehnen. Die Folge davon ist Atemnot, anfangs nur unter Belastung, später auch in Ruhe. Durch nachlassende Sauerstoffversorgung des Organismus wird das Herz in Mitleidenschaft gezogen. Die chronische Luftnot führt auch zu einer Mangelversorgung des Gehirns. Konzentrationsschwächen sind die Folge. Der letzte Ausweg bei einer fortgeschrittenen Lungenfibrose ist die Transplantation einer neuen Lunge.

Lungenkrebs

Jährlich erkranken 9 000 Frauen (1990 waren es noch 7 000) und mehr als 30 000 Männer, von welchen nach Stellung der Diagnose nach 5 Jahren nur noch 15 Prozent leben. Rauchen ist in 90 Prozent der Fälle Risikofaktor Nr. **1**. Bei den übrigen 10 Prozent der Betroffenen ist der Kontakt mit bestimmten Substanzen (zum Beispiel Asbest) oder Strahlenbelastung die Ursache. Asbestkrebse treten infolge des Potenzierungseffektes von Asbest und Tabak bei Rauchern etwa 100-mal öfter auf.

Einen Risikofaktor, der nahezu unbekannt ist, gilt es unbedingt zu erwähnen, da er ausschließlich auf Falschernährung zurückzuführen ist. Es handelt sich um zu hohe Homocysteinspiegel im Blut. Homocystein, eine schwefelhaltige Aminosäure, ist ein Stoffwechselzwischenprodukt des Eiweißes, das nur mit Hilfe der Vitamine B_6, B_{12} und Folsäure entsorgt werden kann. Fehlen diese Vitamine in der Nahrung, steigt der Blutspiegel krankhaft an, was wiederum die Entstehung einer Arterienverkalkung und deren Folgekrankheiten begünstigt. Normalerweise findet es sich weder im Plasma noch im Harn, sondern intrazellulär.

Die Krankheit verläuft anfangs beschwerdefrei, irgendwann tritt Husten auf, gelegentlich findet sich im Auswurf Blut, dann kommen Atemnot und Schmerzen im Brustkorb hinzu.

Erschreckend ist eine Nachricht aus den USA. Dort hat bei Frauen die Sterblichkeit an Lungenkrebs von 1950 bis 2000 um 600 (!) Prozent zugenommen.

Weit verbreitet ist die Annahme, dass der Rauch von Zigarren, Zigarillos und Pfeifen weniger schädlich sei. Untersuchungen haben jedoch gezeigt, dass diese Art zu Rauchen mit einem etwa achtfach erhöhten Risiko gegenüber Nichtrauchern verbunden ist. Hört ein Mensch mit dem Rauchen auf, kann er bei einer Überprüfung der Lungenfunktion selbst feststellen, dass sich die Werte innerhalb relativ kurzer Zeit bessern, unabhängig davon, wie lange er vorher geraucht hatte.

Eine unter der englischen Ärzteschaft durchgeführte Studie ergab, dass von den Ärzten im Alter zwischen 35 und 74 Jahren nur 1 Nichtraucher, aber 111 Zigarettenraucher an Lungenkrebs starben, wobei die Zahl der rauchenden und nicht oder nicht mehr rauchenden Ärzte etwa gleich war.

Dimethylnitrosamin in der Luft verrauchter Lokale kann so hohe Werte erreichen, dass die von Passivrauchern mit der Atemluft aufgenommene Menge innerhalb von 4 Stunden derjenigen entspricht, die auch der Raucher zusätzlich aus 10 Zigaretten einatmet. Es wird angenommen, dass die Belastung des Nichtrauchers immerhin halb so groß im Verhältnis zu der des Rauchers ist, wenn er sich in Räumen aufhält, in denen stark geraucht wird.

Die neuere Rechtssprechung gesteht lobenswerterweise inzwischen Nichtrauchern Rauchschutz am Arbeitsplatz zu.

Der oberste Gerichtshof in Schweden hat zum ersten Mal Passivrauchen als Todesursache anerkannt. Er entschied, dass der zum Tode führende Lungenkrebs einer 55 Jahre alten Frau durch passives Rauchen verursacht worden war. Die Verstorbene hatte selbst nie geraucht, musste aber den schlecht belüfteten Arbeitsplatz mit mehreren rauchenden Kollegen teilen.

Wenn es gelänge, dass überhaupt niemand mehr rauchen würde, würde die Sterblichkeit an Krebs um 25 % abnehmen, wobei die negativen Auswirkungen auf Passivraucher noch unberücksichtigt geblieben sind. Als gesichert gilt, dass eine hohe Zufuhr von Obst und Gemüse die Erkrankungsrate für Lungenkrebs senkt, da die in ihnen enthaltenen antioxidativen Vitamine, Spurenelemente und bioaktiven Pflanzeninhaltsstoffe die Entstehung von Krebszellen hemmen beziehungsweise ganz verhindern. Belegt werden konnte diese Tatsache durch weitere vier internationale Studien, über die Dr. Karl-Matthias Deppermann beim Pneumologenkrongress in München referierte; Besonders das Bronchialkrebsrisiko konnte durch den Verzehr von Obst und Gemüse verringert werden. Im Gegensatz dazu steigt das Risiko für Lungenkrebs bei einer Ernährung, die reich an tierischen Fetten und raffinierten Kohlenhydraten ist.

Erblicher Brust- und Eierstockkrebs – Familiäres Mamma- und Ovarialkarzinom

Der Brust- und Eierstockkrebs ist in 5 – 10 Prozent der Fälle erblich bedingt und tritt in manchen Familien gehäuft auf. Kennzeichnend ist das frühe Erkrankungsalter, im Allgemeinen vor dem 50. Lebensjahr.

Veränderungen (Mutationen) in den Genen BRCA 1 und BRCA 2 sind in 50 Prozent der Fälle dafür verantwortlich. Eine Trägerin dieser veränderten Gene hat ein Brustkrebsrisiko von 80 bis 90 Prozent und 30 bis 60 Prozent für Eierstockkrebs. Das Risiko, einen Zweitkrebs dazu zu bekommen, zum

Beispiel Eierstockkrebs, wenn Brustkrebs bereits diagnostiziert ist, beträgt 50 Prozent.

Die Deutsche Krebshilfe hat das Verbundprojekt *„Familiärer Brust- und Eierstockkrebs“* ins Leben gerufen. Spezielle Zentren wurden an den Universitäten Berlin, Bonn, Dresden, Düsseldorf, Frankfurt, Heidelberg, Kiel, Leipzig, München, Münster, Ulm und Würzburg eingerichtet. Dort werden Frauen mit einem erhöhten Risiko für Brust- und Eierstockkrebs betreut. Hierbei handelt es sich um ein mehrstufiges interdisziplinäres Konzept, an dem neben Gynäkologen, Humangenetiker, Psychoonkologen, Molekulargenetiker und Radiologen beteiligt sind, die für Prävention (Vorbeugung), Diagnostik und Therapie der beiden erblichen Krebsarten in Zusammenarbeit mit jeder einzelnen Betroffenen das bestmögliche Vorgehen erarbeiten.

Risikopersonen sind sowohl gesunde als auch erkrankte Frauen aus Familien mit Verdacht auf erblichen Brust- und Eierstockkrebs. Es ist wissenschaftlich gesichert, dass Frauen, in deren Familie (Verwandte ersten oder zweiten Grades) ein Mamma- oder Ovarialkarzinom festgestellt wurde, selbst ein erhöhtes Risiko haben, an Krebs zu erkranken. Wenn eine Erkrankung bereits vor dem 50. Lebensjahr aufgetreten war, gilt das ganz besonders.

Wichtig zur Vorbeugung: Jede Frau, in deren Familie ein Brust- oder Eierstockkrebs festgestellt wurde, sollte anlässlich einer Krebsvorsorgeuntersuchung mit dem behandelnden Arzt/Ärztin darüber sprechen. Sie sollte unbedingt die Möglichkeit wahrnehmen, sich in einem weiter oben genannten Zentrum vorzustellen. Wird dort festgestellt, dass in einer belasteten Familie eine BRCA 1 – oder BRCA 2 – Mutation bei einer an Brust- oder Eierstockkrebs Erkrankten gefunden wurde, kann eine genetische Untersuchung Klarheit über das individuelle Risiko der gesunden Frau aus dieser Familie bringen. Ist eine Mutation nachgewiesen, wird eine *intensive Prävention* für nötig erachtet. Wird die in der Familie vorhandene Genveränderung bei einer gesunden Frau der Familie ausgeschlossen, sind besondere Maßnahmen nicht erforderlich.

Die oben genannte Prävention würde in einer vorbeugenden Entfernung der Brüste und der Eierstöcke bestehen. Die für jede Betroffene einschneidende Maßnahme birgt die Gewähr in sich, dass diese spezifischen Maßnahmen vor einer sonst drohenden Krebserkrankung der Brüste und/ oder Eierstöcke schützen.

Krebsvorbeugung

Körperliche Betätigung gewinnt in der Krebsvorbeugung immer mehr an Bedeutung. Eine Zusammenfassung von Studien (**Heitkamp,** Tübingen, vorgetragen auf dem 26. Interdisziplinären Forum der Bundesärztekammer in Köln) belegt das eindringlich:

Kolonkarzinom	*: 39 Studien*	*Senkung des Erkrankungsrisikos um*	*40 – 50 %*
Prostatakarzinom	*: 28 Studien*	*„ „*	*10 – 70 %*
Bronchialkarzinom	*: 11 Studien*	*präventiver Effekt erwiesen*	
Mammakarzinom	*: 28 Studien*	*mit 108 031 Patienten*	*↓ 30 %*

In diesem Zusammenhang ist die Beobachtung bemerkenswert, dass körperliche Betätigung während der Pubertät für die Entstehung dieses Krebses im Sinne einer Risikominderung eine wichtige Rolle spielt.

XVII Gefäß- und Herzkrankheiten – Todesursache Nummer I

Im Jahr 2000 waren sie bei insgesamt 838 755 Todesfällen in 47,2 Prozent die Ursache

Arterienverkalkung, Bluthochdruck, Herzinfarkt und Schlaganfall

Was dazu führt und wie man vorbeugen kann

Arterienverkalkung

Die häufigste Todesursache ist das Herz- und Kreislaufversagen als Folge einer Arterienverkalkung. Wenn es gelänge, diese Krankheit zu verhindern, würde die durchschnittliche Lebenserwartung um 11 Jahre steigen. Sie ist die häufigste Erkrankung des mittleren und höheren Lebensalters, wobei festzustellen gilt, dass sie anfangs in ihrer Vielfalt als rückbildungsfähiger Vorgang zu betrachten ist.

Bei der Entstehung der Arterienverkalkung kommt die entscheidende Bedeutung immer wieder dem Defekt der Arterieninnenwandauskleidung zu. Hoher Blutdruck, Wirbel an den Gefäßabzweigungen, Verletzungen, chemische Substanzen wie Nikotin, Kohlenmonoxid und andere Gifte, Fettstoffwechselprodukte, Viren, herabgesetzte körpereigene Abwehrlage, Bewegungsarmut, entzündliche Prozesse, verminderte Fließeigenschaften des Blutes sind nur einige Faktoren, die zu einer Schädigung der Arterieninnenwand führen können.

Risikofaktoren, die zur Arterienverkalkung führen

Als Risikofaktoren gelten falsche, in erster Linie ballaststoffarme, an Fetten und raffinierten Kohlenhydraten reiche Nahrung, Übergewicht, Zuckerkrankheit, Gicht und psychische Komponenten wie negativer Dauerstress, Alkohol und Nikotin. Dem Leser wird inzwischen mehrfach aufgefallen sein, dass bei den Wohlstandskrankheiten immer wieder die gleichen Risikofaktoren genannt werden, was nicht verwundert, da bei allen die Ursache gleich ist.

Veränderungen der Blutgerinnung spielen bei der Entstehung und Verschlechterung der Arterienverkalkung, insbesondere der Koronarsklerose eine große Rolle. Dazu sollte man wissen, dass die eigentliche Aufgabe der Blutplättchen die ist, geschädigte Blutgefäße abzudichten, zum Beispiel bei Wunden durch die Schorfbildung. Bei der Entstehung der Arterienverkalkung besteht primär eine veränderte Blutzusammensetzung, so dass es zur Zusammenballung und zu Ablagerungen der Blutplättchen in den Gefäßen kommt.

Zur Zusammenballung der Thrombozyten, aktiviert durch Gefäßwandfaktoren, kommt es an den Stellen, wo eine Schädigung beziehungsweise eine Zerstörung der Gefäßinnenwand vorliegt. Diese wiederum bewirkt eine Verlangsamung und schließlich einen Stillstand des Blutstromes. Blutgerinnende Substanzen, die von geschädigten Zellen abgegeben werden, tragen zur Blutgerinnung bei.

Fette, Fett-Eiweiß-Komplexe und Cholesterin spielen bei der Bildung arteriosklerotischer Flecken (Plaques), durch ihre An- und Einlagerungen in die Gefäßwände der Arterien bei der Entstehung der Arterienverkalkung eine wichtige Rolle.

Cholesterin ist ein lebenswichtiger Fettstoff (Lipid), das zu 80 Prozent vom Körper selbst produziert wird, was hauptsächlich in der Leber geschieht. Die restlichen 20 % werden mit der Nahrung zugeführt.

Das Gesamtcholesterin sollte um 200 mg / 100 ml Blut liegen. Cholesterin verbindet sich im Blut mit Eiweißkörpern (Proteine). Diese Lipoproteine gelangen mit dem Blutstrom an Stellen des Körpers, wo sie gebraucht werden. Der Körper benötigt Cholesterin zum Zellaufbau. Es verleiht den Wänden der Zellen die eigentliche Stabilität. Es ist als Grundstoff zur Herstellung von Gallensäuren in der Leber und für die Verdauung unentbehrlich.

Die Aufgabe der Gallenflüssigkeit ist es, die Nahrungsfette fein im Speisebrei zu verteilen, was den fettspaltenden Enzymen der Bauchspeicheldrüse eine bessere Möglichkeit bietet, das Fett schneller zu zerlegen. Viele Menschen essen zu viel, zu hastig, zu fett und kauen zu wenig. Da dann die Produktion von Gallenflüssigkeit nicht mithalten kann, kommt es zu Völlegefühl, Magendruck und Blähungen. Schließlich dient das Cholesterin der „Fabrikation" von männlichen und weiblichen Geschlechtshormonen.

Die Lipoproteine werden nach ihrer physikalischen Dichte unterschieden. Die HDL-Lipoproteine sind die kleinsten und fettärmsten. Viel fettreicher und größer sind die LDL-Lipoproteine. Sind letztere in hohem Maße im Blut vorhanden, lagert es sich an den Gefäßwänden ab und führt mit Schlacken und Kalk zur gefürchteten Arterienverkalkung. Die Gefäße werden unelastisch und durch die Ablagerungen immer enger. Man spricht daher auch vom *„schlechten"* Cholesterin. Das *„gute"* fettarme HDL-Cholesterin kann die Fettablagerungen an den Gefäßwänden auflösen und überschüssiges LDL-Cholesterin abfangen.

Beim Cholesterin kommt es auf das Verhältnis von LDL- zu HDL-Cholesterin an. Ist das Verhältnis größer als 3, ist das ein Alarmzeichen. Ein Beispiel: Liegt das HDL bei 60 und das LDL bei 180, beträgt die Quersumme 3. Hier handelt es sich demnach um normale Werte. Ist der Wert kleiner als 3, dann ist das noch besser. Wenn man den LDL-Wert durch den HDL-Wert teilt, und das Ergebnis kleiner als 3 ist, besteht kein Grund zur Sorge. Ist das Verhältnis größer als 3, sollten Sie vorsichtshalber einen Arzt aufsuchen. Übrigens hat Filterkaffee keinen Einfluß auf die Höhe des Cholesterinspiegels. Wird der Kaffee allerdings aufgebrüht, kann sein Genuss letzteren geringfügig ansteigen lassen.

Bei einer ballaststoffreichen Ernährung lässt sich das LDL-Cholesterin um mindestens 15 Prozent senken. Wird zusätzlich Sport getrieben, erfolgt ein weiterer Abbau des „schlechten" Cholesterins.

Körperliche Aktivitäten spielen in der Prävention von kardiovaskulären (Herz und Gefäße betreffende) Erkrankungen eine zunehmend größere Rolle. Dadurch kann die Sterblichkeit an derartigen Erkrankungen signifikant gesenkt werden. **Löllgen,** Remscheid, führte auf dem 26. Interdisziplinären Forum der Bundesärztekammer in Köln aus, dass in den Jahren zwischen 1990 und 2001 mehr als 30 Spezialuntersuchungen zu diesem Thema publiziert wurden. Im Mittel ließ sich die Sterblichkeitsrate um 35 Prozent senken. Die Auswertung der Arbeiten aus unterschiedlichen Ländern mit verschiedensten ethnischen Gruppen erbrachten weitgehend ähnliche Ergebnisse.

Jede körperliche Betätigung regt die fibrinolytischen Aktivitäten an, was ganz wesentlich dazu beiträgt, Fibrinablagerungen am Endothel aufzulösen, um so ersten arteriosklerotischen Veränderungen entgegenzuwirken. Die durch Stress freigesetzten freien Fettsäuren und Triglyzeride können bei körperlicher Betätigung von der Muskulatur aufgenommen werden, die einen Teil als Energiequelle nutzt. Der Rest kann biochemisch umgebaut und gespeichert werden. Demnach ist körperliche Betätigung imstande, durch Stress ausgelöste Schäden zu mindern, beziehungsweise zu beheben. Natürlich wirken sich auch gewisse körperliche Aktivitäten besonders im Alter günstig auf den HDL-Spiegel aus. Diese Beobachtung ist durch wissenschaftliche Untersuchungen untermauert worden.

Ein überhöhter Homocysteinspiegel im Blut ist ein weiterer Risikofaktor (s. S. 208).

Saunabesuch bei Herzgesunden

Für einen Saunabesuch sollte man sich zwei Stunden Zeit nehmen! Eile und Hetze beim Saunagang bringen nichts, es schadet. Saunen entspannt, fördert das Wohlbefinden, steigert die Hautdurchblutung, härtet den Körper ab und fördert die Immunabwehr. Durch die trockene Hitze und plötzliche Abkühlung erweitern sich die Blutgefäße der Haut und ziehen sich danach durch die Kälte zusammen. Die Wärme wirkt wohltuend auf verspannte Muskulatur und entspannend auf die Seele.

Nach einem stressigen Arbeitstag oder nach sportlicher Betätigung sollten Sie sich vor Betreten des Saunaraumes eine 15-minütige Ruhepause gönnen. Sie sollten auch nicht hungrig oder mit vollem Magen in die Sauna gehen und vor allem nicht bei akuten Infektionen oder Fieber.

Die Initiative *„Gesund leben und ernähren“* in Hamburg veröffentlichte eine Studie britischer Wissenschaftler. Es sollte untersucht werden, ob ein Zusammenhang zwischen Höhe des Cholesterinspiegels und dem Aussehen der Testperson besteht. Die erstaunliche Feststellung: Diejenigen Personen, die erhöhte Blutfette aufwiesen, wurden für älter gehalten als sie tatsächlich waren. Die Wissenschaftler vermuten, dass sich Cholesterin in den kleinen Blutgefäßen der Haut ablagert, was zu einem vorzeitigen Alterungsprozess führt.

Sauna und Herz-Kreislauf-Patienten

Auf dem 11. Kongress für Physikalische Medizin und Rehabilitation berichtete Dozent Dr. Winterfeld von der Berliner Charité über positive Erfahrungen von Saunabesuchen seiner Herz-Kreislauf-Kranken. Es handelte sich um Hypertoniker, Patienten mit Angina Pectoris und solchen, die sich bereits einer Bypass-Operation unterziehen mussten. Die gesundheitsfördernde Wirkung des Saunabesuches liegt im rhythmischen Wechsel von Nass und Trocken und Heiß und Kalt. Dadurch wird nicht nur die Immunabwehr gesteigert und Schlacken durch das Schwitzen ausgeschieden, sondern auch der Kreislauf trainiert. Es konnte festgestellt werden, dass bei Vorliegen eines niedrigen Blutdrucks die Werte leicht ansteigen, während sie bei Hochdruckkranken gering abfallen. Die Hochdruckpatienten werden deswegen von Dr. Winterfeld regelmäßig zu therapeutischen Saunagängen geschickt, wobei allerdings einige Regeln beachtet werden müssen:

- Die Temperatur darf bei einer relativen Luftfeuchtigkeit von höchstens acht Prozent 90 Grad nicht überschreiten.
- Nicht mehr als zwei Saunagänge von jeweils 10 Minuten Dauer.
- Verzicht auf die üblichen Tauchbäder, da sie den Blutdruck abrupt ansteigen lassen, dafür Abkühlen nach dem Schwitzen mit einer nur mäßig kalten Dusche.

Welche Fette sind für eine gesunde Ernährung zuträglich, welche nicht?

Tierische Fette mit ihren gesättigten Fettsäuren sollten nach Möglichkeit gemieden werden, da sie das LDL-Cholesterin im Blut ansteigen lassen. Sie sind neben dem raffinierten Zucker und Mehl die größten Dickmacher. Zudem erhöhen sie die Blutfettwerte und begünstigen die Entstehung einer Arterienverkalkung und somit von

Herz-Kreislauferkrankungen. Deshalb sollten Sie Speck, fettes Fleisch, Schmalz und fette Wurst von Ihrer Ernährungsliste streichen, ebenso wie alle Nahrungsmittel, in welchen Fette „versteckt“ sind. Dazu gehören zum Beispiel Schokolade, Backwaren und Torten.

Dagegen sollten Sie bei der Speisenzubereitung ausschließlich pflanzliche Fette mit ihren einfach und mehrfach ungesättigten Fettsäuren verwenden. An erster Stelle steht Olivenöl, das in allen Mittelmeerländern zum Braten, Backen und der Zubereitung von Salaten verwendet wird. Es enthält hauptsächlich einfach ungesättigte Fettsäuren und ist, im Gegensatz zu anderen Ölen, zum Erhitzen hervorragend geeignet. Distelöl, Sonnenblumenöl, Maisöl und Rapsöl enthalten mehrfach ungesättigte Fettsäuren, sind daher noch gesünder, verändern sich jedoch beim Erhitzen in eine für den Menschen ungesunde Form. Sie sind jedoch zum Anrichten von Kaltspeisen hervorragend geeignet.

Butter oder Fabrikmargarine

Butter ist ein reines Naturprodukt, ohne jedwede chemische Zusätze. Im Unterschied dazu ist Fabrikmargarine ein industriell hergestelltes Kunstfett.

Man unterscheidet u.a. Haushaltsmargarine, Margarinen mit Hinweisen auf besondere Zusammensetzung, Kochmargarine und Margarine zur gewerblichen Verarbeitung.

Margarine wurde um 1870 von dem Chemiker Mége-Mouriés entwickelt. Als Rohstoffe dienen z.Tl. tierische Fette (Talg, Tran, Schmalz), aber hauptsächlich pflanzliche Fette und Öle. Weitere Zusätze sind Wasser, Sauermolke, Salz, geringe Mengen Zucker, Eigelb, Emulgatoren, z.B. Lecithine. Hierbei handelt es sich um Stoffe, welche die feinste Verteilung zweier Flüssigkeiten möglich machen, z.B. Wasser/Öl. Lecithin bewirkt übrigens das Schäumen und Bräunen beim Braten. Weitere Zusätze sind die Vitamine A und D, gewisse Farb-, Duft und Aromastoffe.

Bei der Massenherstellung der Margarine ist es ein langer Weg, bis das streich- und bratfähige, butterähnliche Produkt entsteht: Man entsäuert durch Vakuumdestillation oder Laugenraffination, bleicht und macht die Masse geruchsfrei, holt Trübungen durch Blankfitration heraus und setzt dann zur Schönung Betakarotin bei. Der Emulgator stabilisiert die Emulsion, der zusammen mit Glyzeriden das Spritzen in der Bratpfanne verhindert. Um die Margarine streichfähig zu machen, muß man sie härten, setzt ihr außerdem noch künstliche Geschmacksstoffe wie Diacetyl und Laktone zu und fügt, wie schon weiter oben erwähnt, Farbstoffe und synthetisch hergestellte Vitamine bei.

In manchen Margarinen finden sich 80 Prozent gehärtete Fette.

Bislang gibt es keine Studien, die eine Lebensverlängerung durch Margarine aufzeigen. Dagegen zeigte die „Nurses Health Study“ an 85 000 Krankenschwestern ein um 66 Prozent erhöhtes Risiko für Herz- und Kreislauferkrankungen bei Margarine essenden Krankenschwestern. Butter erhöhte das Risiko nicht. In diesem Zusammenhang das Ergebnis einer anderen wissenschaftlichen Untersuchung: Weniger als ein Viertel der Kinder aus Familien, die regelmäßig Butter essen, entwickelten Heuschnupfen, im Vergleich zu Kindern aus Familien mit Margarinekonsum.

Trans-Fettsäuren

Trans-Fettsäuren bilden sich bei der Härtung und Geschmacksneutralisierung pflanzlicher Öle zur Fabrikmargarineherstellung. Dadurch wird die Struktur der Fettmoleküle verändert. Als dem menschlichen Stoffwechsel „femd“, können sie nur unter Schwierigkeiten und langsam abgebaut werden, so dass sich bei Margarineverbrauchern der Blutfettspiegel eher erhöht. Analysen an Tierversuchen haben gezeigt, dass Trans-Fettsäuren der menschlichen Gesundheit nicht zuträglich sind.

Im Rahmen einer Studie am Institut für Milchforschung und Bakteriologie der Universität Wien kamen die Forscher zu folgenden Ergebnissen: Sie fanden bei Suppenwürfeln, Soßen und Soßenpulver bis zu neun Gramm Trans-Fettsäuren auf 100 Gramm des betreffenden Produktes. Blätterteig enthielt zwei bis vier Gramm, mit Haselnusscreme gefüllte Waffeln knapp 8 Gramm auf 100 Gramm, Pommes frites einer Schnellimbisskette enthielten drei Gramm, geringere Mengen vorfrittierte tiefgekühlte Pommes frites.

Münchener Wissenschaftler untersuchten vor allem bei Kindern beliebte Brotaufstriche: Nuss-Nougat-Creme enthielt 5,5 Gramm Trans-Fettsäuren, dagegen waren Erdnussbutter und vegetarische Brotaufstriche frei davon.

Trans-Fettsäuren bilden einen Risikofaktor bei der Entstehung von Herz-Kreislauferkrankungen. Der kritische Schwellenwert für Erwachsene liegt bei etwa 10 Gramm pro Tag. Mit derartigen Brotaufstrichen können vier- bis siebenjährige Kinder leicht auf drei Gramm pro Tag kommen. Empfehlung der Wissenschaftler: Gezielt Nahrungsmittel auswählen, die arm an Trans-Fettsäuren sind.

Ein gewaltiger Unterschied besteht zwischen den Fabrikmargarinen und den Reformhausmargarinen, die frei von Schadstoffen sind, denen sämtliche Vitalstoffe belassen wurden und die *keine* gehärteten Fette enthalten.

Reformhaus – Pflanzenmargarinen

Sie werden in einem schonenden Verfahren aus pflanzlichen Fetten und Ölen hergestellt, z.B. aus nativen, extra kalt gepressten Ölen. Für alle lebenswichtigen Funktionen des Gesamtorganismus, für alle inneren Organe, Gehirn, Herz und Gefäße eingeschlossen, sind die in Reformhausmargarinen unverändert enthaltenen ungesättigten und hochungesättigten Fettsäuren in Verbindung mit allen anderen lebensnotwendigen Vitalstoffen unersetzbar. Naturbelassene Pflanzenöle bestehen überwiegend aus diesen Fettsäuren, währen tierische Fette einen hohen Gehalt an gesättigten Fettsäuren haben.

Omega-3-Fettsäuren
(s. auch S. 196)

gehören zu den mehrfach ungesättigten Fettsäuren. Ihr Genuss kann die Entstehung einer Vielzahl von Zivilisationskrankheiten wie zum Beispiel Herzinfarkt und Hirnschlag verhindern helfen. Bei den Omega-3-Fettsäuren, die im Fettgewebe von Seefischen wie Lachs, Makrele, Thunfisch und Hering vorkommen, handelt es sich um Fettsäuren mit blutdruck- und blutfettsenkenden (Triglyzeride) Effekten, verbunden mit einer entzündungshemmenden Wirkung, die durch Antioxidantien unterstützt wird. Sie senken das „schlechte" LDL-Cholesterin und erhöhen das „gute" HDL-Cholesterin. Zudem verbessern sie die Fließeigenschaften des Blutes indem sie die Verklumpung von Blutplättchen verhindern und somit der Entstehung von Blutgerinnseln vorbeugen. Obendrein hemmen sie, wie weiter oben vermerkt, Entzündungsprozesse, weshalb sie zum Beispiel bei Rheuma und entzündlichen Darmerkrankungen eingesetzt werden. Überdies konnten bei Herzrhythmusstörungen, Schuppenflechte und Multipler Sklerose günstige Effekte bei der Behandlung der jeweiligen Krankheit nachgewiesen werden.

In einer Mega-Studie der Harvard Medical School in Boston, die über 14 Jahre lang lief und an der 19 839 Frauen teilnahmen, konnte nachgewiesen werden, dass mit der Anzahl der Fischmahlzeiten, welche die Frauen in der Woche einnahmen, das Schlaganfallrisiko deutlich abnahm, bei fünf oder mehr Fischgerichten pro Woche sogar um 52 Prozent. Ähnlich wird das Herzinfarktrisiko gemindert.

Neben Omega-3-Fettsäuren beeinflusst auch Knoblauch die Zusammensetzung der

Blutfette günstig. Ebenfalls bei Nüssen ist dies der Fall, da sie reich an ungesättigten Fettsäuren sind. Grundsätzlich gilt, dass pflanzliche Fette die Höhe des Cholesterinspiegels nicht ungünstig beeinflussen. Die Avocado ist ein Beispiel: Die Frucht ist zwar fetthaltig, aber die in der Frucht reich vorhandenen ungesättigten Fettsäuren wirken sich günstig auf den Cholesterinspiegel aus.

Es ist seit langem bekannt, dass die Eskimos auf Grönland, die mehr als 400 Gramm Fisch und Lebertran pro Tag etwa verzehren, kaum an den Folgen einer koronaren Herzkrankheit sterben. Bei uns dagegen stirbt jeder zweite daran. Auch unter den Bewohnern der Insel Okinawa, wo doppelt so viel Fisch gegessen wird wie im übrigen Japan, finden sich wenige Menschen mit Koronargefäßleiden.

Im Verlauf einer amerikanischen Studie wurden 25 Versuchspersonen vier Wochen lang drei verschiedene Diäten, jedoch mit gleichem Kaloriengehalt, verabreicht, die jeweils 45 % Fett, 40 % Kohlenhydrate und 15 % Eiweiß, sowie 500 mg Cholesterin enthielten. In der einen Diät waren Fette mit gesättigten Fettsäuren, in der zweiten hauptsächlich mehrfach ungesättigte Pflanzenöle und in der letzten 1 Pfund Lachs und zusätzliche Mengen Fischöl enthalten.

Nach Fischdiät lagen die Gesamtcholesterin- und LDL-Werte um 15 % und die VLDL- (eine Fraktion des LDL) und Triglyzeridspiegel sogar um 45 % niedriger gegenüber den Ausgangswerten. Die Pflanzenöldiät dagegen beeinflusste die beiden letzten Werte nicht. Bei 14 Patienten mit Hyperlipidämien bewirkte das Fischöl eine drastische Verminderung der überhöhten Cholesterinspiegel um bis zu 60 % und der Triglyzeride bei 2 Personen gar bis zu 85 %. Auch beachtenswerte Reduktionen der VLDL- und LDL-Spiegel waren gegenüber der Pflanzenöldiät festzustellen, wo sich die Senkungen nur im mittleren Bereich bewegten. Das HDL wurde durch die wechselnde Diät nicht beeinflusst. Daneben nahm die Thrombozytenreaktivität beträchtlich ab, wodurch sich die Blutungszeit von 7 auf 10 Minuten erhöhte. Dies wird durch die schon erwähnten, in Fischen enthaltenen längerkettigen und hochungesättigten Omega-3-Fettsäuren hervorgerufen.

Ein bis zwei Fischmahlzeiten pro Woche werden als Schutz gegen koronare Herzkrankheiten empfohlen, wobei Makrelen bevorzugt werden sollten, da sich diese Fischart auf die Lipid- und Lipoproteinspiegel wesentlich günstiger als beispielsweise Heringskost auswirkt.

In Holland wurde festgestellt, dass bei Männern, die mindestens 200 Gramm Fisch pro Woche verzehrten, die Herzinfarktrate um 50 % niedriger war als bei Personen, die selten oder überhaupt keinen Fisch aßen. So wie bei den Eskimos konnte auch bei japanischen Fischern mit hohem Fischverzehr eine verzögerte Blutgerinnung festgestellt werden.

Ballaststoffe mindern das Arterioskleroserisiko

Wird in einer Nahrung, bei sonst gleicher Zusammensetzung, hinsichtlich Fett, Eiweiß und Kohlenhydraten der Ballaststoffanteil erhöht, kommt es zu einem Abfall des Serumcholesterinspiegels. Es wird angenommen, dass in Zentralafrika und in Indien, wo das Risiko, eine arteriosklerotische Herzkrankheit zu bekommen, gering ist, die Ursache dafür in der ballaststoffreichen Kost zu suchen ist. Andererseits führt ballaststoffarme Nahrung unter anderem zu Zuckerkrankheit, Hyperlipidämie und koronaren Herzkrankheiten.

Ballaststoffe enthalten Zellulose, Hemizellulose, Lignin, Pektin und Guar. Während die drei ersteren wahrscheinlich keinen Einfluss auf die Höhe der Blutfettspiegel haben, wird durch Gaben von Pektin und Guar der Serumcholesterinspiegel gesenkt. Pektin ist in fast allen Obst- und Gemüsesorten enthalten. So konnte bei einer Gruppe von 38 Männern, die über eine Zeitspanne von 4 Wochen täglich mindestens 2 Äpfel aßen, das Gesamtcholesterin nachhaltig gesenkt werden.

Es lässt sich sagen, dass an der Entstehung aller Risikofaktoren, die imstande sind, eine Arterienverkalkung auszulösen, stets der Betroffene selbst mitwirkt. Somit ist jeder **selbst** für die Beschaffenheit seiner Arterien verantwortlich.

Negativer Stress fördert die Arterienverkalkung

Der Einfluss von „unangenehmem" Stress fördert auf verschiedene Art die Entstehung und das Fortschreiten der Arterienverkalkung. Stress setzt eine ganze Reihe biochemischer Stoffwechselprozesse in Gang, die alle das Erkrankungsrisiko erhöhen können: Zuerst wird Adrenalin und Noradrenalin freigesetzt. Letzteres bewirkt eine Gefäßverengung, beide zusammen eine Erhöhung des Pulsschlages. Als Folge davon steigt der Blutdruck, und da außerdem noch Vasopressin freigesetzt wird, steigt er noch mehr. Andere Substanzen (ACTH, Kortisol, Aldosteron), die ebenfalls produziert werden, sorgen dafür, dass der Blutdruck nicht sofort wieder abfällt, sondern sich erst nach längerer Zeit normalisiert.

In China existierten früher keine Folgekrankheiten der Arterienverkalkung. Arterielle Verschlusskrankheiten und Herzinfarkt waren praktisch unbekannt. Der grundlegende Unterschied zwischen dort und hier liegt wieder in der andersartigen Ernährung. Parallel zur Annahme westlicher Ernährungsgewohnheiten steigt jetzt das Risiko für Arterienverkalkung mit all ihren Folgen. Besonders betroffen von den Gefäßveränderungen sind neben den unteren Extremitäten, Herz, Gehirn, Nieren und Pankreas (Bauchspeicheldrüse). Verschlüsse an den Arterien der unteren Extremitäten führen zu intermittierendem (zeitweisem) Hinken (s.w.u.).

Belastungsschmerzen des Herzens, Herzinfarkt, Niereninsuffizienz mit Hochdruck und Urämie (Nierenversagen), Altersdiabetes durch Sklerose der Pankreasarterien, arteriosklerotische Demenz (geistiger Verfall), Enzephalomalazie (Gehirnerweichung) und Massenblutung aus einer arteriosklerotisch veränderten Hirnarterie sind die gefürchteten Endstadien der Arterienverkalkung. Alles direkte Folgen einer langjährigen Fehlernährung, zum Teil noch, wie bei den „Raucherbeinen", durch Nikotinmissbrauch und hohen Alkoholkonsum potenziert. Durch rechtzeitige Umstellung der Lebensweise wären sie alle weitgehend vermeidbar gewesen.

„Schaufensterkrankheit" (Claudicatio intermittens = intermittierendes Hinken)

Bei dieser Krankheit der Raucher, der chronisch arteriellen Verschlusskrankheit der Beine, sind die arbeitenden Muskelgruppen der Beine mit sauerstoffbeladenem Blut unterversorgt. Die Krankheit ist charakterisiert durch einen Wechsel von Belastung – Schmerz – Ruhe – Linderung, wobei es große Unterschiede zwischen Belastungsdauer und Schmerzauftritt gibt. Weil dem arbeitenden Muskel nicht genügend mit Sauerstoff beladenes Blut zur Verfügung steht, wird der Schmerz ausgelöst. Der Belastungsschmerz stellt nichts anderes dar, als eine Warnung, wodurch das minderversorgte Bein vor einer weiteren Gewebsschädigung oder sogar Gewebsverlust geschützt werden soll.

Der von diesem Leiden Betroffene muss nach einer je nach Krankheitsgrad kürzeren oder längeren Wegstrecke vor heftigen Schmerzen in den Beinen stehen bleiben, will dies vor anderen verbergen und tut so, als ob er sich für die Auslagen interessiert, wenn dies, was in der Stadt ja leicht möglich ist, gerade vor einem Ladengeschäft passiert. Er kann erst weitergehen, wenn die Schmerzen nachgelassen haben. Als Folge der Mangeldurchblutung, mit komplettem Verschluss der Gefäße, können sich kleinere und größere Gewebsnekrosen (Gewebstod), Geschwüre oder ganggränöse Bezirke (Brandigwerden von abgestorbenem Gewebe) bilden.

Die Entstehung der Arterienverkalkung in einem neueren Licht

- Die giftigen Stoffwechselprodukte der Parodontitis-Bakterien (s. S. 105), welche für Zahnfleischentzündungen verantwortlich sind, gelangen in den Kreislauf und können eine Ursache der Arterienverkalkung sein. Nach Auffassung der Deutschen Parodontosehilfe werden die gesundheitlichen Gefahren von Zahnfleischerkrankungen in der Bevölkerung enorm unterschätzt. **„Parodontose ist der größte einzelne Risikofaktor bei koronaren Herzerkrankungen und hat damit eine größere Bedeutung als das Rauchen“,** so ihr Präsident Wolfgang **Koch.** Mehr als zwei Drittel aller Deutschen hätten ein krankes Zahnfleisch. Parodontose verläuft meist schleichend, ohne Schmerzen zu verursachen. Dazu passt die Veröffentlichung kanadischer Forscher im Wissenschaftsmagazin „Science“: „Wir haben bewiesen, dass eine Bakterieninfektion etwa im Geschlechtstrakt oder den Lungen die Entzündung von Herzgewebe nach sich ziehen kann“. Ein Team von der Boston-Universität in Lexington (USA) berichtete, dass bestimmte Antibiotika das Risiko eines späteren Infarktes bis auf die Hälfte reduzieren. Die Studie stützte sich auf eine britische Datenbank mit Informationen über drei Millionen Patienten.
- Ähnlich ist es mit Helicobakter pylori (s. S. 111), dem Verursacher von Magengeschwüren und Magenkrebs. Auch er spielt bei der Entstehung der Arterienverkalkung eine Rolle.
- Eine Gefäßläsion, bedingt durch Chlamydia pneumoniae (erst 1985 entdeckt), passt in das aktuelle Konzept der Arterioskleroseentstehung, so die Aussage in einer deutschen wissenschaftlichen Arbeit. Demnach ist die Entstehung arteriosklerotischer Läsionen die Folge einer chronisch-entzündlichen Reaktion der Gefäßwand nach primärer Schädigung der einschichtigen, zelligen Auskleidung aller Gefäße (Endothel) und der glatten Muskelzellen. Es gelang, Chlamydien (s. S. 166) direkt in den Arterioskleroseherden von Blutgefäßen nachzuweisen. Sie führen zu einer Gefäßverengung und damit zum Infarkt. Erwiesen ist übrigens auch, dass diese Erreger in hohem Maße für Frühgeburten verantwortlich sind. Britischen Forschern zufolge konnte eine gegen Chlamydien wirksame Antibiotikabehandlung das Risiko, erneut einen Infarkt zu bekommen, um rund 70 Prozent senken. Langzeitstudien gibt es allerdings noch nicht. Einer finnischen Studie zufolge hatten zwei Drittel der Herzinfarktpatienten eine Chlamydieninfektion durchgemacht, aber nur jeder sechste Vergleichspatient ohne Infarkt. Diskutiert wird, ob reaktive Arthritis, Multiple Sklerose, Alzheimer-Krankheit und das chronische Müdigkeitssyndrom von Chlamydia pneumoniae hervorgerufen werden können.

Der Mikrobiologe Prof. Wolfgang **Stille,** Universität Frankfurt / Main, glaubt, dass Chlamydien allein für die Mehrzahl der Infarkte verantwortlich sind, weil sie über Jahre hinweg die Gefäße infizieren und so die zugrunde liegende Krankheit verursachen: **Die Arteriosklerose.** Falls letztere vor allem durch Chlamydien ausgelöst und in Gang gehalten würde, könnten durch eine entsprechende Behandlung, Tetrazyklin hat sich als wirksam erwiesen, die Erreger vernichtet werden.

Familiäre Hypercholesterinämie

Es handelt sich um eine vererbbare Stoffwechselkrankheit (genetische Faktoren spielen eine Rolle), die relativ häufig vorkommt. Sie führt teilweise zu extrem hohen Serumcholesterinwerten, die das Risiko gegenüber arteriosklerotischen Gefäßerkrankungen steigern. Schon in jungen Jahren entstehen Verengungen der Herzkranzgefäße. Die Betroffenen sterben zum Teil schon vor dem 30. Lebensjahr an plötzlichem Herztod oder Herzinfarkt. Daher sind Familienmitglieder gefährdet, wenn in der Familie ein oder sogar mehrere Angehörige frühzeitig an einer Herzkrankheit verstorben sind. Verwandte ersten Grades (Eltern, Kinder, Geschwister) haben ein persönliches Risiko von 50 Prozent selbst zu erkranken. Bei Verwandten zweiten Grades (Neffen, Nichten) sind es immerhin noch 25 Prozent.

Was kann man als Betroffener tun?

- Wenn ein Familienmitglied in jungen Jahren an einer Herzkrankheit stirbt, sollte man vom Arzt die Blutfettwerte untersuchen lassen.
- Sind sie hoch, muss als allererstes die Lebensführung geändert werden: Gesunde Ernährung, Sport, Rauchen einstellen! Medikamente, um den Blutfettgehalt zu senken sind unerlässlich, wobei die gesunde Lebensweise unumgänglich ist.
- Die Experten eines MED-PED-Zentrums zu Rate ziehen.

In der Bundesrepublik gibt es zurzeit fünf MED-PED-Zentren. MED-PED steht für „Make Early Diagnosis – Prevent Early Death", zu Deutsch „Frühe Diagnose stellen – frühen Tod verhindern". Die Anschriften der Zentren finden Sie im Internet unter: *www.Gesundheitpro.de*

Bluthochdruck – Hypertonie

Unser faustgroßes und 300 Gramm schweres Herz schlägt am Tag etwa 100.000-mal und pumpt in der Minute fünf Liter, das sind pro Tag 10.000 Liter und im Laufe eines einzigen Jahres mehr als 3,5 Millionen Liter Blut durch den Körper, um ihn mit Sauerstoff und Nährstoffen bis in die letzte Zelle zu versorgen und Schadstoffe (Kohlendioxid) abzutransportieren. Wenn das Herz zwischen 60 und 80 Mal pro Minute schlägt, so sind das rund drei Milliarden Schläge im Laufe eines 70 jährigen Lebens.

Nach neuesten Untersuchungen wird die Zahl der Hypertoniker (Menschen mit zu hohem Blutdruck) in der Bundesrepublik auf rund 20 Millionen geschätzt, wobei nur elf Millionen Kenntnis von ihrer Erkrankung haben, und davon wiederum sind nur fünf Millionen in ärztlicher Behandlung! Diese Zahlen sollten zu denken geben. Zu ähnlichen Zahlen kommt die „Initiative Gesundes Herz": Danach leiden rund 20 % der Bevölkerung an hohem Blutdruck und unter den 55 jährigen bereits schon jeder dritte.

Was ist Blutdruck?

Unser Blut muss unter einem gewissen Druck stehen, damit es im Körper fließen kann. Durch rhythmisches Zusammenziehen und Erschlaffen des Herzens kommt dieser Druck zustande. Gemessen wird der Druck, der auf die Wände der Schlagadern ausgeübt wird. Zwei Werte gibt es: Den so genannten systolischen Druck, der während des Zusammenziehens des Herzens und des Ausströmens des Blutes in die Gefäße entsteht, und den diastolischen, der beim Erschlaffen des Herzmuskels zustande kommt. Die Höhe des Blutdrucks wird in Millimeter Quecksilbersäule (mm Hg) angegeben. Als normal gelten Werte von systolisch 120 – 139, diastolisch 80 – 89 (optimaler Wert 120/80), zum Beispiel 135/86 mm Hg. Von leichter Hypertonie spricht man bei Werten von 140 – 159 zu 90 – 99, um mittlerem Hochdruck handelt es sich bei Werten von 160 – 179 zu 100 – 109 und von schwerem Hochdruck spricht man, wenn Werte von >180/>110 festgestellt werden. Leichter Bluthochdruck von 140/90 mm Hg gilt für alle Erwachsenen, egal ob sie 18 oder 80 Jahre alt sind. Vererbung spielt ebenfalls eine Rolle: Leiden die Eltern an Bluthochdruck, liegt die Wahrscheinlichkeit, dass auch ihre Kinder daran erkranken, bei weit über 50 Prozent.

Laut Fachzeitschrift „Medizin Report" stirbt im Schnitt 16,5 Jahre früher, wer ab seinem 35. Lebensjahr konstant Bluthochdruckwerte von über 150/100 mm Hg hat. Laut Prof. **Kolloch,** Präsident der 25. Wissenschaftlichen Tagung der Deutschen Hochdruckliga/ Deutsche Hypertonie – Gesellschaft, ist es nach wie vor erschreckend, dass immer noch drei Viertel der Hypertoniker auf unzureichende Werte eingestellt sind.

Bezeichnend ist es, dass sich Menschen mit hohem Blutdruck in der Regel wohl und leistungsfähig fühlen. Erst in extremen Fällen kommt es zu Kopfschmerzen, Herzklopfen und Schwindelgefühlen. Hoher Blutdruck ist auch eine Gefahr für die Nieren. US-amerikanische Studien haben ergeben, dass das Dialyserisiko bei Hochdruckpatienten zwei- bis dreimal so hoch ist wie bei Menschen mit normalem Blutdruck.

Zu den Hauptrisikofaktoren für hohen Blutdruck, die übrigens **alle** beeinflussbar sind, zählen Übergewicht (mehr als die Hälfte der Hypertoniker sind dick), Alkoholkonsum, Rauchen, Stress, übermäßiger Salzkonsum und Bewegungsmangel. Er gilt als wesentlicher Risikofaktor für Herzinfarkt und Hirnschlag.

Nicht beeinflussbare Risikofaktoren sind: Alter, Geschlecht und Häufigkeit der Herzkrankheiten in der Familie (obwohl bei ihnen meist ebenfalls beeinflussbare Risikofaktoren bestehen. Oft ist hier der Lebenswandel „vererbt"). Andere Erkrankungen wie Diabetes und Nierenkrankheiten, aber auch Medikamente (Psychopharmaka, Antibabypille) können den Blutdruck in die Höhe treiben.

Stress am Arbeitsplatz: Bei einer Studie, im „Deutschen Ärzteblatt" veröffentlicht, kam heraus, dass jeder zweite Arbeitnehmer unter hohem Blutdruck am Arbeitsplatz leidet. 5 271 Arbeitnehmer aus 60 verschiedenen Betrieben im Durchschnittsalter von 45 Jahren wurden rund um die Uhr untersucht.

Australische Wissenschaftler gingen der Frage nach, ob bei übergewichtigen Menschen mit Bluthochdruck letzterer allein durch eine Gewichtsreduktion zu senken ist. Die Frage konnte, dies auch aus eigener Beobachtung, eindeutig mit **Ja** beantwortet werden. Die Studie zeigt noch ein weiteres positives Ergebnis: Unter der Gewichtsabnahme sank nicht nur das Gesamtcholesterin sondern auch das Verhältnis des Gesamt- zum HDL-Cholesterin und damit ein Risikofaktor für die Entstehung der Arterienverkalkung.

Dauerhaft erhöhter Blutdruck in mittleren Lebensjahren begünstigt die Vergesslichkeit im Alter. Das haben schwedische Wissenschaftler in einer 20 jährigen Studie, an der 1 000 Männer beteiligt waren, nachgewiesen. Durch den Bluthochdruck kommt es zu Gefäßschäden im Gehirn, die das Absterben von Nervenzellen begünstigen würden.

Morgendlicher Bluthochdruck

Drei von vier Patienten haben am Morgen hohe Blutdruckwerte. Eine Untersuchung, an der 60.000 Hochdruckkranke beteiligt waren, brachte dieses überraschende und erschreckende Ergebnis zu Tage. Erschreckend deswegen, weil unter den morgendlichen Hochdruckspitzen das Herzinfarkt- und Schlaganfallrisiko dreifach erhöht ist. Für die mögliche Ursache dieser hohen morgendlichen Blutdruckwerte haben die Untersucher zwei Erklärungen bereit: Die Behandlung der Hypertonie sei insgesamt unzureichend oder die Medikamente werden entweder überhaupt nicht, falsch oder zu früh am Abend eingenommen. Die Wirkung der Medikamente hat in den frühen Morgenstunden so nachgelassen, dass der Blutdruck unweigerlich ansteigt.

Durch eine 24-Stunden-Blutdruckmessung lässt sich feststellen, ob die eingenommenen Tabletten morgens noch wirken. Andernfalls müssten Tabletten am Abend später oder morgens in aller Frühe eingenommen werden.

Bluthochdruck und Kochsalz

Nicht bei jedem Hochdruckkranken treibt das Kochsalz den Blutdruck hoch. Allerdings reagieren zwei Drittel der essentiellen Hypertoniker auf überhöhte Kochsalzzufuhr mit einem Anstieg des Blutdrucks; das restliche Drittel zeigt keine Reaktion.

Eine schottische Studie scheint diese Annahme zu erhärten, dass bei bestimmten Personen die Höhe des Natriumkonsums ohne Einfluss auf die Höhe des Blutdrucks bleibt.

Auf dem Kongress der International Society of Hypertension wurde auch salzunempfindlichen Hochdruckpatienten empfohlen, ihren Salzkonsum einzuschränken. Es ist seit langem bekannt, dass Vegetarier im Allgemeinen einen niedrigeren Blutdruck aufweisen und weniger zu Bluthochdruck neigen als Menschen, die sich nach landläufiger Meinung normal ernähren. Selbst wenn man weitere Faktoren wie Alter, Alkoholkonsum, körperliche Betätigung und seelische Verfassung berücksichtigt, ließe sich diese Beobachtung dadurch erklären, dass es unter den Vegetariern keine Übergewichtigen gibt und ihr Kochsalzkonsum geringer ist. Für diese feststehenden und erwiesenen Unterschiede könnten aber auch die andersartigen Nahrungsbestandteile verantwortlich sein. Vegetarier verzehren nun einmal mehr Obst, Gemüse, Salate und Vollkornprodukte, wobei sämtliche Vitalstoffe in der Nahrung reichlich vorhanden sind. Wahrscheinlich senkt eine lakto-ovo-vegetabile Kost durch ein komplexes Zusammenspiel aller Inhaltsstoffe den Blutdruck, beziehungsweise lässt ihn gar nicht erst ansteigen, wobei möglicherweise einzelne Einflussfaktoren überhaupt noch nicht bekannt sind. So sicherlich auch diverse Substanzen aus der immer noch wenig erforschten Gruppe der bioaktiven SPI.

Auf der 1996 stattgefundenen Jahrestagung der amerikanischen Herzgesellschaft wurden zwei Studien vorgestellt, in denen die Rolle einer Ernährungsumstellung unterstrichen wird. Bei einer Umstellung der Kost auf mehr Gemüse und Obst und weniger tierisches Fett fiel der Blutdruck so ab, dass dies der Wirkung eines Medikamentes entsprechen würde, so der Leiter der einen Studie, Thomas J. **Moore** von der Harvard Medical School. In der anderen Studie konnte gezeigt werden, dass ein Nutzen der Ernährungsumstellung auch bei bereits langfristig medikamentös behandelten Patienten zu erwarten ist.

Das kardiovaskuläre Risiko des Bluthochdrucks geht eindeutig, abhängig vom Ausmaß der Blutdrucksenkung, zurück. Auch das Fortschreiten einer Arterienverkalkung kann zumindest verzögert werden. Nicht nur Ruhe und Erholung, sondern auch ausreichender Schlaf senken den Blutdruck. Wer es kann, sollte sich daher ein Mittagsschläfchen leisten!

Abends fällt der Blutdruck ab und erreicht nach Mitternacht die niedrigsten Werte. Gegen sechs Uhr morgens kommt es zu einem Blutdruckanstieg mit gelegentlich gefährlichen Blutdruckspitzen, die wahrscheinlich für die Häufung morgendlicher akuter kardiovaskulärer Zwischenfälle verantwortlich zu machen sind. Seine Höhe schwankt tagsüber ja nach Körperhaltung, Tätigkeit, Atmung und seelischer Verfassung. Diese Schwankungen sind physiologisch.

Leider gibt es keine Möglichkeit, die Empfindlichkeit Natrium gegenüber festzustellen. So gilt grundsätzlich für jeden Hochdruckkranken, ob er nun natriumempfindlich ist oder nicht, seinen Kochsalzkonsum einzuschränken. Durch Kochsalz wird Wasser im Körper gebunden. Demnach wird umso mehr Wasser festgehalten, je mehr Kochsalz aufgenommen wird. Die Folge davon ist eine erhebliche Speicherung von Wasser in den Körperzellen, wodurch eine gefäßverengende Wirkung zustande kommt. Das Herz muss mit erhöhtem Druck antworten, um das Blut durch die Arterien pumpen zu können. Die Folge davon ist ein Blutdruckanstieg. Kochsalz wirkt aber nicht nur aus osmotischen Gründen – durch den Stoffaustausch an den halbdurchlässigen Membranen der Zellen – blutdrucksteigernd, sondern beeinträchtigt auch die Elastizität der Arterien. Bei älteren Personen konnte unter Kochsalzmangel eine nachweisbare Elastizitätszunahme der großen Gefäße festgestellt werden.

In China ergab eine groß angelegte Studie, dass der im Durchschnitt höhere Blutdruck bei der Stadtbevölkerung auf den vermehrten Salzkonsum zurückzuführen ist. Unter den Nordjapanern, die im Durchschnitt mehr als 30 Gramm Kochsalz pro Tag zu sich nehmen, leidet jeder zweite an Bluthochdruck.

Studien aus Japan ließen erkennen, dass durch Verabreichung salzarmer Speisen bei Jugendlichen der üblicherweise mit zunehmendem Alter einsetzende Blutdruckanstieg ausblieb. Um eine optimale Blutdrucksenkung zu erzielen, die überdies frei von Nebenwirkungen ist, sollte die tägliche Kochsalzzufuhr auf weniger als 1 Gramm beschränkt werden, was bei unseren Ernährungsgewohnheiten aber nur blanke Theorie bleiben muss. Eine Verminderung des Kochsalzgehaltes in der Nahrung auf Werte unter 2 Gramm pro Tag, hätte nach **Freis** wahrscheinlich die Verhütung der essentiellen (selbständigen) Hypertonie und ihr Verschwinden als ein gesundheitliches Problem erster Ordnung zur Folge. Eine Reduktion der täglichen Kochsalzaufnahme ist jedoch angesichts der jetzigen Ernährungsgewohnheiten in der westlichen Industriegesellschaft nahezu unmöglich, da industriell veränderte und „verfeinerte" Nahrungsmittel, beispielsweise die Konserven, immer mehr den Markt erobern und an Bedeutung gewinnen, so dass die Natriumzufuhr – Natrium ist der hier entscheidende Bestandteil des Kochsalzes – mehr und mehr von der Nahrungsmittelindustrie als vom Verbraucher selbst bestimmt wird. Hierzu ein Beispiel: Frische Erbsen haben einen Natriumgehalt von 0,9 mg / 100 g, tiefgekühlte Erbsen bereits 100 mg / 100 g und Erbsen aus der Dose, ohne Flüssigkeit, sogar circa 230 mg / 100 g.

Hier sollte einmal ausdrücklich erwähnt werden, dass der Appetit auf Salz keineswegs angeboren sondern anerzogen ist. Salzen wird zur Gewohnheit, es übertüncht den natürlichen guten Geschmack des Nahrungsmittels und stumpft unser Geschmacksorgan mit der Zeit so ab, dass man auf Salz kaum mehr verzichten kann.

Kuhmilch enthält 4-mal mehr Natrium als Frauenmilch. Bereits bei der Babynahrung wird die Gewöhnung an zu große Salzmengen geschaffen. Eine Kost, arm an Natrium, führt über die Normalisierung des zellulären Natriumstoffwechsels zu einem Blutdruckabfall.

Man findet immer wieder, wie auch hier, dass einmal von Kochsalz / Natriumchlorid / NaCl und ein anderes Mal nur von Natrium / Na die Rede ist. Als Faustregel gilt, dass 1 Gramm Natrium 2 Gramm Kochsalz entsprechen (exakter 40 mg Natrium entsprechen 100 mg Kochsalz).

Der Mindestbedarf des Körpers an Natrium liegt bei 0,5 Gramm pro Tag. Gegenüber der weiter oben propagierten Einschränkung des Kochsalzkonsums auf 2 Gramm pro Tag wird von anderer Stelle eine täglich mit der Nahrung zugeführte Menge von 5 Gramm empfohlen. Wir nehmen dagegen 10 – 15 Gramm, in Extremfällen sogar bis zu 30 Gramm pro Kopf und Tag zu uns. Man darf nicht den natürlichen Natriumgehalt unserer Nahrungsmittel vergessen, zu dem dann das von der Lebensmittelkette und zuletzt von uns in Küche und am Esstisch zugeführte Kochsalz hinzukommt. Es ist deswegen so schwer, die Natriumzufuhr nachhaltig einzuschränken, weil bei der Fleisch- und Wurstwarenherstellung, Brot- und Backwarenerzeugung und bei der Käsezubereitung kräftig zugesalzen wird. Dies nicht nur aus Gründen der Konservierung und Erleichterung der Herstellungsverfahren, sondern auch deswegen, damit das Wasser in der Wurst durch Zugabe von Salz „schnittfähig" wird.

Als kochsalzreiche Lebensmittel beziehungsweise Nahrungsmittel gelten Brot, Brötchen, Brezeln, ganz besonders natürlich Salzstangen, Knäckebrot, Backwaren aller Art, Chips, Käse, Wurst, Schinken, hauptsächlich roher, Gepökeltes, gesalzene Erdnüsse, Konserven, aber auch eingelegte Oliven, Kapern und Tomatenketchup. So finden sich zum Beispiel in 100 Gramm gekochtem Schinken 2,2 Gramm Kochsalz, in Knackwurst 3,0, im durchwachsenen Speck 4,5, im Edamer Käse (30 %ig) und Tilsiter (45 %ig) je 2,0 Gramm, im Limburger 3,3 Gramm, in Bismarckheringen 2,6, im Matjeshering 6,4, in Salzheringen gar 15,1 Gramm, im Sauerkraut zwischen 0,6 und 2,0 Gramm, in Salz-Dill-Gurken 2,4, in grün marinierten Oliven 6,1, im Tomatenketchup 2,9 und in diversen Fertigbrühen zwischen 3,4 und 5,7 Gramm Kochsalz. Es ist auch in Nahrungsmitteln enthalten, bei denen man es überhaupt nicht vermutet, so zum Beispiel in der Sauermilch und Sahne. Natrium wird auch in anderen chemischen Verbindungen in der Nahrungsmittelindustrie verwandt. Die Erzeugnisse schmecken überhaupt nicht salzig, dennoch enthalten sie das blutdrucksteigernde Natrium. Als Geliermittel wird beispielsweise Natriumalginat für die Herstellung von Süßwaren, Puddingpulver, Speiseeis und Fruchtzubereitungen verwendet und als Natriumbikarbonat für Back- und Brausepulver oder als Arzneimittel gegen Sodbrennen.

Es macht sich auch kaum jemand Gedanken darüber, dass Bindemittel (Na-Phosphat), Geschmacksverstärker (Na-Glutamat) und sogar Zuckeraustauschstoffe (Na-Cyclamat) Natrium enthalten. Letztere verwenden besonders Zuckerkranke zum Süßen von Speisen. Dass auch in Colagetränken bis zu einem Gramm Natrium als Natriumphosphat pro Liter enthalten ist und Karlsbader Salz, ein weitverbreitetes Abführmittel, als Hauptbestandteil Natriumsulfat enthält, weiß kaum jemand. Da in unserer täglich verzehrten „Normalnahrung" mehr als genügend Kochsalz enthalten ist, erübrigt sich im Grunde genommen jedes weitere Nachsalzen. Man hat ausgerechnet, dass eine üppige Kost von 4 000 Kalorien etwa 20 – 25 Gramm Kochsalz enthält! Um den tatsächlichen Kochsalzverbrauch exakt berechnen zu können, wurde in 42 Dortmunder Familien 6 Monate lang der Salzverzehr genau ermittelt. Der Kochsalzgehalt in den Haushalten lag im Mittel knapp über 2 Gramm pro Tag. Die Hälfte der Versuchspersonen verbrauchte sogar weniger als 1,7 Gramm täglich.

Anhand der Natriumausscheidung im Urin kann man genau die zugeführte Gesamtkochsalzmenge berechnen. Dabei stellte sich heraus, dass tatsächlich 10 – 12 Gramm zugeführt wurden, das heißt mit anderen Worten, nur 20 – 25 % (2 beziehungsweise 1,7 g) wurden im Haushalt zugesalzen; dagegen fand sich die überwiegende Menge von 75 – 80 % in den von der Industrie hergestellten und von den Versuchspersonen verzehrten Nahrungsmitteln.

Ein Zuviel an Kochsalz hat auch Auswirkungen auf den Tag-Nacht-Rhythmus des Blutdrucks. Japanische Wissenschaftler haben herausgefunden, dass zuviel Salz die normale nächtliche Blutdruckabnahme unterdrückt. Es gibt keine Erholung, da die Blutgefäße auch nachts unter erhöhtem Druck stehen.

Als ursächliche Behandlung des hohen Blutdrucks wäre demnach bei Übergewichtigen eine Gewichtsreduktion anzustreben.

Mit der Kalorienbeschränkung wird auch die Kochsalzzufuhr automatisch vermindert. Es gilt als erwiesen, dass die Höhe des Blutdrucks direkt mit dem Körpergewicht zusammenhängt. Neben der drastischen Einschränkung der Natrium- beziehungsweise Kochsalzzufuhr wäre die des Kaliums zu erhöhen, da letzteres einen blutdrucksenkenden Effekt hat. Eine kaliumreiche Kost wie Obst, Gemüse, Salate und Kartoffeln würden das Natrium-Kaliumverhältnis zu Gunsten des Kaliums verbessern.

Eine schonende Zubereitung der Speisen ist wichtig, da Kalium und auch andere Spurenelemente durch das Koch- und Waschwasser aus den Lebensmitteln herausgespült werden können. Andererseits sollte man daran denken, bei gesalzenen Nahrungsmitteln das Kochwasser öfter zu wechseln.

Man hat festgestellt, dass die Kalziumzufuhr mit der Nahrung in einem umgekehrten Verhältnis zum Bluthochdruck steht. In Ländern mit einer kalziumreichen Ernährung gibt es weniger Menschen mit hohem Blutdruck, wogegen sich umgekehrt Hochdruckpatienten kalziumarm ernähren. Milcherzeugnisse weisen zum Beispiel viel Kalzium auf.

Dem Hochdruckkranken kann man noch empfehlen, möglichst nicht außer Haus zu essen, Kantinenverpflegung zu meiden und versuchen, in Erfahrung zu bringen, wie hoch der Natriumgehalt seines Leitungswassers ist. Er sollte nicht höher als 20 mg Na / Liter sein. Ist er höher, ist zu empfehlen, mit einem natriumarmen Mineralwasser die Speisen zuzubereiten. Mineralwässer enthalten Natrium in höchst unterschiedlichen Mengen. Von 71 untersuchten Mineralwässern verdienten nur 26 das Prädikat „natriumarm" (weniger als 100 mg / L Natrium). Es gibt Diätfleischwaren mit teilweise stark herabgesetztem Salzgehalt, die es geschmacklich trotzdem mit der „gesalzenen" Konkurrenz durchaus aufnehmen können, so zum Beispiel Schinken, der nur noch 100 mg Natrium auf 100 Gramm enthält.

Bisher erfahren es gesundheitsbewusste Verbraucher leider nicht, wenn Nahrungsmittel weniger als üblich gesalzen sind und ihnen das Prädikat „natriumreduziert" gebühren würde.

Da der Natriumverlust bei Schwerarbeitern und Sportlern durch das Schwitzen besonders hoch ist, können diese Mineralwässer mit hohem Natriumgehalt durchaus zu sich nehmen.

Wie kann man vorbeugen

Die so genannte DASH-Sodium-Diät (Dietary Approches to Stop Hypertension) ist eine spezielle Diät zur Behandlung des hohen Blutdrucks.

Sie umfasst vor allem Gemüse, Obst, Geflügel, Fisch, fettarme Milchprodukte, Vollkornerzeugnisse und Nüsse. Obwohl diese Ernährungsweise für sich allein eine Senkung des hohen Blutdrucks bewirkt, konnte zusammen mit einer Kochsalzreduktion sogar eine noch bessere Wirkung erzielt werden als bei der Gabe blutdrucksenkender Medikamente. Obst und Gemüse ist bei der DASH-Diät das Wichtigste, und je mehr über den Tag verteilt davon gegessen wird, umso besser. Dic in der Nahrung enthaltenen Ballaststoffe wirken ebenfalls blutdrucksenkend und das darin reich enthaltene Kalium und Magnesium wirkt zu Natrium als Gegenspieler. Von den fettarmen Milchprodukten sollte man vorzugsweise drei Portionen täglich zu sich nehmen.

Obwohl Kochsalz nicht für alle Menschen mit Bluthochdruck schädlich ist, sollte Salz weitgehend gemieden werden.

Hält sich ein Übergewichtiger an diese Diät, muss er unweigerlich abnehmen, ein weiteres Ziel der DASH-Diät. Da die Gewichtsabnahme um 1 Kilogramm den Blutdruck um 1 mmHG (s. S. 196)*) senkt, könnte ein Patient mit starkem Übergewicht bei einer Gewichtsabnahme von 20 Kilogramm den Blutdruck um 20 mmHG senken, was ganz ohne Medikamente (s. dazu S. 95) möglich ist.

Bei Appetit auf Süßes wird Obst empfohlen.

Dieses neue Diätmodell ist eigentlich nichts anderes wie die möglichst naturbelassene, ballaststoffreiche Kost, welche im vorliegenden Buch immer wieder empfohlen wird. Die Diät ist auch keineswegs neu, wie die Veröffentlichung einer diesbezüglichen Arbeit des Autors von 1982 (s. S. 95) beweist.

Lakritze treibt den Blutdruck hoch!

Es gibt Menschen, die den herb-süßen Geschmack der Lakritze lieben. Die meisten von ihnen wissen jedoch nicht, dass der in der Lakritze enthaltene Wirkstoff Glycirrhicinsäure beachtliche Nebenwirkungen hat: Durch die Säure werden die körpereigenen Hormone Aldosteron und Cortisol verstärkt freigesetzt, wodurch der Körper Kalium verliert aber Natrium im Übermaß einlagert. Die hohe Kochsalzkonzentration führt zu Schwellungen im Gesicht (Ödeme) und an den Gelenken durch Wasserretention, zu Bluthochdruck und im späteren Verlauf zu Herzrhythmusstörungen und Nierenschäden. Werden täglich mehr als 100 Gramm Lakritze gegessen, wirkt die Glycyrrhicinsäure als Gift. Wie bei einem Medikament macht es die Dosis!

Informationen dazu:

Deutsche Hochdruckliga e.V.,
Berliner Straße 46, 69020 Heidelberg,
Tel.: 06221/474800
Tel.: 06221/411774, Fax: 06221/402274

Deutsche Herzstiftung
Vogtstraße 50, 60322 Frankfurt/Main
Tel.: 069/955128-0, Fax: 069/955128-313

*) *Hier schwanken die Angaben, einen festen Wert gibt es nicht*

Koronare Herzkrankheiten

Herzinfarkt

In der Bundesrepublik erleiden jährlich 280 000 Menschen einen Herzinfarkt, wovon mehr als 80 000 tödlich verlaufen. Auslöser ist ein Blutgerinnsel, welches ein Herzkranzgefäß vollständig verschließt. Der betroffene Teil des Herzmuskels kann nicht mehr mit Sauerstoff versorgt werden. Er stirbt ab, wenn nicht rechtzeitig geholfen werden kann. Koronare Herzkrankheiten sind vermeidbare Wohlstandskrankheiten. Zu Beginn des letzten Jahrhunderts war der Herzinfarkt auch bei uns noch beinahe unbekannt, und heute gibt es etwa 80 000 Infarkttote jährlich. In der Bundesrepublik ist er außerdem für 42 % aller Frühinvaliditätsfälle verantwortlich. Mit Beginn des Wohlstands, schon in den Jahren von 1950 – 1970, ist die Zahl der an einem Herzinfarkt Verstorbenen um über 200 % gestiegen. Bei den Männern ist er heute die häufigste Todesursache überhaupt!

Wegen der gefäßwandschützenden Wirkung der weiblichen Sexualhormone, die eine Arterienverkalkung nahezu verhindern, kommt der Herzinfarkt bei Frauen im geschlechtsfähigen Alter praktisch nicht vor, es sei denn, sie sind starke Raucherinnen. Später, im Alter von über 65 Jahren sind Frauen wie Männer gleichermaßen gefährdet.

In Japan wurde schon immer sehr viel geraucht. Trotzdem war früher die Herzinfarktrate niedrig, übrigens ähnlich wie in Griechenland. Sicherlich hing das auch in Japan mit der landesüblichen, an verfeinerten Nahrungsmitteln armen Ernährung zusammen, was indirekt durch eine Studie bestätigt wird: Die Folgen veränderter Lebensweise zeigten sich an einer Untersuchung von 74 000 jungen und alten Japanern. Die jugendlichen Testteilnehmer waren körperlich schwächer und schnitten beim Laufen, Springen und Werfen im Durchschnitt schlechter ab als ihre Eltern!

Die veränderten Eßgewohnheiten zwischen Jung und Alt sind dafür ausschlaggebend.

In China sind koronare Herzkrankheiten selten. Die Ursache dafür dürfte unter anderem im Verzehr von sojaproteinhaltiger Kost liegen. Der Wirkungsmechanismus der im Sojamehl enthaltenen ungesättigten Fettsäuren ist nämlich dem in den Fischölen ähnlich.

Die so genannten klassischen Risikofaktoren wie Bluthochdruck, Übergewicht, hohe Blutfettspiegel, hohe Harnsäurewerte, Gicht und Zuckerkrankheit begünstigen natürlich die Entstehung eines Herzinfarktes, gelten aber selbst bereits als Krankheit. Da Dicke in der Regel unter anderem an hohem Blutdruck, erhöhten Blutzucker- und Harnsäurewerten leiden, vereinen sie gleich mehrere dieser Risikofaktoren auf sich. Bis auf Rauchen, Inaktivität und Stress sind alle klassischen Risikofaktoren auf falsche Ernährung zurückzuführen. Zu diesen Risikofaktoren kommt noch vielerorts die geringe Trinkwasserhärte hinzu.

Bei den koronaren Herzkrankheiten besteht ein Missverhältnis zwischen myokardialem Sauerstoffbedarf und –angebot. Ersterer steigt unter körperlicher Anstrengung, psychischem Druck und Kälteeinfluss. So kann Schneeschippen für Herzkranke lebensgefährlich sein. Durch starke Kälte könnte ein Angina-Pectoris-Anfall ausgelöst werden, ja sogar ein Infarkt. Auch bei sportlichen Aktivitäten in Lagen über 1500 Metern ist Vorsicht geboten. Wichtig ist hier, dem Körper mindestens zwei Tage Zeit zur Anpassung zu geben.

Herzinfarkt und Sex

Amerikanische Wissenschaftler aus Philadelphia konnten nachweisen, dass sich bei Patienten, die einen Infarkt überstanden hatten in Bezug auf Puls und Blutdruck gegenüber Gesunden nur geringe Unterschiede fanden. Bereits zwei Minuten nach dem Orgasmus waren die Werte gleich. Sex wäre, den Forschern zufolge auch nicht anstrengender als Treppensteigen. Grundsätzlich anders kann es jedoch bei einem Seitensprung aussehen, so die Meinung des Autors.

Rauchen und Herzinfarkt

Es ist erwiesen, dass das Rauchen einer der Hauptrisikofaktoren für die Entstehung der Arterienverkalkung und des Herzinfarktes ist. Bei der arteriellen Verschlusskrankheit der Herzkranzgefäße steht als Verursacher das Nikotin mit seiner gefäßspezifischen Wirkung an erster Stelle. Es entfaltet daneben noch eine Wirkung im Bereich der Hirnarterien. Eine Studie des Heidelberger Herzforschungszentrums förderte bereits vor fast 20 (!) Jahren alarmierende Erkenntnisse zutage: Während in der Gruppe der Infarktpatienten zwischen 30 und 40 Jahren bei mehr als jedem zweiten (64 %) drei und mehr Risikofaktoren festgestellt wurden, konnten in der gesunden Kontrollgruppe lediglich bei jedem zwölften Mann (8 %) Risikofaktoren gefunden werden. Die Zahl der Raucher war in der Infarktgruppe fast doppelt so groß, und mehr als die doppelte Anzahl gegenüber der Vergleichsgruppe hatten Übergewicht. Besonders beeindruckend ist bei den jugendlichen Herzinfarktpatienten die hohe Sterblichkeitsquote. Bei Patienten, die unter 40 Jahren einen Herzinfarkt erlitten, gab es praktisch keinen, der nicht vorher geraucht hatte.

Eine in Cambridge / Massachusetts durchgeführte Studie bestätigte die Ansicht, dass Rauchen bei jüngeren Frauen als Risikofaktor an erster Stelle steht. Das Risiko, einen Herzinfarkt zu erleiden, lag bei Raucherinnen mit einem Konsum von 15 – 24 Zigaretten 4,3 mal, mit einem solchen von 25 –34 Zigaretten 8,3 mal und von über 35 Zigaretten täglich 10 mal so hoch wie bei Nichtraucherinnen. Der Verfasser der Studie schätzt, dass 65 % aller nicht tödlich verlaufenden Erstinfarkte von Frauen unter 50 Jahren ihre Ursache im Rauchen haben! Zu ganz ähnlichen Ergebnissen gelangte man in den USA im Laufe einer prospektiven Erhebung bei über 100 000 Krankenschwestern.

In einer neueren britischen Studie konnte nachgewiesen werden, dass sich bei Frauen im Alter zwischen 16 und 44 Jahren in 73 Prozent der Fälle Herzinfarkte vermeiden lassen würden, wenn sie nicht rauchen würden.

Weniger bekannte Risikofaktoren für Frauen

Jede zweite Frau stirbt an den Folgen einer Herz-Kreislauferkrankung. Das Risiko für Herzinfarkt (auch Schlaganfall) nimmt mit dem Alter zu. Frauen im Alter von über 70 Jahren erkranken etwa gleich häufig an einem Herzinfarkt wie Männer, was vor den Wechseljahren nicht der Fall ist.

Besondere Risikofaktoren für Frauen:

- Frühes Aufhören der Regelblutung, weil sie dadurch den natürlichen Schutz durch die weiblichen Hormone verlieren.
- Entfernung der Eierstöcke.
- Auch die Entfernung der Gebärmutter allein ist mit einem erhöhten Infarktrisiko verbunden.

Depression und Herzinfarktrisiko

Langzeitstudien erhärteten die Vermutung, dass Patienten mit einer Depression ein etwa doppelt so hohes Risiko für einen Herzinfarkt haben wie psychisch gesunde Menschen. Widerlegt wurden Vermutungen, dass dies damit zusammenhängen könnte, dass unter den Depressiven mehr Raucher sind. Demnach wäre es zwingend notwendig, dass sich jeder depressive Patient von einem Kardiologen untersuchen lässt, wie umgekehrt jeder Herzkranke beziehungsweise Herzinfarktpatient einen Psychiater aufsuchen sollte.

Gibt es Anzeichen für einen nahenden Herzinfarkt?

Symptome für Herzinfarkt bei Männern

Vorboten eines drohenden Herzinfarktes können Missempfindungen hinter dem Brustbein, die eventuell in den Hals, den Rücken oder in die Arme, vornehmlich in den linken, ausstrahlen, Druckschmerzen in der Schultergegend sein, die nach beiden Seiten ausstrahlen, Schmerzen beim Gehen, Laufen und bei körperlicher Arbeit, bis der tote Punkt überwunden ist, und Schmerzen, wenn man in die Kälte hinaustritt. Die Hälfte aller Infarkte tritt jedoch ohne jeden Vorboten auf. Unmittelbar davor besteht oft Appetitlosigkeit, plötzlicher Lufthunger, als wenn sich einem alles zusammenschnürt; Druckschmerz, auch nachts, und Ruheschmerz können bereits Ausdruck eines Herzinfarktes sein. Wenn der Schmerz lange anhält, wenn man sich elend fühlt, kalter Schweiß ausbricht, wenn sich Übelkeit mit gelegentlichem Erbrechen hinzugesellt, das Gesicht blass, die Nase spitz wird und Todesangst besteht, so sind das ziemlich sichere Zeichen eines Herzinfarktes.

Was ist bei den Frauen anders?

Die Symptome für Herzinfarkt entsprechen nicht denen bei Männern!

Der Herzinfarkt bei Frauen ist durch eine andere Symptomatik gekennzeichnet. Hier stehen Schmerzen im Oberbauch, evtl. Kreuzschmerzen, Atemnot, Übelkeit und Erbrechen, verbunden mit einer allgemeinen Schwäche im Vordergrund.

Weil die Symptome so andersartig sind, wird des Öfteren der Herzinfarkt vom Arzt nicht rechtzeitig erkannt. Durch eine zu späte Diagnosestellung verzögert sich die Klinikeinweisung. So kommt es, dass jede dritte Herzinfarktpatientin stirbt, bevor sie die Klinik erreicht hat. Dazu kommt noch, dass Frauen die Beschwerden selbst nicht ernst nehmen und zu spät ärztliche Hilfe suchen.

Was kann man vorbeugend tun?

- Der hohe Blutdruck muss als erstes gesenkt werden, wobei der diastolische Wert (Wert während der Entspannungsphase des Herzens) 90 mm / Hg nicht übersteigen sollte.
- Übergewicht muss durch eine Änderung der Ernährungsgewohnheiten – viel Obst und Gemüse – abgebaut werden. Eine Gewichtsabnahme von 1 Kilo senkt den Blutdruck um etwa 3 mm / Hg, bei 10 Kilo sind das 30 mm /Hg. (s. S. 193) Mindestens 2 x in der Woche Fisch wegen der in ihm enthaltenen Omega-3-Fettsäuren (s. S. 183) essen. Viele Studien haben inzwischen bewiesen, dass Fischkonsum auch das Risiko einer Herzkrankheit senkt. Mit anderen Worten: Je mehr Fisch gegessen wird, desto niedriger ist das Risiko, einen Herzinfarkt zu erleiden. Es sind Kaltwasserfische wie Lachs, Makrele, Hering und Thunfisch, die sehr viele Omega-3-Fettsäuren enthalten. Das sind ungesättigte Fettsäuren, die den Cholesterinspiegel senken und sich günstig auf die Fließeigenschaften des Blutes auswirken. Man sollte es sich zur Regel machen, mindestens 2 x in der Woche Seefisch zu essen!
- Je weniger Salz, desto besser!
- Zweitkrankheiten behandeln lassen, hier besonders Diabetes und Gicht! Unter anderem Kontrolle der Zähne durch den Zahnarzt.
- Keinen Alkohol und kein Nikotin.
- Körperliche Betätigung – Bewegungsmangel ist ein Risikofaktor, dessen Bedeutung unterschätzt wird. Betreiben zum Beispiel Männer mehr als 2 Stunden leichten Sport (Spazierengehen, Fahrrad fahren, Schwimmen) in der Woche, haben sie ein um 60 Prozent geringeres Risiko einen Herzinfarkt zu erleiden! Dies ergab eine Studie mit einem Beobachtungszeitraum von 5 Jahren. Nicht nur erhöhter Blutdruck wird abgesenkt, sondern das gesamte Herz-Kreislaufsystem lernt, ökonomischer zu arbeiten. Daneben werden die Blutfettwerte günstig beeinflusst, Stresshormone abgebaut und die Fließeigenschaften des Blutes gebessert. Es ist überflüssig zu betonen, dass sich auch bei Frauen jede Art sportlicher Betätigung ebenfalls positiv auf die Gesundheit auswirkt. Bewegungsmangel ist generell mitverantwortlich für die Entstehung anderer chronischer Krankheiten. Dazu zählen unter anderem Fettsucht, Altersdiabetes, Bluthochdruck, Schädigung der Herzkranzgefäße, Krebserkrankungen und Knochenschwund. Nach statistischen Erhebungen des Robert-Koch-Instituts (RKI) in Berlin sind 30 Prozent der Erwachsenen kaum körperlich aktiv, 45 Prozent treiben überhaupt keinen Sport und nur 13 Prozent betätigen sich ausreichend körperlich aktiv.
- Meditieren und Yoga beugen Herz-Kreislauf-Erkrankungen vor. Dies untermauern eine amerikanische und eine indische Studie. Die Verminderung von Stress durch Yoga oder Transzendentale Meditation ergab in beiden Gruppen eine signifikante Blutdrucksenkung. In der indischen Gruppe hatten die Patienten nach einem Jahr mit täglich 90 Minuten Yoga-Übungen seltener Brustbeschwerden, weniger hohe Cholesterinwerte, arteriosklerotische Veränderungen waren geringer ausgeprägt und waren leistungsfähiger als in der Vergleichsgruppe ohne Yoga. Auch in der amerikanischen Gruppe lernten die Teilnehmer durch Meditation Aggressionen abzubauen, mit dem Ergebnis einer deutlichen Blutdrucksenkung. Den Wissenschaftlern zufolge schützen Yoga und Meditation sowohl Gefäße als auch Herz.

- Negativen Stress abbauen.
- Als Behandlung kommen neben Entwässerungsmitteln Beta-Blocker, ACE-Hemmer, Alpha-1-Blocker und Kalzium-Antagonisten zum Einsatz.
- Die Vitamine B_{12} und Folsäure in Kombination senken das Risiko für Herzinfarkt und Schlaganfall. Irische Forscher fanden in einer Studie heraus, dass die Kombination der beiden Vitamine für eine raschere Entsorgung des Homocysteins (s. S. 208), einem Eiweißabbauprodukt sorgt, das bei erhöhten Blutwerten als Risikofaktor gilt. Die beiden Vitamine allein genommen, sind in ihrer Wirkung nicht so effektiv.
- Besondere Aufmerksamkeit gilt Aspirin und Ibuprofen. Aspirin hat einen das Herz schützenden Effekt. Eine amerikanische Untersuchung ergab, dass das Schmerzmittel Ibuprofen die Aspirinwirkung aufhebt. Eine einzige Dosis Ibuprofen vor der Aspirineinnahme würde ausreichen, um dessen blutverdünnende Wirkung um 98 Prozent herabzusetzen. Bei Aspirineinnahme sinkt der Schutzeffekt nach drei Tagesdosen Ibuprofen um circa 90 Prozent, so die Forscher.
- Schlemmen und Herzinfarktrisiko. Bei einer Tagung der Amerikanischen Herzgesellschaft in New Orleans wurden Ergebnisse einer wissenschaftlichen Arbeit veröffentlicht, die zum Nachdenken zwingen: Während ein üppiges Mahl in den nächsten zwei Stunden das Herzinfarktrisiko um das Vierfache steigern kann, steigt es bei einer übermäßigen Schlemmerei sogar um das Zehnfache im Vergleich zu „normalem“ Essen. Eine Erklärung dafür, dass eine opulente und fettreiche Mahlzeit einen Infarkt begünstigt, besagt, dass es dabei zur Ausschüttung von Hormonen führe, die das Herz unter Stress setzen.
- Unregelmäßige Schichtarbeiten wie Früh-, Spät- oder Nachtschicht können auf die Dauer zu Herz-Kreislauf-Erkrankungen, Schlafstörungen und Magen-Darm-Problemen führen, so das Ergebnis einer britischen Studie. Ursache sei die Schwierigkeit, dass sich die „innere Uhr“, ähnlich wie beim Jetlag, schlecht an den sich ständig ändernden Rhythmus anpassen kann.

Nicht beeinflussbare Risikofaktoren:

1. Erhöhtes Risiko bei Familienmitgliedern. Erlitten Eltern oder Geschwister einen Herzinfarkt (gleiches gilt für den Schlaganfall), besteht ein erhöhtes Risiko. Beispielsweise verdoppelt der Herzinfarkt des Vaters das eigene Risiko und ein Infarkt der Mutter erhöht es noch etwas mehr. Tritt ein Herzinfarkt bei einem Familienmitglied in jungen Jahren auf, erhöht sich das Risiko noch mehr.
2. Alter: Das Risiko für Herz- und Gefäßerkrankungen erhöht sich mit zunehmendem Alter. Hier wirken die beeinflussbaren Risikofaktoren zusätzlich im Sinne einer Beschleunigung des Alterungsprozesses.
3. Geschlecht: Männer sind doppelt so gefährdet wie Frauen, Gefäßerkrankungen zu entwickeln. Letztere sind zumindest bis zu den Wechseljahren durch ihre Hormone geschützt. Nach den Wechseljahren sind sie in vergleichbarer Weise betroffen. So hat die Weltgesundheitsorganisation (WHO) vor einer Zunahme der Herzinfarkte bei Frauen gewarnt. Die ersten Ergebnisse der bislang umfangreichsten Studie in 21 Ländern über Herzkrankheiten ergaben einen beunruhigenden Anstieg der Zahl der Raucherinnen im Alter von 35 bis 64 Jahren.

Oft lässt der 2. Herzinfarkt nicht lange auf sich warten!

Ernüchternde „Änderungen“ des Lebensstils nach dem 1. Infarkt: In Deutschland rauchen etwa 17 Prozent weiter. Von den 80 %, die nach wie vor zu viele Pfunde mit sich herumschleppen, hat jeder dritte mehr als 15 – 20 Kilo Übergewicht (31 %). Jeder zweite Patient weist Blutdruckwerte auf, die zum Teil weit über der geltenden Empfehlung von 140/90 mm Hg liegen. Und schließlich verbringen 60 Prozent der Infarktpatienten ihre Zeit größtenteils sitzend auf dem Sofa, denn Sport ist leider nicht gefragt.

Laut Europäischer Herzgesellschaft (ESC) war das die schlechteste Rate aller europäischen Regionen! Das bedeutet für uns in Deutschland, dass unnötige Re-Infarkte und unnötige Todesfälle vorprogrammiert sind. Zu bedenken ist auch, dass das Sterberisiko beim zweiten Infarkt doppelt so hoch wie beim ersten ist.

Herzinfarkt durch negativen Stress und Lärm

Es wurde bereits weiter oben angedeutet, dass sich zu den Risikofaktoren noch psychosoziale hinzugesellen.

Seelische Erregungen jeder Art, ob Angst oder Freude, werden vom vegetativen Nervensystem genau registriert, was sich sofort am veränderten Herzschlag und Blutdruck bemerkbar macht. Situationen, die zu Leistung, Wettbewerb, Kampf um bedrohte Positionen herausfordern, regen die Produktion der Katecholamine (blutdrucksteigernde Substanzen) an, während Situationen des Kontrollverlustes und der Hilflosigkeit die Sekretion von Kortisol (Wirkstoff der Nebennierenrinde) erhöhen. Als Folge davon steigt der myokardiale Stoffwechsel und der Elektrolytstoffwechsel (Elektrolyte sind Verbindungen aus Säuren, Basen und Salzen) des Herzens ändert sich. Im Stress wird die Erregbarkeit so gesteigert, dass dadurch sogar beim Herzgesunden Extrasystolen ausgelöst werden können.

Die Katecholamine bewirken eine Steigerung des Myokardstoffwechsels, hohen Blutdruck, Ausschwemmung von Fett in die Blutbahn, Anstieg der Gesamtfette und eine beschleunigte Blutgerinnung. Situationen, die gleichzeitig hochgradige Verausgabung und Leistung erfordern und mit Misserfolg gepaart sind, sind besonders kritisch, weil sie nicht nur negative Emotionen wie Ärger, Frustration und Irritation hervorrufen, sondern vor allem deshalb, weil sie die beiden Systeme gleichzeitig aktivieren.

Es wurde vorgeschlagen, hierfür den Begriff „aktiver Distress“ einzuführen. Dieser Risikofaktor ist bis jetzt viel zu wenig berücksichtigt worden und ist sicher die Erklärung dafür, warum in steigendem Maße junge Menschen einen Herzinfarkt erleiden und warum sich bei so manchem älteren Infarktpatienten keiner der üblichen Risikofaktoren finden lässt.

„Aktiver Distress“ oder „negativer Stress“ spielt neuerdings auch in den Entwicklungsländern, wo Industrialisierung und Verstädterung rasch zunehmen, eine immer größere Rolle. Dieser aktive Distress, langandauernd und immer wiederkehrend, kann Regulationsstörungen des kardiovaskulären Systems bedingen und bei bereits vorliegender Grundschädigung die Entwicklung der Arterienverkalkung beschleunigen. Von Beginn an greifen an jedem Glied dieser Kausalkette Katecholamine ein. Sie sind es, die die Wirkung der meisten Risikofaktoren erst richtig zur Geltung bringen. Wenn man sich vor Augen hält, dass Personen, die immer in Hetze sind, eine erhöhte Adrenalinausschüttung haben, wird über den vermehrten Katecholaminausstoss der Weg zur Verkalkung der Herzkranzgefäße erst geebnet.

Alles, was seelische Schmerzen bereiten kann, kann Ursache eines Herzinfarktes sein. Erwiesen ist, dass der Herzinfarkt bei Geschiedenen oder nach dem Tode eines geliebten Menschen ungleich häufiger auftritt als sonst. So konnte negativer Stress auch bei solchen Männern, deren Frauen einen höheren Schulabschluss als sie selbst aufzuweisen hatten, festgestellt werden. Bei diesen sich geistig unterlegen fühlenden Männern war das Herzinfarktrisiko mehr als dreimal so hoch wie bei denjenigen Männern, deren Frauen eine gleiche oder niedrigere Schulbildung hatten, obwohl die üblichen Risikofaktoren wie Rauchen, Übergewicht, Alter, Bluthochdruck, hohe Blutfettspiegel in beiden Gruppen gleich waren.

Emotionaler Stress, besonders bei Selbständigen, die sich selbst unter Leistungs- und Zeitdruck stellen, gilt als Risiko für Herzinfarkt. In einer groß angelegten holländischen Studie konnte diese Ansicht bestätigt werden. In der Gruppe der Selbständigen fanden sich zweimal so viele Koronaropfer wie in der Gruppe der Angestellten und bei den Frauen waren die Selbständigen gar siebenmal stärker betroffen als die Hausfrauen.

Ähnliche Ergebnisse konnten bei Männern beobachtet werden, die sich um die Sicherheit ihres Arbeitsplatzes sorgten, wie das vor Jahren bei hochspezialisierten Technikern im Kennedy-Space-Center der Fall war. Dort wurden in den siebziger Jahren nach jedem erfolgreichen Start Techniker entlassen. Die Angst um ihre Stelle führte damals bei Mitarbeitern im mittleren Lebensalter zu einer ungewöhnlich hohen Rate an Sterbefällen durch plötzlichen Herztod. Auch hier war aktiver Distress die Ursache erhöhter Koronarsterblichkeit. Die so genannten Risikofaktoren spielten nur eine sehr untergeordnete Rolle. Ferner zählt Stress am Arbeitsplatz zu den Hauptauslösern für Kopfschmerzen.

Untersuchungen an 1 000 Chemiearbeitern ergaben, dass Menschen unter starker Lärmeinwirkung viermal häufiger eine koronare Herzkrankheit bekommen als solche, die keiner Lärmbelästigung ausgesetzt sind. Verstärkt wird die Situation noch, wenn Akkord- und Schichtarbeit dazukommen. Dauerlärm kann zu Lärmstress führen und damit zu Herz-Kreislaufstörungen, Bluthochdruck und Schlafstörungen. Der Dauergestresste steht gleichsam unter ständiger Hochspannung und ist nicht fähig, abzuschalten und sich zu entspannen, was unweigerlich zu Verkrampfungen am Herzen führen muss. Solche Menschen sind im höchsten Grade koronargefährdet und haben ein hohes Infarktrisiko. Mit derartigen Belastungen wird der Einzelne je nach Persönlichkeitsstruktur nur in den seltensten Fällen fertig. Meistens kann er sie nicht bewältigen und nimmt gesundheitlichen Schaden.

Stimmt es in der Familie oder am Arbeitsplatz nicht, kann sich ganz besonders bei jüngeren Menschen das Risiko, einen Herzinfarkt zu erleiden, erheblich erhöhen, ja sogar potenzieren. Auf der anderen Seite sind viele Jugendliche gestresst, und die Mehrzahl von ihnen bekommt keinen Infarkt. Eine Erklärung dafür dürfte wohl sein, dass die vom Infarkt Betroffenen gleichermaßen beruflich oder privat wie die Vergleichspersonen belastet sind, nur kommt ihnen die Überforderung selbst nicht zum Bewusstsein, indem sie nicht auf körperliche Alarmsignale vor dem Zusammenbruch achten. Sie lassen den Körper auf vollen Touren weiterlaufen und schalten nicht in eine ruhigere Gangart um, und schon gar nicht gänzlich ab. Sie verlangen sich ständig mehr ab und erkennen die Überforderung nicht rechtzeitig. Jeder sechste Bundesbürger trägt durch Verkehrslärm ein leicht erhöhtes Risiko für Herz-Kreislauf-Erkrankungen. Die größte Lärmquelle sind in den Städten die Autos. Dazu gesellt sich der Lärm durch Eisenbahnen und Flugzeuge. Hinzu kommt Lärm in manchen Fabriken und natürlich in Diskotheken.

Jähzorn ist nichts anderes als negativer Stress (Dystress). Amerikanische Wissenschaftler hatten rund 13 000 Personen über einen Zeitraum von 6 Monaten untersucht. Selbst dann war der Zusammenhang zwischen Wut- und Herzanfällen bei Frauen und Männern mittleren Alters mit normalem Blutdruck besonders ausgeprägt, wenn Übergewicht und Rauchen als Risikofaktoren berücksichtigt wurden. Das Ergebnis der

Studie: Personen die besonders jähzornig waren und schnell in Wut gerieten, hatten ein um das Dreifache erhöhtes Herzinfarktrisiko gegenüber Menschen mit geringer Wutanfälligkeit.

Betrachtet man alle Infarktverursacher näher, so ist offensichtlich, dass sie alle durch Veränderungen des Verhaltens ausgeschaltet werden können, und zwar in erster Linie durch eine grundlegende Ernährungsumstellung, Raucherentwöhnung und Abbau von Stress, sozusagen durch Einschaltung einer ruhigeren Gangart. Wie wichtig eine Unstellung auf eine vollwertige Kost ist, geht allein daraus hervor, dass eine Kaliumverarmung das Auftreten von Herzrhythmusstörungen fördert. Ähnliches gilt für den Schlaganfall.

Da Koffein den Kohlenhydrat- und Fettstoffwechsel erheblich beeinflusst, sollten Infarktgefährdete in Stresssituationen auf Kaffeegenuss verzichten.

Eine starke Entwässerung durch „Wassertabletten“ kann unter anderem zu Magnesiumverlusten führen, was sich in einer neuromuskulären Übererregbarkeit und Herzrhythmusstörungen äußert. Magnesiumdefizit kann am Herzen die Wirkung des Kaliummangels, was die Herzrhythmusstörungen anbelangt, verstärken. Kalium und Magnesium sind normalerweise intrazellulär in hoher Konzentration vorhanden, während Natrium und Kalzium die beherrschenden Elektrolyte der Extrazellulärräume sind.

Positiver Stress

Phasen seelischer und körperlicher Anspannung müssen naturgemäß Zeitabschnitte der Entspannung und Erholung folgen. Hier kann ein glückliches und geordnetes Familienleben Spannungen im Beruf ausgleichen und sich positiv im Sinne von Krankheitsverhütung auswirken. Glücklich verheiratete Herzkranke leben länger, als solche mit Ehestress!

Berufliche Hobbys helfen, die durch Arbeitslosigkeit auftretenden seelischen Belastungen besser zu überstehen.

Lernt man es, vermeidbaren Stress, übersteigertes Geltungsbedürfnis und Hektik abzubauen und nicht mehr dem beruflichen Erfolg als allein seligmachendes Ziel nachzujagen, kann man dem Risikofaktor „negativer Stress“ seine Schärfe nehmen. Personen mit weniger Hast und Eile, mit Entspannung und Zufriedenheit, mit Gelassenheit in Konfliktsituationen, kurzum solche mit einem „dicken Fell“ sind kaum davon betroffen, jemals einen Herzinfarkt zu erleiden. Es ist daher nur zu verständlich, dass ein ständig im Stress lebender Mensch, der überdies noch raucht, zu dick ist und einen hohen Blutdruck hat, fast automatisch einen Herzinfarkt bekommen muss.

Wir wissen aus den vorangegangenen Ausführungen, warum eine solche gestresste Person ohne klassische Risikofaktoren einen Herzinfarkt bekommen, und warum der ruhige, ausgeglichene und gelassene Dicke davon verschont bleiben kann.

Alle Tätigkeiten, die man gern ausführt und alle freudvollen Gefühle, Gedanken und Vorstellungen lösen positiven Stress aus. Das fängt schon mit dem Lachen an; denn Lachen ist gesund! Ein herzhaftes, befreiendes, von Herzen kommendes Lachen bewegt sogar den Brustkorb, Zwerchfell und Leib und wirkt gleichsam als innere Massage auf alle lebenswichtigen Organe wie Herz, Lungen, Leber und Verdauungsapparat. Letzterer wird angeregt, die Lungen erhalten mehr Luft, sogar Herz und Kreislauf werden trainiert. Beim fröhlichen Lachen werden alle 18 Gesichtsmuskeln bewegt, ja sogar das Gehirn vermehrt mit Sauerstoff versorgt und das Immunsystem gestärkt. Letzteres haben amerikanische Forscher nachgewiesen. Den Versuchspersonen wurde eine Filmkomödie vorgeführt und danach bestimmte Werte, die für das körpereigene Abwehrsystem verantwortlich sind, im Speichel gemessen. Sie waren deutlich erhöht. Auch die Zahl der Killerzellen, die Bakterien und Viren angreifen und vernichten, war angestiegen. Ergebnis: Viel Lachen erhält gesund! Es beugt Infektionen vor, lindert Schmerzen und vertreibt Schlafstörungen, indem es den Schlaf erquickender macht, was sich positiv auf die Leistungsfähigkeit am Tage auswirkt. Beim Lachen werden Stoffe freigesetzt, die seelische Probleme und körperliche Schmerzen lindern, indem die Produktion von Endomorphinen im Gehirn erhöht wird. Der chemische Aufbau der Endomorphine ähnelt sehr den Molekülen des Morphiums und hebt neben seiner schmerzstillenden Wirkung die Stimmung. Weil Fröhlichkeit den Heilungsverlauf von Krankheiten beschleunigen kann, hat man in amerikanischen, aber auch einigen deutschen Kliniken sogenannte Klinik-Clowns eingesetzt.

Alle Arten körperlicher Bewegung können positiven Stress vermitteln. Das fängt beim Spaziergang an und hört beim Marathon auf. Jede gern ausgeführte körperliche Bewegung, dazu gehören alle Sportarten, Tanzen, Wandern, Ausdauertraining und sogar Gartenarbeit, vermitteln eine Art von Befriedigung und Glück. Selbst bei einem Spaziergang in freier Natur tun neben der körperlichen Betätigung, die vielfältigen Sinneseindrücke, wie Blätterrauschen und Vogelgezwitscher gut, auch das Gehirn geht dabei spazieren. Es befällt einen ein Glücksgefühl, das sich positiv auf Seele und Leib auswirkt. Ursache sind die sogenannten Neurotransmitter. Das sind Botenstoffe, die Informationen von einer zur anderen Nervenzelle transportieren, wobei der Informationsfluss erregt oder gehemmt wird. Beim Tanzen kommt es zur Ausschüttung von Adrenalin, Noradrenalin, Endomorphinen und Schilddrüsenhormonen. Die Stresshormone Adrenalin und Noradrenalin wirken vorübergehend blutdrucksteigernd und aktivieren Körper und Psyche. Bei intensiv betriebenem Sport kann die Serotonin-Konzentration im Gehirn verdoppelt und die Zirkulation der Neurotransmitter beschleunigt werden. Serotonin nennt man auch „Glückshormon". Es steuert den Wach-Schlaf-Rhythmus, sorgt für innere Ausgeglichenheit indem es an verschiedenen Stellen im Gehirn wirkt.

Hierzu die Ergebnisse einer finnischen Untersuchung: In einer über 20 Jahre laufenden Studie an fast 8 000 eineiigen Zwillingen, also genetisch völlig identischen Zwillingspaaren, konnte festgestellt werden, dass unsportliche Zwillinge ein mehr als doppelt so hohes Risiko hatten, öfter krank zu werden und früher zu sterben als ihre sportlichen Zwillingsschwestern oder –brüder.

Auch Gartenarbeit ist positiver Stress. Ein Gefühl der Freude, Zufriedenheit und Genugtuung befällt einen beim Anblick des Ergebnisses dieser Arbeit.

Endomorphine sind der Auslöser des unbeschreiblichen Glücksgefühls, das eine Mutter nach der Geburt ihres Kindes befällt. Sie machen auch als körpereigenes Schmerzmittel die Wehen erträglicher. Beim Geschlechtsverkehr wird Oxytocin für das Glücksgefühl beim Orgasmus verantwortlich gemacht. Daneben löst es als vielseitiger Neurotransmitter Geburtswehen und später den Milchfluss aus.

Es ist hinlänglich bekannt, dass beim Hören angenehmer Musik im Gehirn Transmitter entstehen, die Wohlbefinden und Entspannung auslösen. Die Medizin macht sich das zunutze indem den Patienten geeignete Musikstücke gegen Angstgefühle und Depressionen vorgespielt werden. Diese Erkenntnisse setzen Ärzte der Intensivstationen in die Tat um, indem sie Frühgeborenen fünf- bis sechsmal am Tag eine halbe Stunde lang ein Tonband mit der Stimme der Mutter, auf dem sie vorliest, erzählt oder singt, im Inkubator vorspielen.

Wer Probleme und negative Erlebnisse mit sich herumträgt, lebt schlecht. Er sollte sie sich buchstäblich von der Seele reden. Die blutdruckerhöhenden Stresshormone werden abgebaut, der Serotoninspiegel normalisiert sich, und man kann wieder ruhig schlafen.

Selbst ein ausgewogenes Essen beschert Glücksgefühle: Eiweißhaltige Nahrung enthält Tryptophan, einen Eiweißbaustein, aus dem das Gehirn Serotonin herstellt. Übrigens enthalten Bananen und Kakao Tryptophan. Askese, beispielsweise ein Leben hinter Klostermauern, stimuliert als Reizentzug Endomorphine, Noradrenalin und Dopamin. Letzteres beeinflusst positiv Kreativität und Phantasie und ist wichtig für die Bewegungssteuerung.

10 Millionen Riechzellen der Nase empfangen Geruchsmoleküle eines Duftstoffes. Botenstoffe übersetzen chemische Informationen in elektrische Impulse, die über die Riechbahn zum Riechhirn, dem stammesgeschichtlich ältesten Teil des Endhirns, weitergeleitet werden. Unterschiedliche Duftstoffe setzen verschiedene Neurotransmitter frei, eine Wirkung, die als Aroma-Therapie genutzt wird. Dies alles passt zu der Feststellung, dass optimistische Menschen glücklicher sind und seltener krank werden, weil sie über ein besseres Immunsystem verfügen. Auch hier ist wieder das „Glückshormon“ Serotonin in Spiel. Sobald ein Zustand des Glücks oder ein Genussmoment in Aussicht oder bereits eingetreten ist, könnte allein ein wunderschöner Tag mit reichlich Sonnenschein der Auslöser sein. Trübe Gedanken kommen erst gar nicht auf. Von zärtlichen Berührungen, einem Kuss, liebevollen oder verliebten Blicken können solche Impulse ebenfalls ausgehen. Serotonin transportiert die Botschaft „Mir geht es gut, ich fühle mich wohl“. Die Folge ist, dass der Stoffwechsel besser arbeitet, was den inneren Organen, einschließlich dem Herzen zugute kommt. Überdies wird die Haut stärker durchblutet und sieht rosig aus. Serotonin wirkt stimmungsaufhellend, macht fröhlich und gelassen, da es bis in die letzten Nervenzellen wirkt.

Es ist sogar bewiesen, dass Optimisten länger leben. An der amerikanischen Mayo – Klinik wurde in den 60iger Jahren eine Langzeitstudie begonnen. 729 Personen wurden genau untersucht und befragt. 200 von ihnen sind inzwischen verstorben. Der Tod traf die Pessimisten früher, als es nach den Gesetzen des Zufalls zu erwarten war. In einer anderen Untersuchung wurde der Lebensweg von Frauen und Männern aus Los Angeles und San Francisco über Jahrzehnte hinweg verfolgt. Das Ergebnis: Die Optimisten gesunden nach operativen Eingriffen schneller als Pessimisten, sind zufriedener und kehren früher an ihren Arbeitsplatz zurück. An der Carnegie-Mellon-Universität in Pittsburgh wollte man es ganz genau wissen: 420 Freiwillige wurden gezielt mit Viren für Erkältungskrankheiten infiziert, mit der Frage: „Macht der Psyche über den Körper“. Fazit: Je dauerhafter die Beziehungen der Teilnehmer zu Bekannten waren, desto seltener lösten die Viren eine Erkältung aus. 62 Prozent der Teilnehmer mit nur wenigen Freunden erkrankten, gegenüber 35 Prozent der Untersuchten die einen größeren Freundeskreis hatten, demnach ein geselligeres Leben führten. Eine positive Grundeinstellung wirkt sich daher günstig auf das Immunsystem aus.

Auch die Besitzer von Haustieren sind deutlich gesünder als Menschen ohne Haustiere. Das haben mehrere Untersuchungen gezeigt. Sie erkranken zum Beispiel seltener an Herzkrankheiten und überleben einen Herzinfarkt deutlich häufiger als Patienten ohne Hund oder Katze. Warum das so ist? Schmust ein Mensch mit einer Katze oder einem Hund, sinken sein Blutdruck und der Pulsschlag. Manchmal reicht sogar nur die bloße Anwesenheit eines Tieres, damit der Puls langsamer wird und Entspannung einsetzt. Im Rahmen einer amerikanischen Studie wurden Börsenmitarbeiter einer Langzeitbeobachtung unterzogen. Broker, die sich ein Tier angeschafft hatten, zeigten bereits nach einem halben Jahr keine Stressspitzen mehr und konnten auf Herz- und

Kreislaufmedikamente verzichten. Bei den Kollegen ohne Hund oder Katze stieg dagegen der Blutdruck in belastenden Situationen an, und das trotz blutdrucksenkender Mittel. Sogar niedrigere Blutfettwerte wurden bei Tierbesitzern gemessen, wie australische Wissenschaftler nachweisen konnten. Zwei Ursachen sind dafür maßgebend: Tierbesitzer, besonders Hundehalter, bewegen sich mehr an der frischen Luft und psychosoziale Faktoren spielen eine große Rolle; denn wer mit einem Tier zusammenlebt, entspannt, ist nicht ängstlich und fühlt sich vor allen Dingen nicht einsam.

Lärmschwerhörigkeit

Sie wird ausgelöst, wenn die Ohren über lange Zeit hohen Schallstärken ausgesetzt sind. Bei mehrjähriger Belastung über 85 Dezibel sterben die Zellen unwiderruflich ab. Eine Heilung ist nicht mehr möglich. Die Lärmschwerhörigkeit liegt bei den Berufskrankheiten an zweiter Stelle, hervorgerufen durch Lärm in Industrie, Gewerbe und Verkehr jeder Art. Vor allem bei Jugendlichen können Lärm in Diskotheken, Rockkonzerten mit Lautstärken bis 95 Dezibel, lautes Musikhören über Kopfhörer, aber auch Silvesterknaller und Spielzeugpistolen ein Lärmtrauma auslösen. Bei Feuerwerks- und Knallkörpern können Spitzen von 145 bis über 160 Dezibel Schalldruckpegel erreicht werden.

Das Ergebnis: Unter den Jugendlichen bis 21 Jahren haben etwa 20 Prozent nachweisbare Hörschäden! Hier sei noch vermerkt, dass sich ein Arbeitnehmer derartigen Lautstärken bis 95 Dezibel nicht mehr als eine (!) Stunde aussetzen soll – und das nur mit Gehörschutz.

Zu unterscheiden ist davon die Altersschwerhörigkeit, beginnend etwa um das 50. Lebensjahr. Hier handelt es sich um eine verschlechterte Durchblutung des Innenohrs, deren Ursache außer Lärm häufige Infektionen (Mittelohrentzündungen). Alkohol- und Nikotinabusus sowie Medikamente sein können.

Akuter Hörsturz – auch eine Wohlstandskrankheit

Beim Hörsturz handelt es sich um eine plötzlich auftretende Hörverschlechterung mit hochgradiger Schwerhörigkeit oder Taubheit auf einem Ohr. Es rauscht und klingelt im Ohr, zusätzlich kann sich ein Druckgefühl einstellen. Etwa 20 000 Deutsche erleben jährlich einen Hörsturz. Ursache ist oft eine unzureichende Blutversorgung des Innenohrs durch Störungen der Mikrozirkulation und Mikrothromben, meist bedingt durch Bluthochdruck und Diabetes, verbunden mit starkem Stress. Nur durch den raschen Beginn einer Behandlung mit durchblutungsfördernden Medikamenten, einer Sauerstofftherapie und eventuell einem Cortisonpräparat können bleibende Schäden verhindert werden. Neuerdings werden die überhöhten Mengen an Cholesterin und Fibrinogen aus dem Blut herausgewaschen.

Der Hörsturz war früher, wie die anderen Wohlstandskrankheiten auch, kaum bekannt und hat im Laufe der letzten Jahrzehnte an Häufigkeit immer mehr zugenommen.

Tinnitus – Ohrensausen – Ohrgeräusche

Nach Angaben der Tinnitus-Liga leiden drei Millionen Bundesbürger unter dem lästigen Phänomen. Die Ohrgeräusche werden von den Betroffenen unterschiedlich wahrgenommen: Als Pfeifen, Klingeln, Klopfen, Zischen oder Brummen. Tinnitus ist ein Symptom und keine eigenständige Krankheit. Auslösende Ursachen können Lärmschäden, Hörbeeinträchtigungen mit Durchblutungsstörungen des Innenohrs oder Verkalkung der Gehörknöchelchen, Hörsturz, Knalltraumata, Stress, Veränderungen an der Halswirbelsäule, Probleme im Zahn-Kieferbereich, zu hoher oder zu niedriger Blutdruck, ungesunde Ernährung mit Mangel an den Vitaminen A und E, Eisen, Magnesium und Kalzium und schließlich Drehschwindel (Morbus Menière) sein.

Oft lassen sich die Ursachen diagnostizieren und beheben, oft jedoch kann keine organische Ursache gefunden werden. In vielen Fällen klingt das Ohrensausen von allein wieder ab, kann aber auch bleiben. Um dem vorzubeugen, ist eine frühzeitig einsetzende Behandlung nötig. Dazu gehört auch eine Ernährungsumstellung.

Deutsche Tinnitus-Liga e. V.
Postfach 21 03 51, 42353 Wuppertal
(02 02/24 65 20 Fax: 02 02/2 46 52 20

Schlaganfall – Apoplektischer Insult – Hirninfarkt

Der Schlaganfall ist eine vermeidbare Volkskrankheit. Das Risiko für einen Schlaganfall wird unter der Bevölkerung noch immer unterschätzt, obwohl jährlich rund 200 000 Deutsche vom „Schlag" getroffen werden. Innerhalb der ersten vier Wochen stirbt jeder fünfte von ihnen. Ein Schlaganfall kann unabhängig von Alter und Geschlecht jederzeit auftreten. Er ist in Deutschland die dritthäufigste Todesursache und die häufigste für lebenslange Behinderung und Siechtum. Die Zahl der Schlaganfallopfer nimmt allerdings mit dem Alter stark zu. Erleiden in der Altersgruppe zwischen 55 und 65 Jahren auf 1 000 Einwohner nur zwei Personen einen Schlaganfall, so sind es bei den über 85 jährigen 21. Zwei Ursachen führen zum Schlaganfall, bei dem das Gehirn nicht mehr ausreichend durchblutet wird und als Folge davon Hirngewebe abstirbt:

- Ein zum Hirn führendes Blutgefäß ist plötzlich verstopft, es kommt zur Blutleere (Ischämie).
- Ein Blutgefäß platzt, das Blut tritt in das umliegende Hirngewebe.

Die Folgen von beiden Ereignissen sind am Ende gleich: Die Versorgung der empfindlichen Gehirnzellen mit Sauerstoff und Nährstoffen ist unzureichend beziehungsweise ganz unterbrochen. Da jeder von uns irgendwann im Leben davon betroffen sein kann, wobei eine ungesunde Lebensführung die entscheidende Rolle spielt, soll auf die Arten des Schlaganfalls, seine Warnzeichen, Risikofaktoren und die Möglichkeiten einer Vorbeugung (Prävention) näher eingegangen werden:

Art des Schlaganfalls

In 80 Prozent der Fälle kommt es durch ein Blutgerinnsel, Embolien oder arteriosklerotische Ablagerungen zu einer plötzlichen Verstopfung einer Hirnarterie, zum ischämischen Hirninfarkt.

Bei der Arterienverkalkung handelt es sich um einen Engpass in der Arterie. Blutfette, Kalk und Blutplättchen, letztere heften sich an die Gefäßwände an, führen zu einer Verengung der Blutbahnen. Ist die große Halsschlagader zu mehr als 70 bis 80 Prozent verengt, kann die Engstelle nicht mehr genügend Blut passieren. Fällt zusätzlich noch der Blutdruck durch einen Herz-Kreislauf-Schock ab, wird der betroffene Teil des Gehirns nicht mehr durchblutet. In diesem Falle handelt es sich um eine so genannte hämodynamische Ursache der Durchblutungsstörung. Aus dem Engpass kann ein Verschluss werden, wenn die arteriosklerotisch veränderte Gefäßinnenwand aufbricht, sich an der Wunde Blutplättchen anlagern und das Gefäß verschließen (arteriosklerotische Embolie). Löst sich der Pfropf nicht schnell genug auf, kommt es zum Schlaganfall.

Die zweithäufigste Ursache (12 Prozent) sind intrakranielle Blutungen (Blutungen innerhalb des Kopfes). Durch zu hohen Blutdruck werden die Hirngefäße dauerhaft unter Druck gestellt, dem sie irgendwann nicht mehr standhalten können und platzen. Es gibt noch andere Ursachen für Gehirnblutungen, zum Beispiel Geschwülste, angeborene Gefäßstörungen oder Blutgerinnungsstörungen.

Die Subarachnoidalblutung ist eine Sonderform der Hirnblutung. Arachnoidea ist die bindegewebige Membran, die über den Furchen und Windungen des Gehirns und Rückenmarks liegt! Es kann vorkommen, dass die Gefäße beim Durchtritt durch die Hirnhaut eine sackförmige Ausstülpung bilden und platzen. Blut strömt dann zwischen Hirnoberfläche und Hirnhaut. Das Blut kann auch in Hirngewebe eindringen. Auslöser derartiger Blutungen kann eine plötzliche Erhöhung des Kopfinnendruckes sein, hervorgerufen durch Heben schwerer Gegenstände, durch starkes Drücken und Pressen beim Stuhlgang, aber auch beim Geschlechtsverkehr. Subarachnoidalblutungen sind für rund fünf Prozent aller Schlaganfälle verantwortlich und kommen meist bei jüngeren Menschen vor. 50 Prozent verlaufen tödlich. Durch die Zerstörung der Nervenzellen im Blutungsgebiet und die Schädigung der benachbarten Bezirke durch den Druck, kommt es zusätzlich zu einer Schwellung im Gehirn (Hirnödem). Plötzlich einsetzende heftigste Kopf- und Nackenschmerzen sind das Leitsymptom.

Wichtig ist zu wissen, dass es flüchtige Schlaganfälle, sogenannte transistorische Attacken (TIA) gibt, deren Symptome in der Regel weniger als eine Stunde, aber nicht länger als 24 Stunden anhalten und mit der völligen Rückbildung enden. Innerhalb von 5 Jahren erleiden mehr als 30 Prozent der Menschen mit einer TIA einen Schlaganfall.

Von einem leichten Insult – minor stroke – spricht man dann, wenn die Symptomatik länger als 24 Stunden bis zu mehreren Tagen andauert und sich danach entweder vollständig zurückbildet oder nur geringfügige Restsymptome hinterlässt. Dem vollendeten ischämischen Schlaganfall (vollendeter Insult, completed oder major stroke) liegt immer ein Hirninfarkt zugrunde. Die Symptome des vollendeten Schlaganfalls können unterschiedlich sein, mit nur geringer Restsymptomatik bis hin zu schweren neurologischen Ausfällen.

Warnzeichen: Meistens können die Betroffenen schon längere Zeit vorher Warnzeichen wahrnehmen, da ein Schlaganfall in aller Regel nicht aus heiterem Himmel kommt: Zu den Warnzeichen zählen: Sehen von Doppelbildern, Sehstörungen auf einem Auge, beziehungsweise kurzes Erblinden, Taubheitsgefühl in Armen und Beinen, Kribbeln in den Händen, taubes oder pelziges Gefühl, Gefühlsstörungen auch im Gesicht (Wange, Zunge), leichte Muskelschwäche, Lähmungserscheinungen an Hand oder Arm, wenn der Betroffene Gegenstände nicht mehr halten kann und sie aus der Hand gleiten, vorübergehende Lähmungen einer Gesichtshälfte (Mundwinkel hängen herab) oder sogar einer Körperhälfte, Sprachstörungen, die sich nach einer gewissen Zeit wieder verlieren, unsicherer Gang, plötzlicher Sturz, Drehschwindel, unvermittelt auftretender heftiger Kopfschmerz. Alle diese Warnzeichen werden in der Regel nicht ernst genommen, sie sollten es aber! Überdies wissen 60 Prozent der Bevölkerung nicht, dass es solche Warnsymptome gibt.

Wie erkennt man einen Schlaganfall?

Plötzliches Auftreten von Gefühlsstörungen, wie weiter oben beschrieben, dazu gesellen sich Muskelschwäche und Lähmungen bis zu einer Körperhälfte, Gleichgewichtsstörungen mit Taumeln, Sehstörungen und Augenflimmern, verwaschene Sprache, Gedanken lassen sich nicht mehr in Worte fassen, plötzlich auftretende, heftigste Kopfschmerzen, so genannter Vernichtungskopfschmerz, Schluckstörungen, Übelkeit, Erbrechen, Störungen von Atmung und Kreislauf, Bewusstlosigkeit. Dies sind alles Zeichen eines stattgefundenen Schlaganfalls.

Risikofaktoren

Bluthochdruck, Übergewicht, meist durch falsche Ernährung, Diabetes, Bewegungsmangel, Rauchen, Alkohol, Herzkrankheiten, Kontrazeptiva, Migräne. Außer der Migräne sind **alle** Risikofaktoren von unserem Verhalten abhängig!

Hypertonie – Bluthochdruck: Er ist der stärkste Risikofaktor des Schlaganfalls und spielt bei fast 70 Prozent aller Schlaganfallpatienten eine wesentliche Rolle. Er kann die Ursache nicht nur des „üblichen" Schlaganfalls sein, sondern auch von Hirnblutungen. Nach den Richtlinien der WHO beträgt der maximal zulässige Blutdruckwert 139/89 mm Hg, als optimal allerdings gilt 120/<80. Bei systolischen Werten zwischen 140 und 159 mm Hg besteht bereits eine 40-prozentige Risikoerhöhung für den Schlaganfall! **Fazit:** *Je niedriger der Blutdruck, desto höher die Lebenserwartung!* Jeder Patient mit hohem Blutdruck gehört in die Behandlung eines kompetenten Arztes, zumal durch blutdrucksenkende Medikamente das Schlaganfallrisiko bis zu 70 Prozent gesenkt werden kann.

Diabetes mellitus

Bei dieser Krankheit ist das Risiko eines Schlaganfalls auf das zwei- bis dreifache erhöht! Die Zuckerkrankheit begünstigt Verschlüsse der langen, dünnen Hirnarterien, bedingt durch eine zerebrale Mikroangiopathie (Siehe auch Kapitel über Altersdiabetes).

Hyperlipidämie

Darunter versteht man die Erhöhung von Lipiden im Serum, als Oberbegriff der Hypercholesterinämie. Cholesterin ist der Hauptverantwortliche für die Entstehung der Arterienverkalkung. So verdoppeln Werte über 240 Milligramm / Deziliter Blut das Schlaganfallrisiko. Umstellung der Ernährung ist hier besonders wichtig. Eine ballaststoffreiche Kost mit viel Gemüse, Obst, Vollkornprodukten, Fisch, keine tierischen Fette, keine raffinierten Kohlenhydrate, keine Innereien und kein rotes Fleisch. Wer regelmäßig Seefisch isst, vermindert nicht nur das Herzinfarkt- sondern auch das Schlaganfallrisiko!

Der Verzehr von **Vollkornprodukten** verringert bei Frauen das Schlaganfallrisiko, wie eine US-amerikanische Langzeitstudie, an der 75 521 Frauen beteiligt waren, ergab. Die Untersuchung besagt, dass Frauen ein umso geringeres Schlaganfallrisiko hatten, je mehr sie Vollkornerzeugnisse verzehrten. Warum das so ist, wurde in der Arbeit nicht mitgeteilt. Die Ernährungsumstellung hat neben der blutfettsenkenden Wirkung einen positiven Einfluss auf Übergewicht, hohen Blutdruck und die Zuckerkrankheit. Sie bewirkt eine erhebliche Senkung des Schlaganfallrisikos, wahrscheinlich hauptsächlich über den blutdrucksenkenden Effekt, was durch andere Studien belegt werden konnte. Reicht eine Ernährungsumstellung allein nicht aus, müsste Ihr Arzt cholesterinsenkende Medikamente verordnen. Durch sie kann das Schlaganfallrisiko um 28 Prozent vermindert werden.

Bewegungsmangel: Je weniger Bewegung, umso höher das Risiko für einen Schlaganfall. Bei regelmäßiger körperlicher Aktivität konnte das Risiko im Schnitt um 40 bis 50 Prozent gesenkt werden, wie durch Interventionsstudien belegt wurde. Bemerkenswert ist die Tatsache, dass das Schlaganfallrisiko im späteren Leben vermindert ist, wenn im jugendlichen Alter Sport getrieben wurde. Es vermindert sich umso stärker, je mehr Jahre der Mensch im Laufe seines Lebens sportlich tätig war.

Rauchen: Rauchen erhöht das Risiko für Schlaganfall auf das 2- bis 3,5 fache. Je mehr geraucht wird, umso höher ist das Risiko. Kommt zum Rauchen Bluthochdruck dazu, erhöht sich das Schlaganfallrisiko auf das 20 fache! Gibt man das Rauchen auf, normalisiert sich frühestens nach zwei

Jahren das erhöhte Risiko, unabhängig von Dauer und Ausmaß des früheren Nikotinkonsums. Zum Nichtraucher zu werden ist die billigste und sicherste Prävention!

Alkohol: Leichter Alkoholkonsum hat wahrscheinlich eine geringe Schutzwirkung vor Hirninfarkten. Warum das so ist, konnte bisher nicht wirklich geklärt werden. Vermutet wird ein günstiger Effekt auf den Fettstoffwechsel. Auch ist die Überlegenheit bestimmter alkoholischer Getränke (zum Beispiel Rotwein) nicht belegt. Allein dem Alkohol wird, in mäßigen Mengen genossen, eine gefäßschützende Wirkung zugeschrieben. Ganz anders übermäßiger Alkoholkonsum: Er treibt den Blutdruck hoch, führt zu hohen Blutfettwerten, Gerinnungsstörungen, fördert Übergewicht, alles zusammen ein massiver Risikofaktor für Schlaganfall.

Kontrazeptiva – „Pille“: Das Risiko für einen Schlaganfall ist abhängig vom Östrogengehalt der Pille, vom Vorliegen weiteren Risikofaktoren, die Herz und Kreislauf betreffen, und Rauchen. Werden Kontrazeptiva älteren Typs mit einem hohen Östrogengehalt eingenommen, erhöht sich das Risiko für Schlaganfälle um den Faktor 5,3. Besteht zusätzlich hoher Blutdruck und wird geraucht, war das Risiko laut einer großangelegten WHO-Studie sieben- bis zehnfach erhöht. Für Pillen der neueren Generation mit niedrigem Östrogengehalt war in dieser Studie das Schlaganfallrisiko nur unbedeutend erhöht. Nicht endgültig konnte allerdings geklärt werden, ob diese niedrig dosierten Kontrazeptiva in Verbindung mit Rauchen das Schlaganfallrisiko erhöhen. Zumindest für die Gruppe der über 35 jährigen Frauen ist hier Vorsicht geboten.

Migräne: Sie stellt bei Frauen einen Risikofaktor für Schlaganfall dar. Hier haben begleitende Risikofaktoren, wie Rauchen und / oder Pilleneinnahme, einen sich potenzierenden Einfluss auf das Infarktrisiko. Es steigt dann auf das mehr als siebenfache an.

Risikofaktoren: Schlechte Zähne und chronische Bronchitis
(siehe Seite 105, 112, 166, 186)

Ein Neurologenteam der Universität Heidelberg kam zu dem Ergebnis, dass chronische Entzündungen des Zahnfleisches, der Zahnwurzel, Karies und chronische Bronchitis das Schlaganfallrisiko verdoppeln. Erreger wie Chlamydia pneumonia, Bakterium Streptococcus sangius, Helicobacter pylori und Cytomegalovirus sind an der Entstehung der Arterienverkalkung beteiligt, und indirekt Mitverursacher des Schlaganfalls. Untersucht wurden Patienten mit Mini-Schlaganfällen und ausgebildeten Anfällen und verglichen mit Kontrollpersonen. Dabei entdeckten die Wissenschaftler bei Patienten mit chronischer Bronchitis doppelt so viele heftige und leichte Schlaganfälle wie bei den Gesunden. Die Häufigkeit von Schlaganfällen bei Betroffenen mit Zahnerkrankungen war sogar zweieinhalbmal so hoch. Das Risiko für Herzinfarkt ist im selben Maße erhöht.

Die Voraussetzung für Herzinfarkt oder Schlaganfall ist die Tatsache, dass die Keime im Zahnbelag Blutplättchen verklumpen lassen und damit die Bildung von Blutpfropfen in Gang setzen. Je stärker der Zahnbelag, umso mehr Erreger gelangen über Entzündungen des Zahnfleisches oder offene Zahnhälse in die Blutbahn, wobei giftige Stoffwechselprodukte der Übeltäter eine große Rolle spielen. In diesem Zusammenhang ist erwähnenswert, dass Raucher mit Zahnbelag auch stärker gefährdet sind, an einem chronischen Lungenleiden zu erkranken, als solche mit gepflegten Zähnen.

Bisher unbekannte Risikofaktoren für Hirnschlag

In der Zeitschrift „Ärztliche Praxis“ wurden die Ergebnisse einer israelischen Studie veröffentlicht, wonach abrupte Körperbewegungen, starke körperliche Anstrengung, emotionaler Stress sowie Wutanfälle und plötzliche Temperaturveränderungen in der Umgebung das Schlaganfallrisiko erhöhen. Die Forscher wiesen darauf hin, dass die neu entdeckten Faktoren als sehr kurzfristige Auslöser des Schlaganfalls fungierten. Die Grundlage jeder Vorbeugung besteht auch in einer Verminderung der täglichen Kochsalzaufnahme. In einer neueren wissenschaftlichen Arbeit konnte die positive Wirkung einer Salzreduktion nachgewiesen werden. Es gibt viele „versteckte" Salze, in Wurstwaren, Gepökeltem, im Käse, in vielen Fertigprodukten, in Konserven, in sauer Eingelegtem, im Ketchup und besonders im Salzgebäck.

Falls Übergewicht besteht, ist eine Gewichtsnormalisierung notwendig. Besonders bei Patienten über 60 Jahre – aber auch bei jüngeren – kommt es durch eine Gewichtsreduktion zu einer effektiven Blutdrucksenkung, was durch mehrere Studien belegt werden konnte. Reicht diese Maßnahme allein nicht aus, ist eine konsequente und dauerhafte Einstellung des hohen Blutdrucks durch entsprechende Medikamente unabdingbar. Diuretika (Entwässerungstabletten), die zur Behandlung des hohen Blutdrucks eingesetzt werden, führten zu einer 36-prozentigen Risikominderung der Schlaganfälle.

Begleiterkrankungen

Vorhofflimmern gilt im Alter als häufigste kardiale Ursache des Hirnschlags. Noch wesentlich höher liegt das Hirninfarktrisiko, wenn das Vorhofflimmern mit anderen Herzerkrankungen wie Klappenverkalkung oder –stenose, einem Vorhofaneurysma (Aneurysma: umschriebene Ausweitung der Wand eines arteriellen Gefäßes) verbunden ist.

Herzinfarkt – Myokardinfarkt: Beim frischen Herzinfarkt besteht die Neigung zur Bildung örtlicher Blutgerinnsel in der linken Herzkammer, verbunden mit einer Minderung der Pumpfunktion, was zusammen das Schlaganfallrisiko erhöht. Die Behandlung des Herzinfarktes stellt gleichzeitig eine Primärprophylaxe des ischämischen Insultes dar.

Die *Hyper-Homocystämie* ist ein eigenständiger, bedeutsamer und nahezu unbekannter Risikofaktor für koronare Herzkrankheiten und Schlaganfälle. Dies konnte in mehreren wissenschaftlichen Studien nachgewiesen werden. Homocystein, eine schwefelhaltige Aminosäure, ist ein Stoffwechselzwischenprodukt des Eiweißes, das nur mit Hilfe der Vitamine B_6, B_{12} und Folsäure entsorgt werden kann. Fehlen diese Vitamine in der Nahrung, steigt der Homocystein-Blutspiegel krankhaft an, was die Entstehung einer Arterienverkalkung und deren Folgekrankheiten begünstigt. Eine Plasmakonzentration des Homocysteins unter 9 Mikromol/Liter ist als vorbeugend günstig anzusehen. Allgemein gilt jedoch: Je niedriger, desto besser! In der Bundesrepublik ist davon auszugehen, dass bei über der Hälfte der Gesamtbevölkerung der Plasma-Homocysteinspiegel über 10 Mikromol/Liter liegt. Eine an den o.g. Vitaminen reiche Kost wirkt vorbeugend.

Stress (s. S. 185): Zu den Risikofaktoren für Schlaganfall zählt auch negativer Stress, da er den Blutdruck erhöht. Deshalb sollte man jede Art von Stress vermeiden. Durch konzentrative Selbstentspannung (autogenes Training) lässt sich das vegetative Nervensystem positiv beeinflussen und Überbeanspruchung abbauen.

Depressionen: In einer amerikanischen Langzeitstudie wurden 14 Jahre lang 2201 Männer im Alter zwischen 45 und 59 Jahren beobachtet. Etwa jeder 5. von ihnen litt unter Depressionen und Angstgefühlen. Nach Ablauf der Studie stellte sich heraus, dass depressive Männer wesentlich häufiger einen schweren Schlaganfall erlitten, der auch eher tödlich verlief, als solche, die keine depressiven Verstimmungen aufwiesen. Berücksichtigt wurden bei der Auswertung der Ergebnisse Risikofaktoren wie Nikotin, Alkohol, Übergewicht, Bluthochdruck und Diabetes. Die Wissenschaftler raten daher Menschen mit Depressionen oder Angststörungen, sich von einem Facharzt behandeln zu lassen.

Schutz vor Schlaganfall durch Grippeimpfung

Französische Forscher fanden heraus, dass das Schlaganfallrisiko durch regelmäßige Grippeschutzimpfungen im Vergleich zur Kontrollgruppe um etwa 40 Prozent gesenkt werden könnte. Es gibt seit längerer Zeit Hinweise, dass Infektionskrankheiten mit Herzinfarkt und Schlaganfall in Verbindung stehen (s. o.). Durch die Grippeschutzimpfung wird das Immunsystem gestärkt und Infektionen werden verhindert, bei denen sich Ablagerungen von Gefäßwänden lösen und so zu Herzinfarkt und Hirnschlag führen können.

Verringerung des Schlaganfallrisikos allein durch Änderung der Lebensführung!

Bei einer guten Blutdruckeinstellung können etwa 40 Prozent der Schlaganfälle verhindert werden. Sind bei Diabetikern die Blutzuckerwerte optimal eingestellt, verringert sich das Schlaganfallrisiko um weitere 10 – 15 Prozent und durch Tabakabstinenz noch einmal um 15 Prozent. Gewichtsreduktion bei Übergewicht schlägt ebenfalls mit 15 Prozent zu Buche.

Was kaum jemand weiß und wovon kaum jemand Gebrauch macht: Jeder in der gesetzlichen Krankenkasse Versicherte kann ab dem 35. Lebensjahr alle zwei Jahre eine ärztliche Früherkennungsuntersuchung auf Risikofaktoren zu Lasten seiner Krankenkasse in Anspruch nehmen.

Was tun bei Schlaganfall?

So wie bei einem Herzinfarkt kommt es auch beim Schlaganfall auf jede Minute an! Auch bei einem bloßen Verdacht sofort den Notarzt rufen und einen Krankenwagen anfordern. Da die kritische Zeitspanne bei etwa drei bis maximal sechs Stunden liegt, ist eine rasche Einweisung in eine Spezialklinik erforderlich. Nur so besteht die Chance, dass wenig oder überhaupt kein Hirngewebe dauerhaft zerstört wird.

Die Aufnahme eines Schlaganfallpatienten in einer Spezialabteilung ist deswegen so wichtig, weil nach Angaben von Wolfgang **Schramm,** Vorsitzender der Gesellschaft für Thrombose- und Hämostaseforschung, während eines Fachkongresses in Erfurt geäußert, jeder *vierte* Schlaganfallpatient falsch behandelt wird! Daher sollte jeder Betroffene in eine so genannte *Stroke Unit* eingewiesen werden.

Was ist eine Stroke Unit – Schlaganfall Einheit?

Dabei handelt es sich um eine Spezialabteilung an einer neurologischen Akutklinik, die für frühestmögliche Behandlung der Schlaganfallpatienten apparativ und personell ausgerüstet ist. Durch die optimale Versorgung dieser Patienten kann die Sterblichkeit nach Schlaganfall drastisch gesenkt werden, ohne jedoch den Anteil der später schwerstpflegebedürftigen Überlebenden zu erhöhen. Auch die Rate derjenigen, die nach dem Schlaganfall später ein unabhängiges Leben führen können, nahm nachweislich zu.

Informationen durch:
Stiftung Deutsche Schlaganfall-Hilfe,
Postfach 104, 33311 Gütersloh,
Tel.: 0 18 05/09 30 93, Fax: 0 18 05/09 40 94

XVIII Erkrankungen des Bewegungsapparates

Bewegung ist erst durch das koordinierte Zusammenspiel von Muskeln, Knochen, Sehnen und Bändern, dem so genannten Bindegewebe möglich.

Rheumatismus

Unter dem Sammelbegriff „Rheumatismus“ oder auch rheumatischer Formenkreis, finden sich 450 verschiedene Erkrankungen des Bewegungsapparates wie degenerativer, entzündlicher und extraartikulärer Rheumatismus, die alle den Wohlstandskrankheiten zuzuordnen sind und in den letzten Jahren ebenfalls an Zahl erheblich zugenommen haben. An den verschiedenen Rheumaerkrankungen leiden mittlerweile mehr Menschen als an Arterienverkalkung, Zuckerkrankheit und Krebs zusammen. Man spricht von Muskelrheumatismus, Erkrankungen der Gelenke wie Arthrosen und Arthritiden, Erkrankungen der Wirbelsäule und Schäden an Sehnen und Bändern. Arthrose und Arthritis sind die am häufigsten anzutreffenden Leiden.

Arthrose und Arthritis

Es gibt zwei Arten von Gelenkerkrankungen, die Arthrose und die Arthritis. Bei ersterer handelt es sich um degenerative Veränderungen nichtentzündlicher Art. Vornehmlich sind die Knorpel der größeren Gelenke wie Knie- und Hüftgelenke betroffen.

Bei der Entstehung der Arthrose sind noch viele Fragen offen: Warum gibt es Menschen, die bis ins hohe Alter intakte Gelenke haben und warum kommt diese Gelenkveränderung immer öfter in jungen Jahren und im mittleren Alter vor? Warum ist das Kniegelenk so häufig betroffen, und warum bleiben die Sprunggelenke in der Regel von dem Leiden verschont, obwohl sie doch viel höheren Belastungen ausgesetzt sind?

Generell kann man sagen, dass arthrotische Gelenkveränderungen, die teilweise mit sehr starken Schmerzen einhergehen können, keine Erkrankungen des Alters sind, sondern als Stoffwechselstörungen durch Vitalstoffmangel immer mehr auch bei jungen Menschen festgestellt werden. Dies bedeutet, dass es sich keinesfalls ausschließlich um altersbedingte Verschleißerscheinungen handelt. Diese degenerativen Gelenksveränderungen nicht entzündlicher Art müssen eine andere Ursache haben. Neben dem Bewegungsmangel und der Fehlbelastung, etwa durch Beinlängenunterschiede und Wirbelsäulenverkrümmungen ist die Falschernährung die Hauptursache für die Entstehung dieser Krankheiten. Da ruhende gegenüber tätigen Körperteilen entsprechend weniger durchblutet sind, muss sich gerade dort eine mangelnde Zufuhr lebenswichtiger Stoffe in Veränderungen des empfindlichen Knorpels bemerkbar machen.

Über fünf Millionen Menschen leiden bei uns unter Arthrose. Meist tritt sie erst ab dem 50. Lebensjahr auf. Um einem vorzeitigen Verschleiß entgegen zu wirken, müssen Gelenke „in Betrieb“ sein. Nur so kann der Knorpel gesund erhalten bleiben; denn nur durch regelmäßige Bewegung wird die Gelenkinnenhaut gut durchblutet, wodurch

Nähr- und Schmierstoffe vermehrt in die Knorpelgewebe und in den Gewebespalt abgegeben werden. Nur dann ist „reibungsloses" Funktionieren gewährleistet.

Sitzende Lebensweise, wenig sportliche Aktivitäten und Übergewicht sorgen dafür, dass sich unser Band- und Sehnenapparat und die Muskulatur eher zurückbilden. Dadurch werden die Gelenke destabilisiert und ihr Verschleiß beschleunigt. Das schlägt sich besonders im vorzeitigen Verschleiß von Hüft- und Kniegelenken nieder. Entstehen dann Schmerzen in den Gelenken, werden sie erst recht geschont, ein wahrer Teufelskreis. Zusätzlich werden durch die Schonhaltung andere Gelenke überlastet, was bei Hüftarthrose zu Verschleißerscheinungen an den Knien und der Wirbelsäule oder des anderen Hüftgelenkes führen kann.

Vorbeugen heißt demnach, Gelenke belasten, aber nicht durch Leistungssport – der schadet eher – sondern durch wohldosierte körperliche Bewegung wie Spazierengehen, Wandern, Schwimmen, Tanzen, Rad fahren, Skilanglauf, Treppen steigen, statt den Lift zu benutzen.

In diesem Zusammenhang sollte erwähnt werden, dass bei Frauen mit stärkerem Übergewicht sich eine Arthrose in den Knien vier- bis fünfmal schneller als bei normalem Körpergewicht ausbildet.

Prävention

Antioxidantien wie die Vitamine C und E, dazu Selen, sekundäre Pflanzeninhaltsstoffe und die Omega-3-Fettsäuren (auch als Fischölkapseln) tragen dazu bei, die Beschwerden zu lindern und die Dosis herkömmlicher Rheumamittel geringer zu halten. Neuere Untersuchungen haben gezeigt, dass 2,6 g Fischöl täglich eingenommen, einen deutlichen antirheumatischen Effekt aufweist. An Hand von Untersuchungen konnte festgestellt werden, dass Rheumatiker oft zu geringe Mengen von Antioxidantien im Blut haben. Die Deutsche Gesellschaft für Ernährung empfiehlt den Betroffenen, ihre Kost rechtzeitig umzustellen, da die Knorpelzellen noch über einen aktiven Stoffwechsel verfügen müssen. Viel Obst und Gemüse sollte gegessen werden, dazu mindestens zweimal pro Woche Seefisch wie Hering, Makrele und Lachs. Auf fleisch- und fettreiche Kost und Alkohol sollte verzichtet werden.

Und noch eins: Vitamin B_6 (Pyridoxin) sorgt als Ko-Faktor des Enzyms Lysyloxydase mit für die Festigkeit des Knorpels. Sein Mangel, der auch durch falsche Ernährung zustande kommen kann, kann daher für die Arthroseentstehung mit verantwortlich sein.

Wenn eine Ernährungsumstellung neben körperlicher Bewegung den Rheumatikern hilft, ihr Leiden leichter zu ertragen, dann sollte man folgerichtig und vorbeugend auf eine derartige Kost umsteigen, damit diese Krankheiten nicht erst zum Ausbruch kommen können. Zur Arthrosevorbeugung gehört bei Übergewichtigen die Gewichtsabnahme; denn wer zu viel wiegt, der belastet die Gelenke über Gebühr. Zu starker Druck auf sie verursacht stärkeren Abrieb, ihre Oberfläche bleibt nicht glatt, sie wird rau.

Eine Arthroskopie (Gelenkspiegelung) ist oft überflüssig

Dies fanden amerikanische Wissenschaftler heraus. 180 Studienteilnehmer wurden nach dem Zufallsprinzip behandelt:

1. Gruppe: Hier wurde während einer Arthroskopie das Kniegelenk lediglich gespült.
2. Gruppe: Der beschädigte Knorpel wurde arthroskopisch entfernt.
3. Gruppe: Hier erfolgte die Arthroskopie nur scheinbar.

Ergebnis: In allen Gruppen verringerten sich die Knieschmerzen und Bewegungseinschränkungen.

Fazit der Forscher: Andere Faktoren wie z.B. Knie-Instabilität, Muskelschwäche oder Übergewicht haben einen wesentlich stärkeren Einfluss auf die Kniegelenk-Arthrose als Knorpelabrieb.

Durch einfache Maßnahmen wie Gewichtsabnahme, Stärkung der Muskulatur durch körperliche Bewegung und Krankengymnastik und unterstützende Kniebinden könnten die arthrosebedingten Kniebeschwerden gelindert werden und vielen Betroffenen eine Arthroskopie erspart bleiben.

Kontaktadresse:

Dr. Oliver Rühmann,
Orthopädische Klinik der Medizin.
Hochschule Hannover im Annastift
Anna-von-Borries-Str. 3, 30625 Hannover
Tel.: 0511/5354-340; Fax: 0511/5354-682
Internet: www.mh-hannover.de

Die **Arthritis** (rheumatoide Arthritis, Gelenkrheuma), eine chronische Entzündung, zählt zu den häufigsten rheumatischen Erkrankungen. Es handelt sich um eine Autoimmunkrankheit, beruhend auf einer falschen Reaktion des Immunsystems, indem es sich irrtümlich gegen den eigenen Körper wendet und Antikörper bildet.

Sie beginnt meist zwischen dem 25. und 50. Lebensjahr. Es kommt zu einer chronischen Entzündung der Gelenkinnenhaut mit konsekutiver Zerstörung des Gelenkknorpels und dadurch bedingter Versteifung des Gelenks, verbunden mit heftigsten Schmerzen. Meist sind mehrere Gelenke betroffen. Man spricht dann von chronischer Polyarthritis. Oft sind zuerst die Gelenke der Finger und Zehen in Mitleidenschaft gezogen, später Knie, Schultern und Hüfte. Um eine Versteifung der Gelenke zu verhindern, sind Bewegungsübungen wichtig, unterstützt von medizinischen Bädern und physikalischen Maßnahmen, verbunden mit einer Umstellung auf eine lacto-ovo-vegetabile Kost, letzteres als Basistherapie.

Eine „Rheumadiät“, sie kommt uns bekannt vor, da sie im vorliegenden Buch immer wieder als **die** Ernährungsart empfohlen wird, kann die Symptome lindern und die Lebensqualität erhöhen. Die Kost sollte möglichst fleischarm aber fischreich sein. Nachgewiesen ist, dass Obst und Gemüse schmerzhafte Entzündungsreaktionen in den Gelenken hemmen. Fettreduzierte Milch (einen halben Liter pro Tag), ihre Produkte, reine Pflanzenöle und Sojaerzeugnisse sollten ebenfalls auf dem täglichen Speiseplan stehen. Der Bundesverband für Gesundheitsinformation und Verbraucherschutz in Bonn empfiehlt Rheumatikern eine vollwertige Ernährung mit häufigem Verzehr von Obst und Gemüse, dazu Vollkornprodukte und Fisch, die dazu beitragen, die Entzündungsaktivitäten einzuschränken. Diese Art der Ernährung sei eine ausgesprochen sinnvolle Ergänzung zur medikamentösen Behandlung und physikalischen Maßnahmen. Eine gleichzeitige Gewichtsreduzierung führe außerdem zur Entlastung der Gelenke.

Der Bundesverband verwies gleichzeitig auf mehrere wissenschaftliche Arbeiten, die nachweisen konnten, dass in tierischen und fettreichen Nahrungsmitteln Arachidonsäure, eine 4-fach ungesättigte Fettsäure, vorkommend besonders in tierischen Fetten, Leber und Drüsen, aber auch in Fleisch, Wurst, Innereien und Eiern vorhanden ist, die als Ausgangssubstanz für entzündungsvermittelnde Botenstoffe dient. Empfohlen werden weiter fettreduzierte Milch und ihre Produkte, da diese weniger Arachidonsäure enthalten als Vollmilchprodukte.

Da Omega-3-Fettsäuren, gleichsam ein Gegenspieler der Arachidonsäure, die Bildung von Entzündungsvermittlern hemmt und somit zur Linderung der Schmerzen beiträgt, wird der Verzehr von Seefisch und Meeresfrüchten empfohlen.

Wie kann man vorbeugen?

Aus dem weiter oben Gesagten ergibt sich zwangsläufig, dass eine vitalstoffreiche Kost, ohne tierische Produkte und Industriezucker enthaltende Nahrungsmittel, die Entstehung einer rheumatoiden Arthritis verhindern kann.

In diesem Zusammenhang wird für bereits Erkrankte auf das Bircher-Benner-Handbuch für Rheuma- und Arthritiskranke verwiesen. Das Buch ist 2002 in der 23. Auflage erschienen (Bircher-Benner-Verlag, 61381 Friedrichsdorf, Postfach 1449, Tel.: 06172/778952, Fax: 06172/778977). Auf Seite 16 des Buches heißt es wörtlich: „In der Rheumaabteilung des Royal Free Hospital lag eine Patientin mit einer extremen chronisch-rheumatischen Gelenkentzündung. Sie war seit längerer Zeit bettlägerig und konnte sich nur noch sehr schwach, unter großen Schmerzen, bewegen. Die bekannten Maßnahmen brachten keine Besserung, kaum Linderung. In dieser hoffnungslosen Situation schlug einer der Spitalärzte vor, die Patientin nach Zürich in die Bircher-Benner-Klinik zu überweisen, wo sie mit einer diätetisch-physikalischen Therapie behandelt wurde und nach einigen Monaten vollständig geheilt nach London zurückkehren konnte."

„Die Ärzte im Royal Free Hospital bestätigten die überraschende Heilung und delegierten eine Ärztin nach Zürich, um die Heilbehandlung an Ort und Stelle zu studieren. Nach London zurückgekehrt, referierte sie über ihre Beobachtungen und erhielt dann eine Abteilung mit 20 Arthritis-Patienten zugewiesen, die sie nach der Bircherschen Methode behandeln sollte".

Bei einem weiteren spektakulären Fall handelte es sich um eine damals 55jährige Lehrerin aus der Umgebung von Zürich. Der Krankheitsverlauf ist auf den Seiten 19 bis 21 in Wort und Bild dokumentiert. Das erste Bild zeigt, wie weit sich die Patientin mit fremder Hilfe maximal aufrichten konnte. Die Hände waren schwer deformiert. Nach einjähriger Behandlung ist Tiefbeuge (beim Beugen erreichen die Hände den Fußboden) als Beweis der Rückgewinnung voller Beweglichkeit in den Hüften möglich. Die Lehrerin konnte die Klinik ohne irgendwelche Gehhilfen verlassen.

An dieser Stelle muss ausdrücklich betont werden, dass es sich hier nicht um Einzelfälle handelt, sondern um Heilungsergebnisse, wie sie bei fachgerechter Behandlung in der Bircher-Benner-Klinik erzielt werden.

Alkoholische Getränke sollten gemieden werden. Trotz Schmerzen sollte man sich viel an der frischen Luft bewegen, da das den Knochenaufbau fördert und für die Gelenke zuträglich ist.

Erhöht Kaffeegenuss das Risiko einer rheumatischen Erkrankung?

Einer finnischen Studie zufolge steigert derjenige, der übermäßig viel Kaffee trinkt, das Risiko, an Rheuma zu erkranken. An der Studie waren 26 000 Personen im Alter zwischen 30 und 59 Jahren beteiligt, und zwar über einen Beobachtungszeitraum von 10 Jahren. Die Untersuchungen ergaben, dass Personen, die mindestens vier Tassen täglich tranken, doppelt so häufig an Arthritis erkrankten als Abstinenzler. Es ist, wie die Forscher meinen, ein noch unbekannter Inhaltsstoff, der die rheumatischen Erkrankungen auslösen könnte. Vermutet wird er von ihnen vor allem im ungefilterten Kaffee. Dagegen konnte kein

Zusammenhang zwischen regelmäßigem Kaffeegenuss und Herz-Kreislauferkrankungen beobachtet werden. Im Gegenteil, Kaffee scheint sich sogar positiv auf Herz- und Kreislaufsystem auszuwirken.

In diesem Zusammenhang noch ein Wort zu Vitamin E als Radikalenfänger: Die Universität München führte eine Studie an 134 Rheuma-Patienten (Muskelrheumatismus) durch. Nach den Ergebnissen wirkt Vitamin E entzündungshemmend, indem es die freien Radikalen abfängt. Nach Ansicht der Wissenschaftler lässt sich die positive Wirkung auch bei anderen Rheumaformen erzielen.

Noch ein Wort zu **Rückenschmerzen**, an denen mittlerweile rund sieben Millionen Deutsche leiden. Rückenschmerz ist zu einer wahren Volkskrankheit mutiert. Der Grund dafür ist Übergewicht, sitzende Lebensweise und mangelnde Bewegung. Die Rückenmuskulatur muss durch Bewegung im Training bleiben und nicht im Laufe des Lebens atrophieren (Muskelschwund). Ein weiterer Hauptübeltäter für die Zunahme von Rückenschmerzen ist das meist gesundheitswidrige Schuhwerk. Normalerweise sollte der Fuß von der Ferse bis zur Fußspitze abgerollt werden. Besonders Frauen trippeln und stöckeln mit viel zu hohen Absätzen durchs Leben, weil es „in" ist und einfach chic aussieht. Bei Stöckelschuhen wird nach kurzem Absatzkontakt urplötzlich das ganze Gewicht über den Mittel- auf den Vorderfuß verlagert. Durch das „Spitzfußgehen" sind neben den Füßen, die gesamte Beinmuskulatur der Unter- und Oberschenkel, insbesondere der Hüftbeugemuskel, in dauernder Verspannung. Eine wechselnde An- und Entspannung, wie beim normalen Laufen und Gehen, gibt es nicht mehr. Die Folge davon ist, dass die Muskelpumpe, die das Blut vom Herzen in das periphere Gewebe bringt, nicht mehr richtig funktionieren kann. Die Versorgung der Muskeln und des Bindegewebes leidet, eine ausreichende Versorgung mit Sauerstoff und Nährstoffen ist nicht mehr gegeben. Dadurch wiederum werden Bandscheiben und Gelenke zusätzlich belastet, Rückenschmerzen sind die Folge.

Nur der stetige harmonische Wechsel zwischen An- und Entspannung beim Abrollen des Fußes als natürlichem Bewegungsablauf kann die beteiligten Muskeln optimal mit Sauerstoff versorgen.

Fazit: Ein großer Teil der Rückenschmerzen könnte verhindert werden, wenn normales Schuhwerk mit niedrigen Absätzen getragen würde.

Rückenschmerzen durch Arbeit am Rechner

Rechnerarbeit kann krank machen, 1996 trat die Bildschirm-Arbeitsverordnung in Kraft. Erschreckend ist, dass nur jeder zehnte Arbeitsplatz am Bildschirm dieser Verordnung entspricht. Zu diesem Ergebnis kam die „BAD Gesundheitsvorsorge und Sicherheitstechnik GmbH", und das, obwohl jeder Arbeitgeber verpflichtet war, bis Ende 1999 den Arbeitsplatz so zu gestalten, dass durch die Arbeit am PC weder Wirbelsäule, Bandscheiben, Muskeln noch Augen stärker belastet werden als unbedingt nötig.

Man weiß mittlerweile, dass Beschwerden an der Wirbelsäule weit öfter für Fehltage der Arbeitnehmer verantwortlich sind als Grippeerkrankungen. Gemäß Verordnung müssen die Chefs ihren Mitarbeitern mehrere kurze Pausen gewähren, die nicht auf die obligaten Pausen angerechnet werden dürfen. Diese Pausen sollen dazu genutzt werden, Verspannungen und Verkrampfungen der Muskulatur zu lockern. Wer am Bildschirm arbeitet, sollte selbst einige Punkte beherzigen: Der Abstand zwischen Monitor und Augen sollte 45 bis 80 Zentimeter betragen. Bei beginnender Weitsichtigkeit sollte der Betroffene einen Augenarzt konsultieren.

Fünf bis zehn Zentimeter Fläche vor der Tastatur müssen für das Auflegen der Hände zur Verfügung stehen. Der PC-Tisch sollte zwischen 60 und 82 Zentimetern in der Höhe verstellbar sein. Allgemein gelten 72 Zentimeter als Ideal. Die Beine müssen unter dem Tisch ausreichend bewegt werden können.

Bei der Arbeit sollten sich die Unterarme in einer waagrechten Linie zur Tastatur befinden und die Oberarme locker herabhängen. Der Winkel zwischen Unter- und Oberarmen soll mindestens 90 Grad betragen.

Beim Bürostuhl sollten der Sitz in der Höhe und die Rückenlehne in der Neigung verstellbar sein. Auch die Armlehnen sollten individuell einstellbar sein. Der Stuhl sollte nicht zu hoch eingestellt und die Sitzfläche in ihrer ganzen Ausdehnung genutzt werden. Auch Unter- und Oberschenkel sollten einen Winkel von 90 Grad bilden und die Füße am Boden oder auf einer Fußstütze stehen. Schlägt man die Beine längere Zeit übereinander, kann es zu Behinderungen der Blutzirkulation kommen.

Eine optimale Beleuchtung ist wichtig, das Licht am Arbeitsplatz darf nicht blenden und auf dem Bildschirm nicht reflektieren. Bei Tageslicht sollte der Bildschirm senkrecht zur Fensterfront gestellt werden, dann gibt es keine störenden Reflexionen. Ein flimmernder Bildschirm schadet den Augen.

Osteoporose – Knochenschwund

Knochenschwund ist eine der größten Volkskrankheiten, von der etwa sechs Millionen Deutsche betroffen sind, aber nur jeder sechste behandelt wird. Osteoporose ist eine Stoffwechselkrankheit der Knochen mit Knochensubstanz- und Strukturverlust, insbesondere des spongiösen (Knocheninnere) Knochens. Knochenschwund wurde von der WHO (Weltgesundheitsorganisation) in die Liste der zehn wichtigsten Erkrankungen der Welt aufgenommen. Die WHO schätzt, dass sich die Zahl der Schenkelhalsfrakturen (-brüche) weltweit bis zum Jahr 2050 vervierfacht!

Nach Angaben der Deutschen Arbeitsgesellschaft Osteoporose erkranken im Laufe ihres Lebens jede zweite Frau und jeder fünfte Mann daran. Auf ihr Konto kommen bei uns in der Bundesrepublik jährlich etwa 1 Million Knochenbrüche, hauptsächlich Brüche der Wirbelkörper, und etwa 150 000 Oberschenkelhalsfrakturen pro Jahr. Bei jedem neunten Mann und jeder dritten Frau über 80 Jahre treten Oberschenkelhalsbrüche durch Osteoporose auf.

Beim Neugeborenen beträgt der Gesamtkalziumgehalt etwa 25 Gramm und steigert sich bis zur endgültigen Entwicklung der Knochenmasse, was bereits zwischen dem 30. und 35. Lebensjahr der Fall ist, auf tausend bis dreizehnhundert Gramm.

Einteilung der Osteoporose

Man unterscheidet zwischen primärer und sekundärer Osteoporose. Zu ersterer zählen die Osteoporose der Frauen nach den Wechseljahren (30 bis 35 % erkranken daran), die senile (altersbedingte) und die bereits in jugendlichem Alter auftretende juvenile Osteoporose.

An sekundärer Osteoporose können Diabetiker, Patienten mit einer Überfunktion der Schilddrüse (Hyperthyreose, 3,5-fach höheres Risiko für Schenkelhalsfrakturen, 4 x häufiger Wirbelkörperbrüche), mit hochgradiger Inaktivität und Immobilität und solche, die über einen längeren Zeitraum Glukokortikoide (Cortison), Heparine und überdosierte Schilddrüsenhormone eingenommen haben, erkranken, ebenso nach Organtransplantationen und Asthma- oder Rheumapatienten.

Als wichtigste Risikofaktoren für Osteoporose gelten:

- Falsche Ernährung mit unzureichender Kalzium- und Vitamin D-Aufnahme.
- Übermäßiger Nikotin-, Alkohol- und Kaffeegenuss. Nikotin fördert auch den Knochenabbau.
- Bewegungsmangel: Körperliche Betätigung wie Wandern, Laufen, Radfahren, Skilanglauf, Gymnastik und Tanzen, mit Ausnahme von Schwimmen, wirkt sich positiv auf die Knochenmasse aus. Schwimmen ist in diesem Falle wenig geeignet, da durch den Auftrieb des Körpers im Wasser der Wachstumsreiz für die Knochen zum großen Teil ausgeschaltet ist. Beim Schwimmen bleiben die wechselnden Druckreize, die der Knochen zur Bildung neuer Knochensubstanz braucht, aus. Ähnlich ist es bei Astronauten im schwerelosen Raum.

Eine australische Studie schließt mit der Empfehlung, dass im Sinne der Osteoporosevorbeugung **lebenslang** auf ausreichende körperliche Betätigung und hohe Kalziumzufuhr geachtet werden sollte.

Bei immobilen Personen kann es zu einem Verlust der Knochenmasse von vier bis fünf Prozent pro Monat kommen, im Vergleich zum normalen Schwund von nur ein bis zwei Prozent!

Um Knochenmasse aufzubauen, ist es nie zu spät! Bei älteren untrainierten und sehr alten Menschen konnte bereits durch mäßig dosiertes, jedoch regelmäßiges Training eine leichte Zunahme der Knochenmasse oder zumindest eine Verminderung der altersbedingten Knochenmasseabnahme erzielt werden.

Hat der Knochenverlust eine kritische Grenze erreicht, reichen bereits leichte mechanische Überbelastungen wie Stolpern oder Koffer tragen aus, um Knochenbrüche herbeizuführen, insbesondere Wirbelkörpereinbrüche.

Weitere Risikofaktoren

- Späte erste Periode, früher Eintritt der Wechseljahre, operative Entfernung der Eierstöcke.
- Auffallend schlanke Körpergestalt und heller Haut- und Haartyp. Je weniger Frauen wiegen, desto häufiger brechen sie sich die Knochen. Grund: Der Östrogenspiegel sinkt bei dünnen Frauen im Alter stärker als bei den dickeren.
- Knochenschwund in der Familie? Leidet ein Familienmitglied bereits an Osteoporose, ist das Risiko, daran selbst zu erkranken, erhöht. Meinung des Autors: Das hängt ursächlich mit der in der Familie praktizierten falschen Ernährung zusammen.

Aus dem weiter oben Angeführten geht eindeutig hervor, dass es in den allermeisten Fällen nicht schicksalsbedingt ist, wenn jemand an Osteoporose erkrankt.

Welche Warnhinweise gibt es?

Rückenschmerzen, zunehmender Rundrücken und / oder die Tatsache, dass Sie in den letzten Jahren um mehr als vier Zentimeter kleiner geworden sind.

Die häufigste Form ist die Osteoporose klimakterischer Frauen. In der Menopause kommt es bei der Frau, parallel zum Östrogenabfall einerseits zu einem leichten Kalziumanstieg im Blut, andererseits aber zu einem laufenden Verlust an Kalzium durch vermehrte Ausscheidung über die Nieren, was zu einer Kalziumverarmung führt. Frauen verlieren auf diese Weise täglich bis zu 30 mg Kalzium.

Kennzeichnend ist die Rückbildung des Knochengewebes – die Knochenmasse nimmt kontinuierlich ab – der Knochen wird poröser. Im Laufe der Zeit kommt es zur Ausbildung eines Rundrückens (Witwenbuckel), heftigen Rückenschmerzen und Knochenbrüchen, meist ohne größere Krafteinwirkung. Knochen werden ständig auf-, um- und abgebaut. Knochenbildende Zellen (Osteoblasten) und knochenabbauende (Osteoklasten) erledigen dies. Dieser Knochenumbau folgt beim Gesunden einer Gesetzmäßigkeit, die der natürlichen Vitalität von Lebensphasen und der körperlichen Aktivität angepasst ist.

Eine schwedisch-US-amerikanische Studie besagt, dass die Knochendichte ein Kennzeichen der allgemeinen Gesundheit und der Überlebenszeit sein kann, und niedrige Knochenmasse einen Vorhersagefaktor für die Sterblichkeit darstellt.

Gesunde Frauen gleichen den Kalziumverlust durch entsprechenden Lebensstil ohne weiteres aus.

Vorbeugung und ursächliche Therapie

Sie besteht in erster Linie in der „richtigen“ Ernährung. Auch hier wieder!

Wichtige Kalziumlieferanten : Milch, ihre Produkte, Grünkohl, Fenchel, Brokkoli, Lauch, Haselnüsse, kalziumhaltige Mineralwässer.

Wichtige Vitamin-D-Lieferanten : Fettreiche Seefische wie Sardinen, Hering, Lachs, Heilbutt, Thunfisch, Makrele.

Vitamin D verbessert den Transport von Kalzium aus dem Darm in das Blut. Es gilt als erwiesen, dass Vegetarierinnen, die Milchprodukte zu sich nehmen, körperlich aktiv sind und auf ihre Gesundheit achten, ganz selten an Osteoporose erkranken. Isoflavonoide, so genannte Phytoöstrogene, das sind, wie an anderer Stelle bereits erwähnt, bioaktive, sekundäre Pflanzeninhaltsstoffe, haben eine knochenschützende Östrogenwirkung.

Es ist leider eine bedauerliche Tatsache, dass sich in den Schulen der Konsum von Milch nach Angaben der Deutschen Gesellschaft für Ernährung im vergangenen Jahrzehnt halbiert hat. Hier sollte die Aufklärung bei Eltern und Erziehern beginnen!

Ein Rat: Trinken Sie ein Glas Milch vor dem Schlafengehen. Das mit der Milch aufgenommene Kalzium verhindert, dass der Körper nachts auf Kalziumreserven der Knochen zurückgreift. Sollten Sie an einer Milchunverträglichkeit oder Milchzuckerunverträglichkeit leiden, müssen Sie Ihre Kost immer mit einem Kalzium- Vitamin-D-Präparat ergänzen.

Was Sie meiden sollten:

Alkohol, Nikotin, Kaffee im Übermaß, Cola-Getränke, Kleie, Rhabarber, Schmelzkäse, Spinat, Wurst, Schweinefleisch. Hoher Phosphatgehalt in Limonaden und Fertigprodukten! Kalzium kann mit der Nahrung nicht aufgenommen werden, wenn das Verhältnis Kalzium zu Phosphat zu Gunsten von letzterem verschoben ist.

Hormonersatztherapie – Ja oder Nein?

Zweifel an der nebenwirkungsfreien Hormontherapie bei Frauen in den Wechseljahren gibt es schon lange. Dies gilt auch für die Osteoporosebehandlung (Osteoporose = Verminderung des Knochengewebes durch gesteigerten Knochenabbau und/oder verminderten –anbau) mit Östrogenen.

Jetzt scheint es amtlich zu sein, dass diese Art der Behandlung mehr schadet als nützt:

Die Women's-Health-Initiative (WHI)-Hormonstudie, unter Beteiligung von 16.000 älteren Frauen, wurde drei Jahre früher als geplant abgebrochen, nachdem sich herausgestellt hatte, dass die Risiken der Hormonbehandlung gegenüber den möglichen Vorteilen überwiegen. Die Wechseljahrsbeschwerden besserten sich zwar, aber bei den mit Östrogenen und Progestinen behandelten Studienteilnehmerinnen traten mehr Fälle von Herzinfarkt, Schlaganfall, Lungenembolie, Gallenblasenleiden und Brustkrebs auf gegenüber der nur mit einem Placebo (wirkungsloses Scheinmedikament) behandelten Kontrollgruppe.

Aus dem „Medizinreport" (Dtsch. Ärzteblatt vom 26. Juli 2002) dazu einige Stellungnahmen:

Prof. Hans Georg Bender, Präsident der Deutschen Gesellschaft für Gynäkologie und Geburtshilfe: „Für eine langfristige Anwendung als Prävention (Vorbeugung) von Herz-Kreislauf-Erkrankungen ist die Hormonersatztherapie nicht geeignet".

Die Stellungsnahme des Bundesinstituts für Arzneimittel und Medizinprodukte (BfArM): „Zum gegenwärtigen Zeitpunkt scheint die Anwendung der Hormonpräparate bei ausgeprägten Wechseljahrsbeschwerden für einen überschaubaren Zeitraum nach wie vor vertretbar. Sie sollte aber nur nach Ausschluss von Risikofaktoren für Herz-Kreislauf-Erkrankungen und nicht länger als nötig erfolgen". Das Amt kündigt jedoch für die Indikationen Wechseljahrsbeschwerden und Osteoporose eine Neubewertung der Östrogen- Gestagen-Kombinationen an.

„Dass in Deutschland andere Mittel als in den USA verschrieben werden, ist keine Beruhigung", so Prof. Martina Dören von der Freien Universität Berlin.

Prof. Martin Reincke von der Universität Freiburg: „Es gibt wirksame, weniger riskante Alternativen zur Osteoporose-Prophylaxe. Für mich bedeutet diese Studie, dass ich die Hormonersatztherapie, und damit meine ich alle Kombinationen, nicht mehr zur Prävention einsetzen werde".

Übrigens ist in der neuesten Liste der US-Regierung zu krebserregenden Stoffen (Karzinogene) Östrogen ausdrücklich in der höchsten Kategorie aufgeführt. (Die US-Regierung lässt diese Liste alle zwei Jahre aktualisieren. Sie dient als Basis für gesundheitspolitische Entscheidungen und die Aufklärung der Öffentlichkeit.)

Fazit: Was die Hormonersatztherapie sowohl zur Behandlung von Wechseljahrsbeschwerden als auch zur Osteoporosevorbeugung bzw. Behandlung betrifft, sollte sich jede Frau an ihren/ihre Gynäkologen/Gynäkologin wenden und sich eingehend beraten lassen.

Was kann man sonst tun?

Sprechen Sie mit Ihrem/Ihrer behandelnden Arzt/Ärztin über die Möglichkeiten, so genannte Phyto-Östrogene einzusetzen. Hierbei handelt es sich um sekundäre Pflanzeninhaltsstoffe, speziell Isoflavone, die sich im Rotklee, besonders aber in Hülsenfrüchten wie Soja, Bohnen und Linsen finden. Es gibt Arzneimittel in Form von Tropfen oder Tabletten in standardisierter Form.

Neuerdings wird an der Uni Göttingen (Zentrum für Frauenheilkunde der Georg-August-Universität Göttingen, Abteilung für Klinische und Experimentelle Endokrinologie, Robert-Koch-Straße 40, 37075 Göttingen, Tel.: 0551/396501, Fax: 0551/ 396585) an Extrakten der amerikanischen Traubensilberkerze geforscht. Die Ergebnisse sind viel versprechend, zumal das Mittel erfolgreich Wechseljahrsbeschwerden lindert und keinerlei Nebenwirkungen hat.

Es gibt noch eine ganze Reihe bewährter Heilmittel aus der Natur, die bei Wechseljahrsbeschwerden helfen: Hopfen und Baldrian bei Schlafstörungen, Salbe bei Schweißausbrüchen und Johanniskraut bei seelischen Verstimmungen.

Kann man vorbeugen?

Um Wechseljahrsbeschwerden gar nicht erst aufkommen zu lassen, sollten Sie einige Regeln beachten: An erster Stelle steht die „richtige" Ernährung mit viel frischem Obst und Gemüse, Vollkornprodukten, keine tierischen Fette, wenig weißes Fleisch, keine zuckerhaltigen Nahrungsmittel, statt schwarzem Tee und Kaffee lieber Kräutertees, kein Nikotin und nur ab und zu mal ein Gläschen Wein oder Sekt. Jede körperliche Betätigung, sei es eine Wanderung oder nur ein Spaziergang an der frischen Luft (täglich und bei jedem Wetter!) stärkt das Wohlbefinden, regt Geist und Körper an, beugt dem gefürchteten Knochenschwund vor, bringt den Kreislauf in Trab, sorgt für seelische Ausgeglichenheit, habt die Lebensqualität und verhindert indirekt das Auftreten klimakterischer Beschwerden. Zusätzlich positive Wirkungen entfalten Entspannungsübungen, Saunabesuche und Wechselduschen.

➧➧ Kalzium und Vitamin D_3

Wichtigstes Ziel jeder Behandlung ist das Stoppen des Knochenabbaus. Der tägliche Kalziumbedarf von 1 000 bis 1 500 Milligramm, nur durch Nahrung zugeführt, ist oft nicht gedeckt. Um einem Knochenbruch vorzubeugen, ist als Basistherapie eine tägliche Einnahme von 1 200 Milligramm Kalzium zu empfehlen, kombiniert mit 800 Einheiten Vitamin D_3. Letzteres braucht der Körper um Kalzium optimal zu verwerten. Normalerweise werden 60 Prozent des Vitamins in der Haut hergestellt und 40 Prozent müssen mit der Nahrung aufgenommen werden.

Betont sollte werden, dass der knochenaufbauende und –stabilisierende Effekt einer Kalzium-Vitamin-D-Kombination nur bei regelmäßiger und dauerhafter Einnahme über Jahre sicher gewährleistet ist.

Neben der weiter oben beschriebenen Basistherapie könnten je nach Notwendigkeit, vom Arzt Calcitonin (auch als Nasenspray), Fluoride und Biphosphonate (z. B. Alendronsäure) verordnet werden. Der Vollständigkeit halber sei noch Parathormon (ein in der Nebenschilddrüse gebildetes Hormon) erwähnt. Parathormon und Calcitonin (wird als Thyreocalcitonin in der Schilddrüse gebildet) spielen ebenfalls in punkto Knochenstoffwechsel eine wesentliche Rolle.

Schlussbetrachtung

Eine *Osteoporoseprävention* (Vorbeugung) fängt schon im Mutterleib an, setzt sich in der Ernährung des Neugeborenen fort – Stillen über sechs Monate – später durch entsprechende Aufklärung der Eltern und Jugendlichen zu einer gesundheitsbewussten Lebensführung, und das zeitlebens!

Was die Hormonersatztherapie betrifft, sollte sich jede Frau an ihren/ihre Gynäkologin wenden und sich eingehend beraten lassen.

Neueste Operationsmethode bei Wirbeleinbrüchen

Gebrochene Wirbelkörper kann man durch eine minimal invasive Methode (Kyphoplastie) wieder aufrichten. Entwickelt wurde sie in Amerika. Bislang wurde dafür Methylmetacrylat, ein Kunststoff, verwendet, der den großen Nachteil hatte, dass er sich beim Anhärten bis auf 80° C erhitzte, was das umliegende Knochengewebe schädigte. Wissenschaftler der Universität Heidelberg verwenden Biozement. Der große Vorteil: Er wird bei normaler Körpertemperatur fest und zerstört keine gesunden Knochenzellen, sondern regt sogar zum Wachstum an. Der operative Eingriff dauert etwas über eine halbe Stunde und findet unter Röntgenkontrolle statt.

Im Mittelpunkt einer Tagung amerikanischer Chirurgen standen die negativen Auswirkungen des Rauchens auf das *Knochensystem.* Auf dieses Laster würden eine ganze Reihe gesundheitlicher Schäden und Gefahren für den Bewegungsapparat zurückzuführen sein. So heilen Knochenbrüche bei Rauchern deutlich langsamer, sie leiden häufiger unter Bandscheibenschäden und nicht zuletzt würde Nikotin bei Frauen nach den Wechseljahren den Abbau von Knochenmasse beschleunigen, also das Osteoporoserisiko erhöhen.

XIX Die Haut, die als Organ nicht ernst genommen wird

Die Haut – Cutis – ist das den menschlichen Körper mit 1,7 m^2 bedeckende oberflächengrößte Organ. Auf einem Quadratzentimeter liegen im Schnitt über 5 Millionen Nervenzellen und 300 Millionen Hautsinneszellen. Die Rezeptoren in der Unterhaut lösen, um eines zu nennen, bei liebevollem Streicheln ein Signal zur Freisetzung von Oxytocin und Endomorphinen aus. Unter Rezeptoren versteht man die Empfängerstellen der Nervenzellen, an denen die Botenstoffe ankommen, wobei bestimmte Rezeptoren bestimmte Botenstoffe erkennen. Eine Täuschung der Rezeptoren ist dann möglich, wenn etwa Drogen ähnlich aufgebaut sind wie körpereigene Stoffe. Dann wird ihre falsche Information aufgenommen und weitergeleitet.

Die Haut besteht aus mehreren Schichten. Die äußere Schicht (Oberhaut = Epidermis), setzt sich aus mehrschichtigen, gefäßlosen, verhornten Plattenepithel zusammen. Die unterste Schicht der Epidermis ist die Basalzellschicht, ihr folgen die Stachelzell- und die Körnerschicht, gefolgt von der Glanz- und schließlich der Hornschicht. Innerhalb eines Monats werden die Zellen vollständig ersetzt. In den Basalzellen (Melanozyten) werden Melanine, das sind dunkle Farbstoffe (Pigmente) gebildet, die uns vor den UV-Strahlen schützen.

In der Lederhaut (Corium) liegen Blutgefäße, Haarwurzeln, Schweißdrüsen, Sinneszellen für den Tastsinn (Druck, Schmerz, Temperatur), Kollagen- und Elastinfasern. Die unterste Hautschicht, die Subcutis, das Unterhautzellgewebe, besteht aus Bindegewebsanteilen, in die Fettzellhaufen, Duftdrüsen, Blutgefäße und Nerven eingelagert sind.

Das Organ Haut muss einwandfrei funktionieren, um sich den ständig wechselnden Umweltbedingungen anpassen zu können. Da die Haut von außen nicht ernährt werden kann, muss sie optimal durch Zufuhr von innen versorgt werden, indem Eiweißstoffe, Kohlenhydrate, Fettsäuren, Vitamine, Mineralstoffe und Spurenelemente über den Blutweg an sie herangetragen werden. Von ganz besonderer Wichtigkeit ist die Vitaminzufuhr, da sie im Rahmen der Enzymaktivitäten als Katalysatoren (Substanzen, die ohne selbst verändert zu werden, chemische Reaktionen beschleunigen) wirken. Bei Vitamindefiziten, etwa durch falsche Ernährung, Alkohol, Nikotin, aber auch durch Resorptionsdefekte, kommt es zu Störungen an der Haut und ihren Anhangsgebilden.

Ein Vitamin A-Mangel führt beispielsweise zu brüchigen Nägeln, Vitamin D-Mangel bewirkt Haarausfall und krankhaft vermehrte Schweißabsonderung. Vitamin B_2- und B_6-Mangel macht sich durch Schrundenbildung bemerkbar. Vitamin B_{12}-Unterversorgung ist die Ursache der perniciösen Anämie mit strohgelber Verfärbung der Haut. Ein Mangel an Nikotinsäureamid hat Haarausfall und Hautatrophie zur Folge. Unter Folsäuremangel kommt es zu Störungen des Haarwachstums. Biotin-Mangel (Vitamin H) führt zu Ekzemen und krankhaft gesteigerter Absonderung der Talgdrüsen und schließlich ein Vitamin C-Mangel zu entzündlichen Hautausschlägen und Hyperpigmentierung, wobei diese Aufzählung nicht vollständig ist.

Das Fehlen bestimmter essentieller Aminosäuren führt zu Nagelveränderungen (Cystin), Haarausfall, brüchigen Haaren (Methionin) und Pigmentverlusten (Phenylalanin).

Auch kommen Warzen bei Personen mit herabgesetzter körpereigener Abwehrkraft deutlich häufiger als bei Menschen mit intakter Immunabwehr vor, von den so genannten Alterswarzen und Altersflecken nicht zu reden.

Die intakte Haut sorgt durch eine spezielle Hautflora und einen Säureschutzmantel dafür, dass Krankheitserreger nicht in den Körper eindringen können. Wegen des sauren Milieus der Haut sollten alle Reinigungsmittel neutral oder geringfügig sauer sein, und zwar mit einem pH-Wert (Maß der Wasserstoffionen-Konzentration in einer Lösung. Sie zeigt die saure, neutrale oder alkalische Reaktion letzterer an) zwischen 5 und 7.

Fall Sie mit flüssiger Seife waschen, sollten Sie nur geringe Mengen verwenden und auch schnell abspülen, da sie erheblich größere Mengen an waschaktiven Substanzen enthält, was die Haut wiederum reizen kann. Gut eignen sich Wasser-Öl-Emulsionen, um den Feuchtigkeitsverlust in zunehmendem Alter etwas zu kompensieren.

Letztendlich schützt die Haut vor Austrocknung und reguliert den Wärmehaushalt. So wird auch durch Verdunstung von Schweiß und vermehrter Durchblutung der Oberflächengefäße die Haut gekühlt. Bei Kälte ziehen sich die Gefäße zusammen um Wärmeverluste zu vermeiden.

So wie bei jedem Menschen im Laufe seines Lebens alle inneren Organe, einschließlich des Kreislaufsystems altern, unterliegt die Haut ebenfalls einem Alterungsprozess. Das beginnt bereits ab dem 30. Lebensjahr. Die Haut wird dünner und trockener, später immer faltiger und Altersflecken stellen sich ein, leider auch im Gesicht. Bei Frauen verläuft die Hautalterung nach Eintritt der Wechseljahre oft rascher; denn die damit verbundene Hormonumstellung erschwert den Erneuerungsprozess der Haut.

Faktoren wie Umweltgifte, Wind und Wetter, Sonnenstrahlung und Nikotin beschleunigen die Alterung der Haut. Negative Grundeinstellungen und Stimmungslagen, wie Depressionen, graben sich im Laufe der Jahre als tiefe Falten ins Gesicht ein.

Einen starken Raucher erkennt man an seiner fahlgrauen Gesichtsfarbe ebenso wie einen Griesgram an den Falten. Die Raucherhaut enthält einen erhöhten Anteil des Enzyms MMP-1, das für den Abbau von Kollagen verantwortlich ist. Kollagen hält das Bindegewebe elastisch. Fehlt es, altert die Haut rascher und verliert ihre Festigkeit. Besteht die Kost aus Gemüse, Obst, fettarmen Milchprodukten und Fisch, kann der Entstehung von Falten im Gesicht und an den Händen vorgebeugt werden. Dies fanden Wissenschaftler heraus, welche die Eßgewohnheiten von 453 Schweden, Griechen und Australiern untereinander verglichen. Vitamin C, Carotinoide, Kalzium, Magnesium, Eisen und Zink, alles Vitalstoffe, die in der oben angeführten Nahrung enthalten sind, halten die Haut straff.

Menschen mit einer positiven Lebenseinstellung haben im Alter weniger Falten im Gesicht. Daneben ist eine ausgewogene Kost, wie sie beschrieben wurde, eine sinnvolle Maßnahme gegen vorschnelle Alterung. So pflegen Sie die Haut von innen, durch Zufuhr von Vitaminen, Mineralstoffen und sekundären Pflanzeninhaltsstoffen.

Offene Beine und Dekubitus

Dekubitus – Wundliegen – entsteht durch mangelhafte Ernährung des Gewebes, was zum Absterben von Körperzellen führt. Es entsteht an Stellen, an denen Knochen der Haut unmittelbar anliegen, an den Fersen, Ellenbogen und Steißbein. Hauptursache ist die Unbeweglichkeit der bettlägerigen Kranken. Begünstigt wird das Sichdurchliegen durch örtlich oder zentral bedingte Empfindungslosigkeit, wie wir sie beim Diabetes finden. Bei Frauen können Druckgeschwüre am Muttermund durch einen Vorfall und durch Pessare entstehen.

Im Schnitt leiden bis zu 10 Prozent aller über 65 jährigen Krankenhauspatienten und 30 Prozent der Bewohner von Pflegeheimen unter Druckgeschwüren. Nach Angaben des Deutschen Instituts für Ernährungsmedizin und Diätetik in Bad Aachen gehört neben einer richtigen Wundbehandlung die Ernährungstherapie nicht nur zu einer der wichtigsten Behandlungsmethoden, sondern auch zur Vorbeugung, da das Eiweiß als Baustein für Muskulatur und Haut die Hauptrolle spielt. Dies ist wichtig zu wissen, da ein Dekubitus in der Regel nicht von außen nach innen, sondern von innen nach außen entsteht.

Studien zeigten, dass bei einer Ernährung, bei der 24 Prozent der Energiezufuhr aus Eiweiß bestehen, die Heilungsraten doppelt so hoch sind wie bei einer Kostform mit nur 14 Prozent Eiweißanteil. Bei Patienten mit Dekubitus liegt der tägliche Eiweißbedarf mit 1,25 bis 1,5 Gramm pro Kilogramm Körpergewicht deutlich höher als bei Gesunden mit einer Zufuhr von 0,8 Gramm. Milch und ihre Produkte sowie Fleisch und Fisch sind neben Gemüse die idealen Eiweißspender.

Aus dem weiter oben Beschriebenen geht einwandfrei hervor, dass neben dem Erhalt einer gewissen Beweglichkeit, durch die richtige Ernährung der Entstehung von Druckgeschwüren weitgehend vorgebeugt werden kann.

Offene Wunden

Über zwei Millionen Deutsche leiden an offenen Wunden, die nicht abheilen. Oft eitern derartige Verletzungen, riechen übel, schmerzen stark und bestehen jahrelang. Als letzte Maßnahme droht mitunter die Amputation der betroffenen Gliedmaßen.

An der Tübinger Universitätsklinik wurde mit der Gründung „Wundnetz e. V.“ dem Rechnung getragen. Hierbei handelt es sich um die Vernetzung von rund 20 Wundzentren an Kliniken in ganz Deutschland, die zusammenarbeiten, um eine bessere Versorgung der Kranken zu gewährleisten. Angestrebt wird eine für jeden Kranken maßgeschneiderte Behandlung unter Hinzuziehung von Chirurgen, Internisten, Hautärzten und Gefäßchirurgen, alles Spezialisten auf ihrem Fachgebiet. Behandelt werden Patienten mit durch die Zuckerkrankheit verursachten Geschwüren, mit venösen Erkrankungen, mit Raucherbeinen, wegen langer Bettlägerigkeit oder durch Behinderung Wundgelegene. Allein in der Tübinger Wundsprechstunde sind es allein über 5 000 Behandlungsfälle pro Jahr. Dabei handelt es sich meist um Menschen über 50, die sich seit mindestens zwei bis drei Jahren mit offenen Wunden herumplagen.

Venenerkrankungen

30 Prozent der Erwachsenen in den Industrieländern leiden unter Venenerkrankungen.

Auf einer Tagung der Bundesärztekammer stellte Prof. Stephan **Nees** (München), fest, dass die noch immer bestehende Ansicht, Venenerkrankungen auf die ungünstigen Druckverhältnisse in den Gefäßen zurückzuführen veraltet sei und keineswegs die eigentliche Entstehungsursache erkläre. Vielmehr handelt es sich um eine zelluläre Störung der kleinsten Venen (Venulen). Das Krankheitsgeschehen setzt schon viel früher ein als bisher angenommen, lange bevor Veränderungen sichtbar werden. Die Rolle der Venulen wurde nach Ansicht von Prof. Nees bisher nicht zur Kenntnis genommen und unterschätzt. Diese Störungen im Bereich der Venulen können durch immunologische Faktoren, durch Vergiftungen, Infektionen, Stoffwechselstörungen (Diabetes), altersgemäß bedingte Leistungsminderung verursacht werden. Entzündliche Ödeme sind die Folge. Dies ist gemäß den neueren Erkenntnissen der Ausgangspunkt von Entzündungen der Venenwand und Blutpfropfbildungen. Werden nicht nur die Venenwände, sondern auch die Venenklappen zerstört, bricht der Blutfluss mehr oder weniger zusammen.

Nach Prof. Nees kann durch die medizinische Kompressionstherapie und gewisse Medikamente, zum Beispiel Rosskastanienextrakte, die Verschlechterung der Erkrankung aufgehalten werden.

Pilzerkrankungen – Mykosen

Schätzungen zufolge gibt es auf dieser Welt bis zu 1 Million verschiedene Pilzarten, von Schimmelpilzen bis hin zu Steinpilzen. Etwa 150 von ihnen können beim Menschen Krankheiten auslösen. Davon gelten 10 bis 20 als häufig vorkommende Krankheitserreger.

Eingeteilt werden sie in *Dermatophyten* (befallen fast nur die Haut, Haare und Nägel), Hefen (befallen Haut, Schleimhäute, innere Organe) und *Schimmelpilze* (befallen Hände, Füße, Nägel), des DHS-System nach Prof. **Rieth**, einem 1994 verstorbenen Pilzspezialisten, der seinerzeit auch „Pilzpapst" genannt wurde. Da die Pilzkrankheiten früher, so wie heute noch, bagatellisiert wurden, hier ein Ausspruch von ihm: „Würde man von einer normalen Wurmfauna sprechen, wenn große Bevölkerungsgruppen total verwurmt wären?".

Hefepilzerkrankungen sind Wohlstandskrankheiten

Pilzerkrankungen aller Art haben nach dem zweiten Weltkrieg in erschreckendem Maße zugenommen. So hat sich zum Beispiel nach einer älteren Statistik der Hautklinik der Universität Düsseldorf allein die Zahl der dort diagnostizierten Hefemykosen in der Zeit zwischen 1968 und 1976 mehr als verzwanzigfacht! Tendenz weiter steigend! Das gleiche trifft auf die Pilzerkrankungen der Geschlechtsorgane zu.

Dass unsere heutige Ernährungsweise auch zu den Verursachern von Pilzkrankheiten zählt, ist bisher noch weitgehend unberücksichtigt geblieben. Ein Zusammenhang wird nicht selten sogar in Frage gestellt.

Candida albicans, eine Hefepilzart, besitzt die stärkste Pathogenität. Als Saprophyt (Mikroorganismus, der keine krankhaften Veränderungen macht) besiedelt sie unter anderem den Magen-Darm-Kanal und die Scheide. Durch Milieuveränderungen kann sie pathogen und somit zum Krankheitserreger werden. Die Infektions- beziehungsweise Reinfektionsgefahr bei Pilzerkrankungen der Geschlechtsorgane steht in direktem Zusammenhang mit der Menge der mit der Nahrung zugeführten raffinierten Kohlenhydrate: Je höher letztere sind, desto stärker ist der Pilzbefall des gesamten Magen-Darm-Traktes und damit umso größer die Möglichkeit einer Infektion im Genitalbereich, was mit einer Veränderung der Stoffwechsellage ganz allgemein und speziell einer solchen des Scheidenmilieus zusammenhängt. Belegt wurde diese Ansicht durch eine Studie, an der 92 Patientinnen im Alter zwischen 2 und 80 beteiligt waren.

Zu einer Veränderung der Stoffwechsellage im Mund-Magen-Darmkanal und damit auch des Scheidenmilieus kann es in folgenden Fällen kommen: Bei Diabetes mellitus, während der Schwangerschaft, im Alter, bei Fettsucht und Mangelernährung, herabgesetztem Allgemeinzustand, schweren Allgemeinerkrankungen und Verbrennungen, bei Alkoholismus, unter Pilleneinnahme und Einnahme von Antibiotika, Kortikosteroiden, Zytostatika und Immunsuppressiva, bei Trägern von Zahnprothesen, durch Zahnbürsten als Hefestreuherde und nicht zuletzt bei Gesunden durch überreichlichen Verzehr raffinierten Zuckers und Mehls.

Auf der Suche nach unentdeckt gebliebenen oder übersehenen Hefestreuherden wurde in einer deutschen Studie die Zahnbürste in 37,9 % der Fälle als „Übeltäter" identifiziert, wobei mit steigendem Lebensalter, und nicht nur bei Prothesenträgern, eine Zunahme der Hefepilzbesiedlung der Zahnbürsten zu beobachten war. Mit Hefepilzen kontaminierte Zahnbürsten können demnach durchaus die Ursache einer immer neuen Ansteckung der Mundhöhle mit Hefepilzen sein.

Hefepilzerkrankungen der Nägel mit gelegentlichem Übergreifen auf die Umgebung (Paronychia candidamycetica) kommen bei Beschäftigten im Backgewerbe, auf Obstplantagen und bei Hausfrauen gehäuft vor. Bei letzteren ist der dauernde Umgang mit Wasch- und Spülmitteln die Ursache. Beobachtungen aus der Praxis sprechen auch dafür, dass negativer Stress, so wie er auch die Entstehung der Arterienverkalkung begünstigt und das Herzinfarktrisiko ganz erheblich erhöht, auch über eine Veränderung der Stoffwechsellage eine Mitursache ungeklärter, immer wiederkehrender Hefepilzerkrankungen im Bereich des weiblichen Genitale sein könnte.

Es sollte in diesem Zusammenhang nicht unerwähnt bleiben, dass seit langem bekannt ist, dass Hefepilze bei Personen, die Unterwäsche, hergestellt aus Kunstfasern, tragen, wegen der Luftundurchlässigkeit und der Unmöglichkeit dieser Fasern, Feuchtigkeit aufzusaugen, geradezu einmalige Verhältnisse für ihre Vermehrung vorfinden. Diese Textilien sind somit ideale Brutstätten für Hefepilze. Daneben wird ihr Wachstum durch die „Behandlung" entsprechender Körperpartien mit Intimsprays begünstigt.

Personen mit intakter Darmflora und einem intakten Immunsystem sind in der Lage, krankmachende Pilze und Bakterien abzuwehren. Gefährlich werden sie bei Personen, deren Widerstandskraft durch Krankheiten geschwächt ist. Dies betrifft besonders alte, gebrechliche Menschen.

Hier kommt es in der Regel zu einer Summation der eine Hefepilzerkrankung begünstigenden Faktoren, und, durch den herabgesetzten Allgemeinzustand bedingt, oft zu einer Hefepilzerkrankung, die sich über den gesamten Körper erstrecken kann und nicht selten zum Tode führt. Allein in Deutschland erkranken jährlich etwa 50 000 Personen an einer kaum mehr behandelbaren Organmykose, an deren Folgen 10 000 sterben müssen.

Fußpilz – Tinea pedis

Fußpilz ist in Deutschland weit verbreitet und nimmt immer mehr zu. Man nimmt an, dass bei den über 50 jährigen jeder zweite daran leidet. Bei einer Untersuchung von etwa 400 Freizeitsportlern hat die Erkrankungsrate bei 70 % gelegen. Zum Vergleich: Unter der indischen Landbevölkerung, die normalerweise barfuß herumläuft, beträgt die Erkrankungsrate gerade mal 1 Prozent.

Die Übertragung erfolgt gewöhnlich durch infizierte Hautschuppen, die auf feuchten Lattenrosten in Schwimmbädern, Saunen, Badevorlegern oder Teppichböden vorkommen. Anstecken kann man sich demnach in Räumen, wo sich viele Menschen barfuß aufhalten. Luftundurchlässiges Schuhwerk mit seinem feuchtwarmen Milieu sorgt für das Aufblühen der Infektion. Es beginnt mit hartnäckigem Juckreiz, die Haut quillt auf und schuppt, wobei sich die oberen Hautschichten ablösen. Das Gewebe darunter ist rot und gereizt. Später bilden sich tiefe Einrisse, so genannte Rhagaden, die schmerzhaft sind. Ohne Behandlung leiden die Betroffenen jahrelang unter der Erkrankung, die unter ungünstigen Bedingungen immer wieder aufblühen kann.

Was kann man vorbeugend tun? Die Füße, vor allem die Zehenzwischenräume, stets trocken halten, kein zu enges und kein luftundurchlässiges Schuhwerk tragen und für eine reibungslose Durchblutung der Beine sorgen; denn die häufigsten Ursachen für Durchblutungsstörungen sind Übergewicht, Bewegungsmangel, Diabetes, hohe Cholesterinblutwerte und Rauchen.

Was kann man an den Fingernägeln ablesen? Brüchige Fingernägel können ein Zeichen von Eisenmangel sein. Sind die Nägel weiß gesprenkelt, kann ein Kalziummangel vorliegen. Uhrglasförmig gekrümmte Nägel können auf das Vorliegen einer Herzkrankheit hindeuten. Hinweis auf ein Leberleiden sind milchig-weißliche Fingernägel. Bei einer Schuppenflechte können punktförmige Tüpfelungen der Nagelplatte zu sehen sein. Bei Stoffwechselkrankheiten können die Nägel eine Braunfärbung annehmen. Werden die Nägel brüchig und lösen sich praktisch auf, ist das ein Zeichen einer Nagelpilzerkrankung (s.o.). Um ein malignes Melanom kann es sich dann handeln, wenn unter der Haut ein brauner Fleck zu sehen ist, der, trotz Nagelwachstums, an der gleichen Stelle bleibt.

Gürtelrose – Herpes Zoster

Hierbei handelt es sich um eine Virusinfektion, die mit starken Schmerzen einhergeht. Das Virus, das die Ursache von Windpocken ist, kann später die Gürtelrose auslösen. Erkrankt ein Kind an Windpocken, stirbt das Varicella-Zoster-Virus – es gehört zur Gruppe der Herpes-Viren – nicht ab, sondern überlebt jahrelang in den Nervenbündeln nahe der Wirbelsäule. Beim Darniederliegen des Immunsystems, was öfter im Alter der Fall ist, oder durch Krankheiten oder negativen Stress werden die Viren reaktiviert und wandern entlang der Nervenfasern in gewisse Hautareale. Dort lösen sie zunächst einen Hautausschlag aus, mit Fieber, Abgeschlagenheit und Schmerzen. Schließlich bilden sich Bläschen mit einer eitrigen Flüssigkeit. Gürtelrose heißt die Erkrankung deswegen, weil sie gewöhnlich einen Hautbezirk befällt, der vom Rücken bis vorn zur Körpermitte reicht.

Besonders bei älteren, immungeschwächten Personen können heftige Schmerzen (Zosterneuralgien) bestehen bleiben.

Melanome

Gutartige Melanome – Nävi (Einz.: Nävus) gehen von Pigmentzellen aus.

Bösartige Melanome – maligne Melanome

Von ihnen soll hier ausschließlich die Rede sein: Etwa 8 000 Menschen erkranken jährlich neu an diesem Hautkrebs. Seit 1992 hat sich die Zahl der Hautkrebserkrankungen in etwa verdoppelt. Mit einer erneuten Verdoppelung ist innerhalb der nächsten zehn bis fünfzehn Jahre zu rechnen. Das bedeutet, dass heutzutage jeder 70. bis 100. Bundesbürger damit rechnen muss, eines Tages an einem malignen Melanom zu erkranken. Hauptursache für die Zunahme ist das zweifelhafte Schönheitsideal, nach dem Motto: „Je brauner, desto besser"!

Genetische Faktoren spielen neben Umwelteinflüssen, wie zu starke Sonneneinstrahlung, besonders in jungen Jahren, eine Rolle.

Die Heilungschancen liegen bei Frühdiagnose bei über 90 Prozent.

Das maligne Melanom ist heute zehn Mal häufiger als noch vor knapp 5 Jahrzehnten. Es entsteht entweder spontan auf vorher völlig normaler Haut oder auf dem Boden eines vorher bestehenden „Leberfleckes", und zwar durch eine Schädigung der Erbsubstanz der Melanozyten als Hauptursache. Unkontrolliertes Wachstum ist die Folge. Besonders gefährden sich hellhäutige Menschen, die sich das ganze Jahr kaum im Freien aufhalten, aber sich während der Urlaubswochen stundenlang von der Sonne bräunen lassen. Neben dem Hauttyp, der

Pigmentierung und einer gewissen genetischen Veranlagung (s.o.) ist die Ultraviolettstrahlung der wichtigste Faktor für die Melanomentstehung.

Sein Wachstum läuft in 2 Phasen ab. In der ersten Phase, die viele Monate oder Jahre dauern kann, breiten sich die Melanomzellen nur horizontal aus und gehen nicht in die Tiefe. Bedenklich wird es dann, wenn ein „Leberfleck" Aussehen und Form verändert, größer wird, einen roten Rand bekommt, zu jucken anfängt, ja sogar zu bluten beginnt. In dieser zweiten Phase ist die Invasionsneigung, das heißt das Wachsen in die Tiefe groß, und es kommt innerhalb von Wochen oder Monaten zu einer erkennbaren Höhen- und Tiefenzunahme.

Im Anfangsstadium, wenn die Dicke des Melanoms noch keinen $^3/_4$ Millimeter beträgt, kann den meisten Menschen durch die operative Entfernung der Geschwulst geholfen werden. Leider wird das Melanom in nicht einmal 25 % der Fälle frühzeitig genug erkannt! Daher sollte jeder dunkle Fleck auf der Haut, noch dazu wenn er sich verändert, Anlass sein, einen Arzt aufzusuchen, um ihn um Rat zu fragen.

Ein malignes Melanom kann auch unter Finger- und Fußnägeln entstehen. Weil man es für einen Bluterguss hält, wird es oft viel zu spät erkannt. Ein Bluterguss „wächst" mit den Nägeln mit. Wenn sich aber ein blauer Fleck nach 4 Wochen unverändert an der gleichen Stelle befindet, sollte man schleunigst einen Hautarzt zu Rate ziehen. Die kostenlose Vorsorgeuntersuchung durch den Hautarzt ist für Frauen ab dem 30. und für Männer ab dem 40. Lebensjahr möglich.

Zum Schluss noch ein Ratschlag: Besichtigen Sie mindestens einmal im Monat Ihre Haut und achten Sie auf Veränderungen, am besten vor einem Spiegel. Lassen Sie Ihre Rückseite vom Partner anschauen. Auch dort könnte sich ein malignes Melanom entwickeln, ohne dass Sie es merken. Ich hatte meinen Patientinnen immer diesen Rat gegeben. Auf diese Weise ist einmal ein derartiger Tumor rechtzeitig entdeckt worden.

Betrachten Sie auch ihre Fußsohlen, Finger- und Zehennägel. Dort kann auch ein Hautkrebs entstehen.

Schwarzer Krebs im Auge

Das intraokuläre (im Auge) Melanom ist der häufigste Tumor, der primär innerhalb des Auges vorkommt, wobei das Risiko, eine solche Geschwulst zu bekommen, bei blauäugigen Menschen am höchsten ist. Etwas geringer ist es bei solchen mit grünen oder grauen Augen und am geringsten bei Braunäugigen.

Sind Menschen viel an der frischen Luft und tragen dabei selten Hüte oder eine Schirmmütze, nehmen Sonnenbäder oder benutzen die Höhensonne, ohne ihre Augen vor den Einwirkungen der Sonnenstrahlen zum Beispiel durch eine Sonnenbrille zu schützen, ist das Risiko, ein Melanom im Auge zu bekommen erhöht; denn es hat sich gezeigt, dass bei Personen, die eine Sonnenbrille tragen, das Tumorrisiko geringer ist als bei solchen Menschen, die ihre Augen vor den Sonnenstrahlen nicht schützen.

Auf dem 8. Weltkongress „Hautkrebs" in Zürich wurde nicht nur über „UV-feste" Kleidungsstücke referiert, sondern auch darüber, wie man normale Sommerkleidung „UV-sicher" machen kann. Danach sorgt ein spezieller UV-Absorber im Waschmittel (Fa. Frosch) oder Weichspüler (Schweizer Produkt) für Strahlenschutz, der umso stärker ausfällt, je öfter das Kleidungsstück gewaschen wird. Für besonders lichtempfindliche Menschen wäre das als vorbeugende Maßnahme zu empfehlen.

Es ist erwiesen, dass Gaben von Vitamin C und E und die bioaktiven Pflanzeninhaltsstoffe einen Schutzmechanismus auslösen, der die Entwicklung bösartiger Melanomzellen bremst. Auch hier ist eine „richtige“ Ernährung besonders für Menschen zu empfehlen, die sich viel im Freien aufhalten und für Personen mit empfindlicher Haut.

Die neueste Therapieform, die Tumorimpfung, wird am Deutschen Krebsforschungszentrum im Heidelberg erprobt.

Zwei weitere bösartige Erkrankungen der Haut sind das Basalzellkarzinom, ein entartetes Basaliom und das Spinalzellkarzinom (Spinaliom, Stachelzellkrebs). Hier bildet sich ein Knoten in der Haut, der geschwürig zerfällt. Besonders gefährdet sind Alters-, Seemanns- und Landmannshaut.

XX Schlaf

Ein erholsamer Schlaf ist für die Gesundheit wichtig. Nach Schätzungen von Schlafforschern leiden in der Bundesrepublik rund 10 Prozent der Bevölkerung unter behandlungsbedürftigen Einschlaf- und Durchschlafstörungen. Seelische Belastungen und Stress bringen die Menschen um eine erholsame Nachtruhe. Folgen eines nicht erholsamen Schlafes, verkürzter Schlafdauer und unregelmäßiger Schlafzeiten können Leistungsminderung, Beeinträchtigung des Wohlbefindens, Bluthochdruck, Herz-Kreislauferkrankungen, Schlaganfälle, Depressionen, Magen-Darm-Erkrankungen, ja sogar Krebs sein. Nach einer griechischen Studie ist neben der andersartigen Ernährung die dort gepflegte „Siesta" mit ein Grund für weniger Herzinfarkte. In diesem Zusammenhang sollte man noch wissen, dass unterschiedliche Schlafrhythmen und eine nächtliches Aufwachen normal sind. Es ist ein Irrtum, wenn manche Menschen glauben, früher als gewohnt schlafen gehen zu müssen, wenn sie einen anstrengenden Tag vor sich haben. Die Gefahr von Störungen wird durch das Warten auf den Schlaf nur verstärkt. Man sollte sich zur Ruhe begeben, wenn der Körper Müdigkeit signalisiert.

Chronisch Schlafgestörte leiden unter Leistungseinbußen, Tagesmüdigkeit, mangelnder Konzentrationsfähigkeit, erhöhter Reizbarkeit und Erschöpfung. Wer unter Schlafmangel leidet, ist auch anfällig für den gefährlichen Sekundenschlaf am Steuer. Nach Ansicht des Automobilclubs von Deutschland (AvD) ist jeder 4. Verkehrsunfall auf Übermüdung und Sekundenschlaf zurückzuführen. Die Ursache von Arbeitsunfällen können ebenfalls Schlafstörungen sein. Diese Annahme wird durch eine kanadische Studie untermauert. Bei Personen, die über drei Jahre wegen ihrer Schlafstörungen behandelt wurden, gingen die Unfälle deutlich zurück.

Schlafforscher empfehlen durchweg ein Mittagsschläfchen. Es braucht nicht länger als maximal 30 Minuten zu dauern, garantiert aber eine enorme Steigerung der Leistungsfähigkeit. Während eine Tasse Bohnenkaffee die müden Geister nur kurzfristig weckt, macht ein nur 15minütiges Nickerchen für viele Stunden fit. Wer so ein Schläfchen vor einer Nachtschicht einlegt, bleibt leichter wach und verbessert seine Leistungsfähigkeit. Personen, die unter chronischen Schlafstörungen leiden, sollten sich in einem Schlaflabor, von denen es in Deutschland mittlerweile fast 200 gibt, untersuchen lassen.

Regelmäßiger und ausreichender Schlaf ist noch aus einem anderen Grund wichtig. In einem Artikel der Apothekenzeitschrift „Gesundheit" wird berichtet, dass frisch erworbenes Wissen provisorisch gespeichert wird, um es erst nachts in die Großhirnrinde weiterzureichen, wo es endgültig abgelegt wird. Dieser Mechanismus muss viele Nächte ablaufen, damit ein Langzeitgedächtnis entstehen kann. Bei Fertigarbeiten wie Rad fahren oder Maschine schreiben genügt eine Nacht zum abspeichern.

Schlafapnoe – gefährliche Variante des Schnarchens

Man nimmt an, dass 20 Prozent der Bevölkerung ständig schnarchen. Den größten Anteil haben dabei die Männer. Gilt das normale Schnarchen als harmlos, kann die Schlafapnoe durchaus lebensbedrohend sein. Unter ihr versteht man vorübergehende Atemstillstände im Schlaf, die gehäuft auftreten und gefährlich werden können, nämlich dann, wenn sie in der Stunde mehr als 10-mal auftreten und mehr als 10 Sekunden anhalten. Da die Menschen mit Schlafapnoe tagsüber völlig übermüdet sind, ist das Unfallrisiko bei ihnen bis zum Siebenfachen erhöht. Als Risikofaktoren für Schlafapnoe gelten Übergewicht, Bluthochdruck, Stoffwechselstörungen, Alkohol, Rauchen und Schlafmittel.

Da der Betroffene selbst von der Störung nichts merkt, sollte der Partner den Schlafenden beobachten. Er kann feststellen, wie oft und wie lange die Atemaussetzer auftreten.

Was kann man selbst dagegen tun?

An erster Stelle steht die Gewichtsabnahme. Der hohe Blutdruck muss auf normale Werte zurückgeführt und eventuell vorliegende Stoffwechselstörungen müssen behandelt werden. Alkohol sollte besonders am Abend gemieden werden, genau so wie Beruhigungsmittel, Schlaftabletten, und auf das Rauchen sollte ganz verzichtet werden. Das Abendessen frühzeitig eingenommen, ist bekömmlicher, damit der Magen vor dem Schlafengehen nicht überlastet wird. Körperliche Betätigung, wenn auch nur ein Abendspaziergang, um eine normale Müdigkeit zu erreichen, ist empfehlenswert.

Schließlich sollte man die Rückenlage beim Schlafen vermeiden. Hilfreich kann ein in das Rückenteil des Schlafanzugs eingenähter Tennisball sein. Man wird dadurch gezwungen, in Seitenlage zu schlafen. Besser noch ist eine so genannte Rückenlage-Verhinderungsweste. Es gibt noch Naseneingangsdilatatoren bei behinderter Nasenatmung und Kinnbinden wenn bei offenem Mund geschnarcht wird. Helfen diese Maßnahmen nicht, sollte man ein Schlaflabor aufsuchen, das es an jeder Universitätsklinik gibt.

Zu den chirurgischen Therapieverfahren zählen Operationen bei Nasenatmungsbehinderung, eventuell Entfernung der Rachenmandeln oder operative Eingriffe am weichen Gaumen.

XXI Was ältere Menschen wissen sollten!

Bei alten Menschen kann die Ursache schwerer Herz- und Gefäßstörungen ein Flüssigkeitsmangel durch verringerte Flüssigkeitszufuhr sein. Wassermangel kann bei ihnen aber auch Verwirrtheit, Gleichgültigkeit, Bewusstseinsstörungen und einen Zustand geistig-körperlicher Erstarrung bei Einschränkung des Denkvermögens und Aufhebung aller Willensleistungen auslösen. Zur Austrocknung kann auch Fieber durch vermehrte Flüssigkeitsabgabe über die Lungen und die Haut führen. Besonders im Alter kann der Wassermangel noch zusätzlich durch die eingeschränkte Fähigkeit der Nieren, Wasser zu bewahren, verstärkt werden.

Durchfälle und Erbrechen sind oft Ursache eines kombinierten Salz- und Wassermangels.

Der Zuckerkranke verliert reichlich Wasser durch die starke Zuckerausscheidung über die Nieren. Selbst eine Reihe von Medikamenten wie einige Sulfonylharnstoffe, Lithiumverbindungen und Ledermycin beeinflussen den Wasserhaushalt negativ. Hinzu kommt noch, dass ältere Menschen ganz allgemein ein vermindertes Durstgefühl haben, weswegen selbst bei Gesunden eine Austrocknung auftreten kann. Trotz dieses im Alter verringerten Durstgefühls braucht der alternde Organismus mehr Wasser! Die Altersniere benötigt nämlich als Filterorgan mehr Flüssigkeit zu Beseitigung der Schlacken. Durch Wassermangel wird die Entgiftung des Organismus beeinträchtigt. Gut zwei Liter Flüssigkeit sollten täglich getrunken werden, ein Teil davon als Mineralwasser, insbesondere wegen seines Gehaltes an Mineralstoffen und Spurenelementen. Dadurch wird indirekt ein Schutz gegen Arterienverkalkung, Herzinfarkt und auch seelisch-nervliche Störungen geboten.

Bei Wassermangel wird Flüssigkeit den Zellen entzogen. Zeichen eines Flüssigkeitsverlustes ist die Abnahme des Spannungszustandes der Haut. Abgehobene Hautfalten bleiben stehen und glätten sich nicht; die Zunge wird trocken, wodurch das Sprechen erschwert wird; die Stimme ist heiser, und die Augen liegen tief in den Augenhöhlen. Beträgt das Flüssigkeitsdefizit 2 % des Körpergewichts, das sind etwa 1 1/2 Liter, stehen Durstgefühl und verstärkte Atmung im Vordergrund, wodurch noch mehr Wasser verloren gehen kann. Beträgt der Wassermangel 2 Liter, das sind 3 % des Körpergewichts, wird der Mund trocken, die Zunge rau, es kann sich kein Speichel mehr bilden, und die Schweißabsonderung lässt nach. Trocknet der Körper noch mehr aus und beträgt das Defizit 5 %, was einer Flüssigkeitsmenge von etwa 3 1/2 Litern entspricht, nimmt auch die Hirndurchblutung ab, und es treten Hirnsymptome wie Verwirrtheit, Desorientiertheit, Schläfrigkeit, Neigung zu Krämpfen und Lähmungserscheinungen auf. Fehlen 10 % des Körpergewichts an Flüssigkeit, was etwa 7 Litern entspricht, tritt ein durch äußere Reize nicht zu unterbrechender Zustand tiefster Bewusstlosigkeit auf.

Wussten Sie übrigens, dass etwa die Hälfte aller Gedächtnis- und Orientierungsprobleme bei alten Menschen auf ungenügende Flüssigkeitszufuhr zurückzuführen sind?

Bei alten Menschen kann die Ursache dafür, dass das Kurzzeitgedächtnis schlecht funktioniert und sie sich müde fühlen, neben einem Flüssigkeitsdefizit durchaus ein Zeichen von Mangelernährung sein. So kann die Ursache von Funktionsstörungen des Gehirns ein über lange Zeit hinweg bestehender Vitaminmangel, insbesondere des Vitamins B_{12} sein.

Depressive Erkrankungen gehen in gut 30 Prozent der Fälle mit Gedächtnis- und Intelligenzstörungen einher. Herz- und Kreislauferkrankungen sind oft die Ursache einer Mangeldurchblutung des Gehirns.

Alkoholmissbrauch und Medikamente (Schlaf- und Beruhigungsmittel, Arzneien gegen Allergien) können die Ursache von Verwirrtheit sein, da viele Medikamente im Alter bereits bei niedriger Dosierung toxischer wirken als bei jungen Menschen. Außerdem muss eine eventuelle Interaktion (Wirkungsänderung) bei Gaben von mehreren Medikamenten berücksichtigt werden.

Eine andere Art der Demenz entsteht bei einer durch Rauchen oder Diabetes bedingten Verkalkung der Hirngefäße. Hier sind die Nervenzellen des Gehirns zwar gesund, werden aber nicht mehr genügend mit Sauerstoff und Nährstoffen versorgt; denn die winzigen Gefäße, die das Blut zu den Gehirnzellen transportieren, sind verstopft.

Vergesslichkeit ist im Alter mehr oder weniger normal

Die Symptome einer Mangeldurchblutung des Gehirns bei zunehmendem Alter sind Gedächtnisschwäche, Schwerhörigkeit, Schwindel, Sprachschwierigkeiten und Desorientiertheit. Vergesslichkeit ist im Alter mehr oder weniger normal, jedenfalls kein unbedingtes Zeichen für schwere hirnorganische Veränderungen. Keinesfalls müssen die Merkschwächen älterer Menschen stets durch die Alzheimersche Krankheit verursacht sein. Man könnte diese Merkschwäche als „gutartige" Altersvergesslichkeit bezeichnen.

Nachlassen der geistigen Leistungsfähigkeit

Wenn es aber im Beruf zu gehäuften Aussetzern kommt, sind sie ernst zu nehmen. Es kann ein Warnzeichen sein, wenn Informationen, die im Gedächtnis fest verankert waren, nicht mehr abgerufen werden können. Wenn neuerdings für jede Kleinigkeit ein Merkzettel nötig ist, könnte das auch ein Warnsymptom sein. Wohl das wichtigste Warnsignal ist dann gegeben, wenn einem plötzlich all das egal ist, was einem früher wichtig erschien. Diese Teilnahmslosigkeit fällt den Angehörigen meist als erstes auf. Kennzeichnend ist der schleichende Verlust der Persönlichkeit, des logischen Denkvermögens, der Gedächtnisleistungen und nicht zuletzt der Sprache.

Unter geistigem Verfall – Verblödung – Demenz, versteht man einen zunehmenden Abbau des Gedächtnisses mit Verlust der Orientiertheit bei fehlender Bewusstseinsstörung.

Etwa 20 % aller über 65 jährigen leiden unter primärer Demenz. 55 % dieser Demenzen entstehen durch die Alzheimersche Krankheit, 20 % haben Alkohol- und / oder Drogengenuss als Ursache, und 25 % sind die Folgen mehrfacher Hirninfarkte, wobei nicht unbedingt andere neurologische Ausfälle in Erscheinung treten müssen. Es gibt Gedächtnis-Ambulanzen, bei denen man fachmännischen Rat einholen kann. Im Internet unter:

www.alois.de/angsite/index.htm *oder*

Gedächtnis-Ambulanz,

Max-Planck-Institut für neurologische Forschung, Gleueler Str. 50, 50931 Köln, Tel. 02 21/4 72 63 13

Sport im Alter verbessert auch die Funktionen des Gehirns

Das alte Sprichwort *„Wer rastet, der rostet“* gilt im Alter ganz besonders. Altern in Gesundheit heißt daher auch, sich regelmäßig bewegen! Aber nicht nur seinen Körper, sondern auch den Geist; denn wer über 60 noch arbeitet, ist eindeutig gesünder, lebensfroher und aktiver als derjenige, der vorzeitig aus dem Berufsleben ausscheidet.

Im Alter kommt es durch Inaktivität zum Verlust von Muskel- und Knochenmasse. Ein 80 jähriger hat im Schnitt beispielsweise ein Drittel weniger Muskelmasse als ein 20 jähriger. Dem Muskelschwund kann man durch entsprechende regelmäßige körperliche Aktivitäten vorbeugen. Durch den Verlust an Muskelmasse hängt die Haut schlaff herab, als sichtbares Zeichen, dass die Muskeln an Stärke abgenommen haben. Mit regelmäßigem Training kann diesen altersbedingten Verlusten der Leistungsfähigkeit begegnet werden, zumal nachgewiesen ist, dass der Körper eines Menschen, auch im Alter von über 80 Jahren, noch trainierbar ist, was nicht zuletzt auch zur Stärkung des Immunsystems beiträgt. Deshalb ist es für sportliche Aktivitäten **nie** zu spät!

Ältere Menschen profitieren nicht nur körperlich vom Sport. Jede sportliche Betätigung hat positive Auswirkungen auf die Gehirnfunktion. Das Wohlbefinden wird gesteigert, die Schmerzempfindlichkeit in hohem Maße vermindert, der Glukosestoffwechsel des Gehirns verbessert und Alterungsvorgänge im Gehirn verlangsamt. So reduzieren zwei bis dreistündige Wanderungen pro Woche den Alterungseffekt, und die Wahrnehmung betreffende Prozesse werden durch körperliche Betätigung gebessert. Sie haben positive Einflüsse auf die Stimmungslage, besonders bei Depressionen, stärken das Selbstbewusstsein, helfen bei Stressbewältigung und lösen Angstsyndrome. Durch diese Erkenntnisse bedingt, werden sportliche Aktivitäten in der Therapie von Depressionen immer mehr in den Behandlungsplan eingebaut. Das gesamte seelische Befinden wird insgesamt gebessert, die Menschen fühlen sich selbstbewusster, sind lebensbejahender, meistern Alltagssituationen besser und beugen gleichzeitig der Entstehung von Herz-, Kreislauf- und Stoffwechselkrankheiten vor.

Die Vorteile von körperlichen Aktivitäten jeder Art sind mittlerweile durch zahlreiche international anerkannte Studien belegt. Mit dem Verzicht auf Zigaretten bewirken sie, einschließlich einer Ernährungsumstellung, die größte Abnahme der Gesundheitsrisiken, nämlich um 45 bis 60 Prozent.

Alzheimersche Krankheit

Der Morbus Alzheimer, 1906 zuerst von dem 1864 im fränkischen Marktbreit geborenen Breslauer Psychiater und Neurologen Alois **Alzheimer** (sein Chef war während seiner Frankfurter Zeit Dr. Heinrich Hoffmann, der Verfasser von Struwwelpeter) beschrieben, ist eine Krankheit des Zentralnervensystems, bei der die vollwertige Hirnsubstanz durch eine minderwertige ersetzt wird.

In Deutschland leiden rund 1,4 Millionen ältere Menschen an dieser tückischen Gehirnerkrankung. Je älter ein Mensch wird, desto größer das Alzheimerrisiko. Am Morbus Alzheimer erkranken 0,7 Prozent der 60- bis 64-Jährigen, 2,8 Prozent der 70- bis 74- Jährigen, aber 38,6 Prozent der 90- bis 94- Jährigen.

Die Krankheit geht mit dem schleichenden Verlust der Persönlichkeit, des Denkvermögens, des Gedächtnisses und der Sprache einher.

Verantwortlich dafür sind krankmachende Substanzen, die sich innerhalb und in der Umgebung von zahlreichen Hirnnervenzellen (Neuronen mit ihren Fortsätzen, den Dentriten) ablagern, die zur Bildung so genannter seniler Plaques führen. Letztere sind für die Krankheit typische, massenhaft auftretende, flache, plattenförmige Eiweißablagerungen. Bei ihnen handelt es sich um besondere Proteinverbindungen, den Amyloid-Proteinen. Nach und nach werden durch diesen krankhaften Vorgang wichtige Lebensvorgänge der Zellen lahm gelegt. Informationen werden nicht mehr weiter gegeben, da die betroffenen Nervenzellen immer weniger Botenstoffe herstellen können, mit denen sie untereinander kommunizieren. Das Fortschreiten der Krankheit geht mit dem Untergang der Neuronen einher. Daneben gibt es Anzeichen, dass in den degenerierten Gehirnen eine Entzündungsreaktion abläuft. Durch fortschreitenden Schwund der Großhirnrinde schreiten geistiger Verfall und Sprachschwäche ständig weiter. Zusätzliche Zeichen dieser Krankheit sind verringerter Armmuskeltonus, Maskengesicht und allgemeine Verlangsamung der Bewegungen, Trockenheit der Schleimhäute, Mangel an Vitalkraft, vorzeitiges Altern mit Debilität, Benommenheit, Taumeln, Gehunfähigkeit und Stuhlverstopfung. Von diesem Krankheitsbild muss man die durch Alkoholismus hervorgerufene Demenz abgrenzen.

Ihre eigentliche Ursache ist jedoch noch keinesfalls geklärt. Für die Annahme, dass die Erkrankung erblich sei, könnte ein familiär gehäuftes Vorkommen sprechen. Verschiedene Teams haben Genveränderungen auf den Chromosomen 12 und 49 als mögliche Alzheimer-Risikofaktoren ausgemacht. Aber nur die Hälfte der Alzheimer-Patienten hat diese Genveränderungen, so dass andere Gen- oder Umweltfaktoren für die Entstehung der Krankheit verantwortlich sein müssen.

Daneben werden weitere Risikofaktoren diskutiert. Manche Forscher nehmen an, dass es sich um eine Viruserkrankung handeln könnte und wieder andere vermuten als Ursache eine chronische Aluminiumvergiftung. Letztere kann neuerdings mit Sicherheit ausgeschlossen werden. Jetzt gaben das Europäische Forum für Gesundheit und die kalifornische Universität in Berkeley Entwarnung. Die in Speisen von Aluminiumgeschirr gefundenen Aluminiummengen seien so gering, dass von ihnen keine gesundheitlichen Schäden ausgehen können.

Was kann die Entstehung von Alzheimer fördern und was verhindern?

An einer finnischen Untersuchung nahmen 1 500 Patienten teil um die Frage zu klären, welchen Einfluss hoher Blutdruck als Ursache für die Alzheimer Krankheit hat. Wer bereits im mittleren Lebensalter an Bluthochdruck leidet, trägt offenbar ein größeres Risiko, später an Alzheimer-Demenz zu erkranken. Besonders hoch ist das Risiko, wenn neben einem zu hohen Blutdruck noch überhöhte Cholesterinwerte im Blut nachgewiesen werden. Beim Vorliegen einer Hypothyreose (Schilddrüsenunterfunktion) kann das Alzheimerrisiko erhöht sein. Auch aus diesem Grunde ist eine Behandlung mit einem Schilddrüsenpräparat erforderlich.

Wissenschaftler in Rotterdam fanden in einer Untersuchung, an der etwa 7 000 Männer und Frauen beteiligt waren, heraus, dass Rauchen das Alzheimer-Risiko verdoppelt. Außerdem waren die Raucher zum Zeitpunkt ihrer Erkrankung jünger als die Nichtraucher.

Nach einer US-Studie verdoppeln ernsthafte Kopfverletzungen in jungen Jahren das Alzheimer-Risiko im Alter. 1776 Veteranen des zweiten Weltkrieges wurden untersucht. 548 hatten damals Kopfverletzungen erlitten. In dieser Gruppe hatten mehr als doppelt so viele Personen Anzeichen von Alzheimer wie in der Vergleichsgruppe. Um das Alzheimerrisiko zu vermindern, sollte man durch sein Verhalten bestrebt sein, ernsthaften Kopfverletzungen aus dem Wege zu gehen. Zum Beispiel bei Ausübung bestimmter Sportarten ist das Tragen eines Sturzhelmes eine gute vorbeugende Maßnahme.

Antioxidantien (Vitamine, Spurenelemente und nach neuesten Erkenntnissen auch sekundäre Pflanzeninhaltsstoffe) spielen in der Prävention (Vorbeugung) von Krebs, Arterienverkalkung, Katarakt (grauer Star) und anderen chronischen Erkrankungen, auch von Morbus Alzheimer, eine wichtige Rolle. Diese Erkenntnis ist wissenschaftlich fundiert.

Eine Hamburger Biochemikerin hat Hinweise gefunden, dass die Vitamine C + E Alzheimer-Kranken helfen könnten. Sie wies in einer Forschungsarbeit nach, dass diese Vitamine als Antioxidantien die Oxidation von Lipiden (Fettsubstanzen) im Liquor (Hirn- und Rückenmarksflüssigkeit) messbar bremsen, die gerade bei Alzheimer krankhaft erhöht ist. Umgekehrt lässt sich daraus schließen, dass eine vitaminreiche Ernährung vorbeugend gegen Alzheimer helfen könnte.

Dänische Wissenschaftler hatten vor 15 Jahren erstmals 1706 alle Menschen untersucht und nach ihren Trinkgewohnheiten befragt. Jetzt untersuchten sie die Personen erneut und stellten fest, dass sich bei denjenigen, die wöchentlich oder monatlich Wein tranken, das Demenzrisiko halbiert hatte, im Alter an Alzheimer zu erkranken. Die Forscher nehmen an, dass die Flavonoide im Wein für das Gehirn schädliche Substanzen zerstören. Bei Biertrinkern hatte sich übrigens ein höheres Demenzrisiko gezeigt.

Offenbar senkt auch regelmäßiger Verzehr von Seefisch und Meeresfrüchten das Alzheimerrisiko. Französische Wissenschaftler hatten 1700 Personen ab 68 Jahren über die Häufigkeit ihres Fisch- und Fleischkonsums befragt. Die Studie lief über 7 Jahre. Diejenigen Studienteilnehmer, welche mindestens ein Mal pro Woche Fisch oder Meeresfrüchte aßen, hatten ein geringeres Risiko an Alzheimer zu erkranken, als solche, bei denen diese Nahrungsmittel nicht auf dem Speiseplan standen. Die Wissenschaftler führen das geringere Erkrankungsrisiko auf die in Fischen enthaltenen mehrfach ungesättigten Fettsäuren (Omega-3-Fettsäuren s. S. 183) zurück. Diese könnten eine wichtige Rolle bei der Entwicklung und Regeneration von Nervenzellen spielen und Entzündungen im Gehirn hemmen. Ein Zusammenhang zwischen Fleischkonsum und Erkrankungsrisiko konnte nicht festgestellt werden.

Zu ganz ähnlichen Ergebnissen kam eine Forschergruppe aus Chicago, USA. Eine Langzeitstudie, an der mehr als 800 ältere US-Bürger teilnahmen, ergab, dass die Wahrscheinlichkeit, an Alzheimer zu erkranken, bei mindestens einer Fisch-Mahlzeit pro Woche um 60 Prozent sinkt. Ihrer Meinung nach bestehe eine Verbindung zwischen mehrfach ungesättigten Omega-3-Fettsäuren, die in Seefischen enthalten sind, und der Funktionsfähigkeit des Gehirns. Diese Fettsäuren ließen sich in Membranen der menschlichen Hirnzellen nachweisen.

Auch regelmäßiger Verzehr von Salaten, z.B. mit Rapsöl, das Omega-3-Fettsäuren enthält, angemacht und von Nüssen können der Erkrankung vorbeugen.

Eine Langzeitstudie am Rush Alzheimer´s Disease Center in Chicago ergab, dass Studienteilnehmer, die sich durch Museumsbesuche, Fernsehen, Lesen und Radiohören geistig fit hielten, nur ein halb so hohes Alzheimerrisiko hatten wie diejenigen, die geistig träge waren.

Dazu eine neue Behandlungsmöglichkeit: Japanische und russische Wissenschaftler entdeckten einen Wirkstoff des Schneeglöckchens (Galantamin), der das Fortschreiten der Krankheit bremsen kann.

Eine Diagnosestellung der Krankheit war bisher erst durchschnittlich drei Jahre nach Ausbruch der Krankheit möglich. Ein neuer Labortest soll die Diagnose „Alzheimer" schon in einem frühen Stadium ermöglichen. Untersucht wird bei dem Test Nervenwasser auf charakteristische Eiweißkörper. Zurzeit wird ein Test entwickelt, der die krankmachenden Eiweißfragmente im Blut nachweisen kann. Eine Lumbalpunktion wäre dann überflüssig.

Ansprechpartner: *Prof. Dr. Konrad Beyreuther, Zentrum für Molekulare Biologie (ZMBH) der Universität Heidelberg, Im Neuenheimer Feld 282, 69120 Heidelberg, Internet: www.zmbh.uni-heidelberg.de*

Laut Information des Bundesgesundheitsministeriums gibt es neuerdings für Alzheimer-Patienten und deren Angehörige ein so genanntes Alzheimer Telefon. Unter der Telefonnummer 0 18 03/17 10 17 werden von Mitarbeiterinnen alle Fragen über Hilfsmöglichkeiten beantwortet. Eine andere Adresse ist:

Deutsche Alzheimer-Gesellschaft,
Friedrichstr. 236, 10969 Berlin,
01 80/3 17 10 17 (0,09 € / Min.) oder
0 30/2 59 37 95-0 Fax: 0 30/2 59 37 95-29,
Internet: www.deutsche-alzheimer.de

Ähnliche Symptome wie bei der Alzheimerschen Krankheit finden sich noch bei einigen anderen, durchaus behandel- und heilbaren Erkrankungen, wie der perniciösen Anämie (Vitamin B_{12}-Mangel s.w.o.), Depressionen mit Antriebsschwäche bei erhaltener Merkfähigkeit und Orientierung, Arzneimittelvergiftungen, Störungen im Wasser- und Elektrolythaushalt, welche alle eine senile Demenz vortäuschen können. Hier sind die Erkrankten jedoch innerhalb kurzer Zeit desorientiert und verwirrt. Die Schwere des geistigen Verfalls hängt mit der Verminderung des Hirnstoffwechsels und der Hirndurchblutung zusammen.

Schüttellähmung – Parkinsonsche Krankheit – Morbus Parkinson

Die häufigste neurologische Erkrankung älterer Menschen.

Rund 260 000 Menschen leiden in Deutschland am Parkinson-Syndrom. Der Morbus Parkinson (James Parkinson, Arzt in London, 1755 – 1824) war vor der industriellen Revolution praktisch unbekannt.

Bei dieser Krankheit kommt es zur Schädigung bestimmter Zentren im Groß- und Zwischenhirn. Nervenzellen sterben ab, die Dopamin, einen chemischen Botenstoff, produzieren. Letzterer sorgt für das ausgewogene Zusammenspiel der Nerven untereinander. Bei seinem Mangel wird das motorische System gebremst, es kommt zu einer Verlangsamung aller Bewegungen, zu Zittern, Muskelsteifigkeit, Gangunsicherheit mit schlürfendem Gang und Trippelschritten, bis die Betroffenen schließlich bewegungsunfähig werden. Die Körperhaltung wird immer gebückter, mangelhafte oder fehlende Mimik führt zum so genannten Maskengesicht. Im Laufe der Zeit verändert sich die Schrift, sie wird nach rechts hin immer kleiner. Hinzu kommen Sprechbehinderungen. Die Sprache wird leiser und monoton.

Das auffälligste Symptom ist jedoch ein grobschlägiger Ruhetremor (Zittern in

Ruhe) mit einer Frequenz von durchschnittlich 4 bis 6 Schlägen in der Sekunde, wobei die Intensität wechseln kann.

Da sich das Zittern bei Bewegung verringert oder ganz aufhört, ist die Schrift eines Patienten mit Schüttellähmung interessanterweise nicht zittrig.

Schreitet die Krankheit weiter fort, treten Sexualstörungen, mitunter Änderungen in der Gemütslage und Melancholie auf. Ausdrücklich muss jedoch betont werden, dass die Intelligenz erhalten bleibt. Später sind die Betroffenen fast bewegungsunfähig.

Im vergangenen Jahrhundert nahm diese Krankheit immer mehr zu und wird als Folge der vor relativ kurzer Zeit eingeführten Pestizide vom Paraquat-Typ voraussichtlich noch weiter steigen. Bereits vor etwa 15 Jahren konnte ermittelt werden, dass die Häufigkeit dieser Krankheit direkt mit dem Ausmaß des Pestizidverbrauchs zusammenhängt. So kommt die Schüttellähmung in der Kornkammer der Provinz Quebec, wo der Verbrauch an Pestiziden sehr hoch ist, häufiger als in allen anderen ländlichen Regionen des Landes vor.

Am 2. Deutschen Parkinson-Kongress in Bochum am 7. März 2001 wurden Schädlingsbekämpfungsmittel und andere Nervengifte als offenbare Ursache für die meisten Parkinson-Erkrankungen älterer Menschen verantwortlich gemacht. Bei jüngeren Personen sei eine Vererbung wahrscheinlich. Man geht davon aus, dass jeder fünfte Fall genetisch bedingt ist.

Und noch eine „chemische Keule“

Wegen ihrer Bedeutung sind einige Abschnitte aus einer medizinischen Arbeit (1) fast wörtlich wiedergegeben:

„Die neuen Insektizide, die Pyrethroide, haben inzwischen am Markt die Plätze von Lindan und DDT eingenommen. Es handelt sich um künstliche Stoffe, die den aus Chrysanthemenblüten extrahierten Pyrethrinen nachgebaut sind, wobei die Wirksamkeit und Persistenz (Erhaltenbleiben der Substanz) bei weitem übertroffen werden. Eingesetzt werden sie in Haushalt (z.B. Insektenspray) und in Land- und Forstwirtschaft.

Die nach 10- bis 20jähriger Anwendung als gesundheitsschädlich und bei uns zum Teil verbotenen Pestizide wie PCP, Lindan, organische Phosphorsäureester und DDT wurden inzwischen weitgehend durch Pyrethroide vom Markt verdrängt. Alle diese Mittel wirken bei Insekten, Tieren und Menschen gleichermaßen als Nervengifte, deren Wirkung jedoch die der früher verwendeten Insektizide noch übertrifft. Die gesetzten Schäden können nicht rückgängig gemacht werden, und alle Einzeldosen addieren sich in ihrer Giftigkeit (Akkumulation“.

Aus diesen Tatsachen leitet der Autor folgende Prognosen ab:

„1. Die Pyrethroide werden wegen ihrer (dem Verbraucher verheimlichten) hohen Toxizität (Giftigkeit) akute Vergiftungen beim Menschen hervorrufen und 2. wird die großtechnische Anwendung wegen der Akkumulation niedriger Dosen durch mangelnde Abbaufähigkeit zum vermehrten Auftreten von Krankheiten des Nervensystems führen. Da die Pharmagesetzgebung für Insektizide nicht gilt, erfolgen keine Vorsorgemaßnahmen. Hier wird nicht vorgebeugt, sondern es werden im Gegenteil Forderungen nach dem wissenschaftlichen Beweis für die Richtigkeit dieser Prognosen erhoben.“

„Die gegenwärtige gesetzliche Situation widerspricht dem Vorsorgeprinzip. Pyrethroidvergiftungen werden zugunsten der Behauptung, Pyrethroide seien als „naturidentische Substanzen“ für den Menschen ungefährlich, verschwiegen und unglaubwürdig gemacht. Die Vergiftungsfälle werden negiert oder die Betroffenen als eine Minderheit querulatorischer Simulanten etikettiert.

Vorschläge, das Testergebnis zu überprüfen, wurden nicht nur ignoriert, sondern eine Realisierung aktiv blockiert und damit die Erzeugung wissenschaftlicher Information gezielt ausgeschaltet! Das Bundesgesundheitsamt (BGA) hat zahlreiche Pyrethroidvergiftungen registriert, eine Kenntnis, die es aber nicht der Öffentlichkeit weitergeben darf.

Bei den Betroffenen wurden folgende Symptome festgestellt: Ständige Kopfschmerzen, Übelkeit, Verlust des Geruchssinns, Gesichtsfeldausfälle, Gedächtnisverfall, Störungen im Magen- Darmbereich und der ableitenden Harnwege, Lähmungen der Rumpf- und Extremitätenmuskulatur und Störungen im Bewegungsablauf. Die neurologischen Erscheinungen sind therapieresistent und führen zu Invalidität.

Die Wissenschaft hat die Risiken der Pyrethroidanwendung schon zu einer Zeit aufgezeigt, als der großtechnische Einsatz in der Bundesrepublik erst begann und nur wenige Haushaltsinsektizide Pyrethroide enthielten. Die Umweltforschung müsste aber auch solche Interessen der Gesellschaft vertreten, die denen der Industrie entgegengesetzt sind.

Als Frühwarnsystem zur Abwendung von Vergiftungsschäden des Menschen ist unsere Umweltforschung unwirksam."

Spätestens beim Lesen dieser Zeilen sollte man zu der Erkenntnis kommen, dass uns die eigene und die Gesundheit unserer Kinder wichtiger sein müsste, als ein chemisch reiner Haushalt!!

Man sollte nie vergessen, dass die rein umsatzorientierte Industrie in erster Linie zum eigenen Wohle für alles und jedes Spezialreiniger entwickelt hat, beispielsweise für Abfluss, WC, Badewanne, Geschirr, Glas, Backöfen, Mikrowellenherd, Möbel, Teppiche usw. Für die Bequemen unter uns gibt es darüber hinaus noch etliche Universalreiniger.

Gifte, mit denen wir Pilzen und Bakterien zu Leibe rücken, schaden nicht nur unserer Gesundheit, sondern sind auch für die Zerstörung unserer Umwelt mitverantwortlich!

Schmierseife als Putz- und Reinigungsmittel, Essigwasser als Entkalker, Saugglocke oder Spirale zum Rohrreinigen und Fliegenfänger oder –klatsche statt Insektenspray tun es auch!! Überdies sind sie billiger.

z.B. Dressin Insektenspray enthält Pyrethrum

(1) Literaturhinweis:

Müller-Mohnssen, H.: Insektizide: Wissenschaft ist als Frühwarnsystem ausgeschaltet. Dt. Ärztebl. 1966-1971, 42, 1991

Der amerikanische Neurologe Georg Ricaurte von der Johns Hopkins University School of Medicine in Baltimore befürchtet, dass Ecstasy-Konsumenten ein erhöhtes Risiko haben, später einmal an der Parkinsonschen Krankheit zu erkranken, zumal manche Party-Teilnehmer heutzutage Tabletten in wesentlich höherer Dosierung als früher einnehmen. Weitere Folgen der noch immer verharmlosten Droge sind Schädigungen des Herz-Kreislaufsystems, der Nieren und Muskulatur.

Als gesichert gilt jedenfalls, dass neben anderen möglichen Krankheitsursachen Vergiftungen, unter anderem durch Mangan, Medikamente und Kohlenoxyd, diese Krankheit auslösen können.

Die Stellung der Diagnose ist schwierig, zumal Labortests keine Klärung bringen. Neuerdings gibt es einen Test, den „Erlanger Riechtest". Bei dieser Riechprüfung wird das Riechvermögen getestet, da man weiß, dass bei neun von zehn Parkinsonkranken letzteres reduziert ist. Diesen Test kann jeder Neurologe in der Praxis durchführen. Um die Erkrankung frühzeitig zu erkennen, bietet die Deutsche Parkinson Vereinigung für Interessenten unter der Telefon-Hotline 02131/41016 oder 02131/41017 einen Fragebogen, der kostenlos bezogen werden kann, zum Selbst-Check an.

Multiple Sklerose – MS (Vielfache Verhärtung)

Es handelt sich bei der MS um eine entzündliche Erkrankung des zentralen Nervensystems. Von dieser Krankheit sind in Deutschland etwa 120 000 Menschen betroffen. Bei der MS wird ein Protein (Eiweißkörper) aus der Umhüllung (Schutzschicht) von Nervenbahnen vom Immunsystem fälschlich als körperfremd erkannt und zerstört. Ist die schützende Umhüllung entzündet und geschädigt, verlangsamt sich der Informationsaustausch, bis er schließlich unter Vernarbung und Verhärtung der äußeren Schicht völlig ausfällt. Die Nervenleitung ist lahm gelegt, Informationen erreichen ihr Ziel nicht mehr. Als primärer Auslöser der schubweise verlaufenden Entzündungen werden Viren, neuerdings auch Chlamydien (s. S. 166, 186) vermutet. Die MS wird demnach als chronisch-persistierende Infektionskrankheit des Zentralnervensystems mit dem erst im Jahre 1985 erkannten Erreger Chlamydia pneumoniae interpretiert.

MS galt bislang als Autoimmunkrankheit als Folge einer Fehlsteuerung der körpereigenen Abwehrkräfte. Bei den Chlamydien handelt es sich um bakterienähnliche Mikroben (Kleinlebewesen), die über einen Eigenstoffwechsel verfügen.

Der erste Schub tritt meist schon in jungen Jahren auf, wird aber selten als beginnende MS erkannt. Da die Entzündungsherde überall im Gehirn und Rückenmark auftreten können, ist das Beschwerdebild uneinheitlich und vielfältig. So kann es sein, dass immerhin ein knappes Drittel der MS-Kranken auf Dauer nicht oder kaum behindert ist. Beim Großteil der Erkrankten kommt es jedoch bei der in Schüben verlaufenden Erkrankung zu Bewegungsstörungen (schwankender Gang), Lähmungen, Sehbehinderungen (wie einseitiges Verschwommensehen und Doppelbilder), Kribbeln und Taubheit in Händen und Beinen, Blasenbeschwerden, sexuelle Probleme, chronische Müdigkeit, Schmerzen oder Depressionen.

Neuesten Forschungen zufolge (Prof. W. **Brück**, Institut für Neuropathologie der Charité, Berlin), sind die weiter oben genannten Immunphänomene allein nicht in ihrem ganzen Ausmaß für die Entstehung der MS verantwortlich. Es soll sich zum einen um Stoffwechselstörungen der markscheidenbildenden Zellen handeln, die vermutlich auf Gendefekte zurückzuführen seien, und zum anderen um degenerative Vorgänge an den Achsenzylindern der Nervenzellen, wodurch die unterschiedlichen Arten der MS erklärt werden können. Wissenschaftler der Universität Montreal fanden bei einer Untersuchung der Lebensgewohnheiten von 200 MS-Patienten heraus, dass Vogelbesitzer ein zweieinhalb Mal höheres Risiko an MS zu erkranken, haben. Angenommen wird, dass durch die Tiere übertragene Krankheitserreger die Entstehung der Nervenkrankheit fördern. Besonders bei Frauen scheint das MS-Risiko gesteigert zu sein, da sie engeren Kontakt zu den Vögeln haben, so vermuten die Forscher.

Eine wichtige Beobachtung sollte in diesem Zusammenhang angeführt werden: Je gemäßigter die Klimazone, desto häufiger die Erkrankung. In den kalten Gebieten unserer Erde und in den Tropen ist MS kaum bekannt. Dagegen kommt sie in Europa und Nordamerika häufig vor. Hier ließe sich darüber spekulieren, ob das mit einer andersartigen Ernährung zu tun hat.

Neben einer Immun- und entzündungshemmenden Therapie und Ausdauertraining ist eine Ernährungsumstellung von einer Kost, die reich an ungesättigten Fettsäuren und frei von raffinierten Kohlenhydraten ist, sinnvoll.

Die Deutsche Gesellschaft für Ernährung (DGE) empfiehlt eine Kost mit wenig tierischen Fetten, reichlich pflanzlichen Lebensmitteln, dazu Vitamin E reiche Pflanzenöle, mindestens zweimal wöchentlich Seefisch und weder Nikotin noch Alkohol. Um die Wichtigkeit einer Ernährungsumstellung für MS-Kranke zu untermauern, hier einige Passagen aus einer Arbeit mit dem Titel „Gute Erfolge mit Diät und Homöopathie“, die bereits im Jahre 1983 – ja, Sie haben richtig gelesen – in der medizinischen Zeitschrift Medical Tribune erschien:

„Vor dem 2. Weltkrieg wurden von einem damals unbekannten Arzt Dr. med. J. **Evers** Zusammenhänge zwischen der denaturierten Kost und der Entstehung der MS vermutet. Erst die moderne Ernährung hätte es möglich gemacht, die anderweitig verursachten Veränderungen in Hirn und Rückenmark manifest werden zu lassen. Evers schrieb: „Die Zahl der MS-Kranken, die durch meine Behandlung gegangen sind, haben sich bis heute auf 10 000 erhöht. Wir übersehen ein riesiges Krankengut, das nur mit einem einzigen Therapeutikum, nämlich der Diät, jahrelang behandelt worden ist. Der Erfolg beläuft sich auf fast 100 %, wenn rechtzeitig behandelt wird“.

Natürlich können, wenn die Krankheit weiter fortgeschritten ist, keine zerstörten Zellen zur Regeneration gebracht und Ausfallserscheinungen nicht behoben werden. Aber die Krankheit lässt sich zum Stillstand bringen, und bei Patienten, die neu erkrankt sind, lässt sich ein Zustand erreichen, der fast einer Heilung gleichkommt.

Sei es, wie es sei: Es kann nur nützlich sein, wenn man als MS-Kranker eine vollwertige Kost unserer modernen Ernährung vorzieht. Zumindest Zweifel seien angebracht, dass es sich bei einer derartigen Kost, speziell bei ihrer Zubereitung, lediglich um eine „Beschäftigungstherapie für MS-Kranke“ handelt, wie von mancher Seite argumentiert wurde. Sicher kommt es auch bei dieser Krankheit darauf an, den Körper mit allen erforderlichen Vitalstoffen optimal zu versorgen.

Untermauert wird die Empfehlung, eine gesundheitsbewusste Lebensweise zu führen, insbesondere was die Ernährung anbelangt, durch die überragenden Therapieerfolge, welche bei der Behandlung von MS-Kranken an der Seviton Privatklinik (Bahnhofstr. 39, 67591 Hohen-Sülzen, Tel.: 06243/6083 oder 6084, Fax: 06243/6034) erzielt werden.

Die Patienten der Klinik erhalten eine Kost, die reich an Obst, Gemüse, Joghurt und Fisch ist, einschließlich Butter (linolsäurearm). In diesem Zusammenhang muss erwähnt werden, dass in dem MS-Zentrum eine spezielle linolsäurereduzierte Ernährung entwickelt wurde. Da Linolsäure, im Unterschied zu Linolensäure (mehrfach ungesättigte Fettsäure), Entzündungsreaktionen verstärkt und die Zerstörung von Zellgewebe durch freie Radikale begünstigt, verabreicht die Klinik ihren MS-Patienten zusätzlich eine Kost, die keine Pflanzenöle, Margarine, Schweinefleisch, Nüsse und Schokolade enthält, da diese Lebensmittel reich an Linolsäure sind. Ergänzend erhalten die Patienten Omega-3-Fischöle (wirkt entzündungshemmend), Vitamin E und Selen. Die beiden letzteren sind als Radikalenfänger bekannt.

Innerhalb von 5 Jahren konnte bei 80 Prozent der 500 beteiligten Patienten eine Stabilisierung ihres Zustands erreicht werden. Für diese alternative Heilmethode werden die Kosten von Krankenkassen nicht übernommen. Eigentlich unverständlich!

Wahrscheinlich wäre diese Krankheit zu verhindern, wenn das Abwehrsystem von Kindheit an durch eine entsprechende Ernährung nicht geschwächt werden würde.

Eine Ernährungsumstellung als **primäre Prävention** kann manchem viel Leid ersparen!

Adressen:
Deutsche Multiple Sklerose Gesellschaft (DMSG)
Vahrenwalderstraße 205/207
D-30163 Hannover
Tel.: 05 11 / 96 83 40

Deutsche Multiple Sklerose Selbsthilfe e.V.
Wichernweg 2a-d
65549 Limburg
Tel.: 0 64 31 / 4 19 76 oder
0 64 31 / 4 70 40 39

XXII Schlussbetrachtung und Ausblick

Für eine Änderung des Lebensstils ist es nie zu spät!

Neun „Goldene Regeln", die mit größter Wahrscheinlichkeit vor Wohlstandskrankheiten bewahren:

1. Essen Sie so, wie es im vorliegenden Buch mehrfach empfohlen wird. Sie stärken dadurch das Immunsystem und vermeiden die Entstehung von Wohlstandskrankheiten.
2. Trinken Sie am Tag zwei bis drei Liter Flüssigkeit.
3. Bewegen Sie sich täglich, und das bei jedem Wetter. Es reicht ein Spaziergang von einer halben bis dreiviertel Stunde in freier Natur. Nicht dort, wo Autoverkehr herrscht. Der Weg sollte zwischendurch leicht ansteigend sein. Um in den ersten oder zweiten Stock eines Hauses zu gelangen, benutzen Sie die Treppen, nicht den Lift. Damit auch die Muskulatur des Oberkörpers, einschließlich die der Arme gekräftigt wird, und Sie keine Muskelatrophie (Muskelschwund) bekommen, schaffen Sie sich ein Paar Hanteln an. Üben erspart Ihnen den Gang in ein Fitnessstudio und ist obendrein viel billiger. Jede leichte Sportart, dazu gehören auch Schwimmen und Tanzen, können Sie ausüben. Betreiben Sie Sport nur so, dass Sie höchstens leicht ins Schwitzen kommen. Überanstrengungen sind nicht nötig, eher gefährlich. Wie an anderer Stelle bereits betont, bringen Sie damit Körper und Geist auf Trab.
4. Schlafen Sie ausreichend, mindestens sieben Stunden. Gönnen Sie sich zusätzlich ein Mittagsschläfchen. Sie sind sicher nachher körperlich und geistig frischer.
5. Trinken Sie keinen Alkohol in größeren Mengen, höchstens ab und zu ein Glas Bier, Weißwein, Rotwein oder Sekt. Keine „scharfen" Sachen.
6. Rauchen Sie nicht oder geben es schnellstens auf.
7. Seien Sie Optimist, stets heiter und froh und kein Griesgram. Leben Sie mit Ihrem Partner in Eintracht und führen Sie keine „Ehekriege". Das hilft keinem von beiden, sondern schadet als negativer Stress. Er verkürzt das Leben!
8. Falls die Möglichkeit besteht, sollten Sie sich ein Tier anschaffen, und wenn es „nur" ein Aquariumfisch ist.
9. Nehmen Sie regelmäßig die angebotenen Vorsorgeuntersuchungen wahr. Dadurch kann eine mögliche Krebserkrankung bereits im Frühstadium erkannt werden, und sie haben eine 100-prozentige Chance, wieder ganz gesund zu werden.

„Stiefkind" Gesundheitserziehung

Für die Gesundheitserziehung der Bevölkerung werden lediglich etwa 0,5 Prozent aller zur Verfügung stehenden Mittel verwendet und 95 Prozent für die eigentliche Krankenbehandlung, davon wieder mehr als 50 Prozent für die Therapie von Wohlstandskrankheiten im Endstadium wie chronische Herzkrankheiten, Schlaganfall, Zuckerkrankheit, Lungenleiden und Krebserkrankungen.

Ein anderer Vergleich ist des Nachdenkens wert: Hierzulande werden für Rauch- und Alkoholgenuss siebenmal so viel Geld ausgegeben wie für Gesundheitserziehung, Verhinderung von Krankheiten und medizinische Forschung zusammen.

„Rüstige Alte“ oder „gebrechliche Greise“?

In den letzten einhundert Jahren hat sich bei uns die mittlere Lebenserwartung mehr als verdoppelt, und sie ist weiter steigend. So hat der Anteil der über 65 Jährigen 1880 lediglich 4,8 Prozent betragen, während er 1990 auf etwa 20 Prozent gestiegen ist.

Im Jahr 1953, also vor 50 Jahren, betrug der Prozentsatz der über 60 Jährigen im Bezug auf die Gesamtbevölkerung 15,1 Prozent, im Jahr 2000 23 Prozent und wird nach verlässlichen Schätzungen im Jahr 2050 bei 35,8 Prozent liegen.

Schon heute haben die „rüstigen Alten“ beinahe Seltenheitswert. An ihre Stelle sind die „gebrechlichen Greise“ getreten. Die Zahl der alten Menschen wird nicht deswegen weiter steigen, weil wir durch einen die Gesundheit erhaltenden Lebensstil, insbesondere die Ernährung, unsere Lebenserwartung verlängern, sondern weil es der Medizin teilweise gelungen ist, den Symptomen der Wohlstandskrankheiten zu begegnen, ihre Verläufe zu verlangsamen, das vorhersehbare leidenvolle Ende hinauszuschieben. Wenn daher in bezug auf unsere falschen Lebensgewohnheiten nicht bald eine durchgreifende Änderung eintritt, wird dank der modernen Medizin die Lebenserwartung unserer Mitbürger zwar weiter steigen, aber parallel dazu auch die Zahl der dauernd behandlungs- und pflegebedürftigen chronisch kranken Menschen.

Man kann überspitzt formuliert sagen: Die gesamte Bundesrepublik wird, wenn keine durchgreifenden und grundlegenden Änderungen als vorbeugende Maßnahmen in unseren Lebensgewohnheiten eintreten, und wenn vor allen Dingen wir selbst nichts dagegen tun, spätestens in zwanzig bis dreißig Jahren ein einziges großes Altersheim mit durch den Wohlstand krank gewordenen Menschen sein.

Erwiesenermaßen führt die steigende Lebenserwartung zu immer längeren Pflegezeiten. Hierzulande gibt es zurzeit zwei Millionen Pflegebedürftige, und laut Statistik hat der Bundesbürger mit mehr als sechs in seiner Gesundheit beeinträchtigten Lebensjahren zu rechnen. Mit anderen Worten, jeder Mensch quält sich in den letzten sechs Jahren seines Lebens mit irgendwelchen Wohlstandskrankheiten herum, die allesamt bei einer gesundheitsbewussten Lebensführung zu verhindern wären!!

Noch ein Wort zu den explodierenden Kosten im Gesundheitswesen, die bei entsprechenden Maßnahmen zu Vorbeugung weitgehend verhindert werden könnten. Hier hat die Politik im wahrsten Sinne des Wortes die Zeit verschlafen.

Der GEK-Gesundheitsreport 2003 (GEK = Gmünder Ersatzkasse) kommt zu dem Schluss, dass 20 Prozent der Versicherten für 91 Prozent der Ausgaben verantwortlich sind. Diese Zahlen sollte man sich langsam auf der Zunge zergehen lassen! In der Studie wird dargestellt, dass die enormen Kosten im Gesundheitswesen zum großen Teil durch vermeidbare Wohlstandskrankheiten und ihre Folgeschäden verursacht werden.

Ausdrücklich widersprach der Leiter der GEK der Ansicht, dass die Beitragssätze wegen der steigenden Lebenserwartung angehoben werden müssten. GEK-Chef Dieter Hebel wörtlich: „Im Gegenteil, unser System ist demographie-resistenter als viele glauben“.

Wohlstandskrankheiten wie Herz-Kreislauf-Erkrankungen, Herzinfarkt, Schlaganfall, Arterienverkalkung machen laut Studie 15

Prozent, Muskel- und Skeletterkrankungen 14 und Krebserkrankungen 11 Prozent der Ausgaben aus. Hier fehlen noch Angaben über Fettsucht, Altersdiabetes und Osteoporose, für deren Behandlung die Ausgaben ebenfalls immens sind.

Der Leiter der o.g. Studie, Friedrich Wilhelm Schwartz von der Medizinischen Hochschule Hannover, schätzt, dass sich 50 Prozent der Herz- und Kreislauferkrankungen und 20 bis 80 Prozent aller Krebskrankheiten vermeiden lassen könnten.

Für den GEK-Gesundheitsreport wurden die Daten von 1,2 Millionen Versicherten ausgewertet.

Sie allein haben es in der Hand, zu welcher Gruppe Sie gehören wollen!

Ein allerletztes Wort: Wenn wir mit unserer Gesundheit weiter so fahrlässig umspringen, wird in nicht allzu ferner Zukunft unsere Medizin unbezahlbar!

Eine tiefgreifende Aufklärung der gesamten Bevölkerung ist dringend notwendig! Eine individuelle Gesundheitserziehung, die bereits im Kindergarten und in der Schule beginnen müsste, wäre wichtiger als alles andere.

Ein echtes Gesundheitsbewusstsein kann man nur wecken, wenn man mit überzeugenden Argumenten jeden einzelnen über die Faktoren, die einen nachteiligen Einfluß auf die Gesundheit ausüben, aufklärt. Ich möchte wünschen, dass dies mit dem vorliegenden Buch geschehen ist und den Leser zum Nachdenken über seine Gesundheit anregt, ja sogar den Stein ins Rollen bringt, das eine oder andere zu ändern. Ich behaupte nicht, dass es leicht sein wird, „eingefahrene“ Dinge auf andere Schienen zu lenken, aber der ernstgemeinte Versuch mit Aussicht auf Erfolg, bis ins hohe Alter gesund zu bleiben, ist es wert!